아·토·피
완전정복

김성호 지음

아·토·피
완전정복

김성호 지음

아·토·피 완전정복

초판인쇄 _ 2015년 4월 17일
초판발행 _ 2015년 4월 23일

지은이 _ 김성호
펴낸이 _ 한미경
펴낸곳 _ 예나루

등록 _ 2006년 1월 5일 제106-07-84229호
주소 _ 서울특별시 용산구 갈월동 10-3 한성빌딩 별관 202호
전화 _ 02-776-4940
팩시밀리 _ 02-776-4948

ISBN _ 89-93713-25-1 13510

일원화 공급처 _ (주)북새통 서울시 마포구 서교동 384-12
전화 _ 02-338-0117 팩시밀리 _ 02-338-7160~1

차례

Part 디톡스 실천법

머리말

　우리 몸은 생리적인 인과율을 철저히 따르고 있다. 들어온 것이 있다면 나가는 것도 있다. 좋은 것이 들어오면 좋은 결과가 나오고, 나쁜 것이 들어오면 나쁜 결과가 나온다. 몸에 잘못된 음식을 넣어 주거나 독성 물질에 노출되면, 인체는 각종 질환에 시달리게 된다. 충분한 휴식을 취하지 않거나 충분한 잠을 자지 못하거나 만성적인 스트레스에 시달리게 되어도 인체는 병으로 자기를 표현한다. 심한 여드름과 피부질환, 알레르기, 천식, 당뇨, 두통, 속 쓰림, 만성 피로, 소화불량, 건선 등 병원에 가도 쉽게 치료되지 않는 만성적인 질환들이 이 같은 결과로 나타난 것들이라 할 수 있다.

　만성질환으로 병원을 찾게 되면 또 다른 형태의 독성이 기다리고 있다. 환자들에게 일시적으로는 도움이 될지는 모르나, 장기적으로는 인체에 독소로 작용할 수 있는 의약품들이 그것이다. 일부 의약품들은 증상을 완화하는 작용을 하는 것과 동시에 다른 한편에서는 독소로 작용하여 건강을 해치게 한다. 미국 뉴욕내과외과대학 알론조 클라크 교수는 "우리가 쓰는 치료약은 모두가 독(毒)이며, 한 번 먹을 때마다 환자의 활력을 떨어뜨린다. 자연에 맡기면 저절로 회복될 사람들을 서둘러 묘지로 보내고 있다"고 분개하고 있다.

　그렇지만 대부분의 사람들은 '인체에 유해한 물질들이 유입되면 정상적으로 기능하지 않는다'는 간단한 개념을 받아들이려 하지 않는다. 지금까지 현대 의학은 눈부시게 발달해 왔고, 이로 인해 생명 연장의 꿈을 이루었기 때문이다. 병을 치료할 수 있다면 몸에 쌓이는 독쯤은 기꺼이 감수할 수 있다고 여기는지도 모른다. 실제로 몇 년에 걸친 약물 남용과 질병으로 몸이 파괴되어도 다시 회복하지 못하는 경우는 드물다. 질병의 원인이 제거되면, 인체 시스템은 놀라운 재생력을 발휘하기 때문이다.

인체는 외부에서 유입되는 독소를 처리하고 제거하며 스스로를 손상당하지 않도록 안간힘을 쓴다. 간은 해독 작용을 하고 신장은 독소 제거에 힘을 다한다. 우리의 인체 시스템은 자극 물질에서부터 스스로를 보호한다. 기침은 병이 아니라 오히려 건강하다는 표시이다. 인체는 폐를 깨끗하게 유지하기 위해 기침을 한다. 기침을 통해 오염 물질을 외부로 빼내려 하는 것이다. 물론 기침을 하는 당사자는 고통스럽겠지만 말이다.

그렇지만 아무리 건강한 사람도 엄청난 양의 유해 물질이 끊임없이 인체로 들어오는 경우에는 버텨낼 재간이 없다. 오늘날에는 건강한 사람의 자연 치유 능력도 한계치에 도달한 것으로 보인다. 유해 화학 물질은 혈관 속으로 들어와 혈류를 타고 온몸 구석구석을 떠돌아다니고 있다.

그렇다면 아토피도 이 같은 유해 화학 물질이 인체의 분해, 배설 능력을 초과하여 유입되어 독소로 작용한 결과로 나타난 증세는 아닐까? 아토피로부터 해방되기 위해서는 올바른 대응책이 필요하고, 올바른 대응책을 내기 위해서는 아토피의 원인부터 정확하게 파악할 필요가 있다. 모두에게 책임이 있다는 말은 아무에게도 책임이 없다는

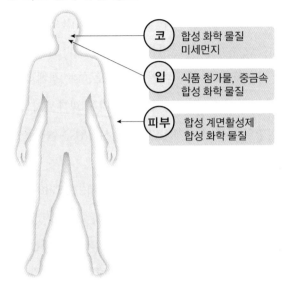

◯ 독소 인체 유입 경로

코 합성 화학 물질
미세먼지

입 식품 첨가물, 중금속
합성 화학 물질

피부 합성 계면활성제
합성 화학 물질

말과 같다. 우리를 둘러싸고 있는 모든 것이 아토피의 원인이라고 본다면, 적절한 대응책을 찾을 수 없다. 아토피를 해결하기 위해서는 그 주요 원인에 대해 좀 더 명확하고, 구체적으로 적시할 필요가 있다.

이를 위해 이 책에서는 지금까지 다양한 방향에서 진행된 연구와 경험을 토대로 아토피의 원인이 어디에 있는지 출발선에서부터 살펴보았다. 그 결과 아토피는 체내로 유입된 유해 독소로 인해 발생했다는 확신이 들었다. 아토피 피부염 등의 주원인이 되는 독소가 인체로 유입되는 경로는 대체로 3개로 볼 수 있다. 입, 코, 피부가 그것이다. 인간은 살아가는 동안 호흡기를 통해 산소를 마시고, 입을 통해 물이나 음식물을 섭취한다. 이 과정에서 오염된 공기와 음식물이 인체로 유입된다. 이와 함께 비록 적은 양이지만 피부를 통해서도 유해한 물질들이 체내로 들어온다.

아토피의 원인이 인체로 유입되는 유해 독소가 분명하다면, 그 해결책은 어떻게 보면 간단하다. 새로운 독소 유입은 막고, 기존의 독소는 해독하면 된다. 문제는 구체적 실천 방안이다. 우리는 현대 문명의 혜택을 받고 살아가는 이상 유해 독소로부터 완전히 자유로울 수는 없다. 햄버거・콜라・소시지・가공치즈・피자・아이스크림・설탕 등을 먹지 않고, 플라스틱・화장품・세제・차량 등을 사용하지 않고 살아갈 수는 없기 때문이다.

따라서 이 책에서 제시하고자 하는 것은 '지속 가능한 실천 방법'이다. 그러기 위해서는 먼저 우리가 유해 독소로부터 완전히 자유롭지 못하다는 것을 인정해야 한다. 다만 유해 독소의 인체 유입을 최소화하기 위해서는 유해 독소에는 어떤 것들이 있으며, 이들이 어떤 방식으로 우리의 몸에 유입되는지에 대해 정확히 알아야 할 필요가 있어 나름대로 정리해 보았다. 그리고 유해 물질들을 체외로 배출하기 위한 방법에 대해 제안하고자 한다.

첫째, 독소 제거는 간단하면서 고통이 따르지 않는 방법을 중심으로 정리했다. 인체의 독소는 어느 날 갑자기 축적된 것이 아니라 오랫동안 쌓인 결과물로, 몇 달 만에 완전히 해독할 수 있는 대상이 아니다. 아무리 효과가 빠른 방법이라 해도 혹독한 고통을 견뎌야 한다면 지속할 수 없다. 누구나 손쉽게, 지속적으로 실천할 수 있는 방법이라야 환자가 포기하지 않는다.

둘째, 최소의 비용으로 실천할 수 있는 방법이라야 한다. 비용의 문제는 결코 간과할 수 없다. 아무리 좋은 방법이라도 경제적 부담이 너무 크다면 의미가 없다.

셋째, 효과가 명확해야 한다. 이 책의 목표는 하나다. '디톡스를 통해 인체의 건강을 되찾는' 바로 그것이다. 결과가 명쾌하지 않다면 그 어떤 이론도 의미가 없다. 여기에 소개된 '지속 가능한 실천 방법'은 '최소의 비용으로 최대의 효과'를 얻어낼 수 있는 방안이라고 자부한다.

아토피로 인해 신체적·경제적 고통을 겪는 분들에게 이 책이 새로운 희망이 되었으면 하는 마음 간절하다. 지금 이 시간에도 아토피로 인해 고통받고 있을 수많은 아이들을 생각하면 더욱 그렇다.

마지막으로 이 책이 나오기까지 도움을 주신 많은 분들에게 감사의 말씀을 드리고 싶다. 일찍이 공해독이 인류의 미래를 위협할 것이라는 것을 예견하고 대안을 마련하기 위해 노력하신 인산 김일훈 선생께 먼저 머리 숙여 감사드린다. 더 나은 인간의 삶을 위해 헌신하신 수많은 학자들께도 감사드린다. 그리고 더불어 사는 세상을 위해 미네랄 이온수와 디톡스 팩까지 협조해 주신 미네케어 송석민 대표께도 감사의 마음을 전하고 싶다.

프롤로그

아토피, 원인을 밝혀야 해법을 찾는다

상상하기 힘든 아토피의 고통

"나중에 올 후유증이 너무나 겁이 난다. 아토피 정말 겁난다."

지난 2014년 1월 20일 아토피 질환으로 고통을 겪는 7살 딸을 살해하고 자살한 30대 엄마가 남긴 유서의 일부이다. 딸이 5년 전부터 아토피 피부염을 앓고 있었는데 치료를 해도 진전이 없자 죄책감에 스스로 목숨을 끊었다는 것이 경찰의 설명이었다. 엄마 정 씨는 아토피로 고통받는 딸을 위해 안 해 본 것이 없었다고 한다. 5년간 식이요법부터 아토피에 좋다는 것은 모두 시도했다고 한다. 유명 병원에서의 치료는 당연한 일이었다. 그런데 딸의 아토피는 시간이 갈수록 점점 더 심해졌고, 급기야 온몸으로 악화되자 극심한 스트레스에 우울증까지 앓아왔다고 한다.

도대체 아토피의 고통이 어느 정도길래 이토록 참혹한 결과를 불러온 것일까? 왜 첨단 의학도 이 질병을 치료하는 데 힘겨워 하는 것일까? 환자들은 왜 병원보다는 민간요법에 매달리는 것일까?

아토피 환자와 그 가족들은 "직접 겪어보지 않은 사람은 아토피로 인한 육체적·정신적 고통을 상상조차 하기 힘들다"고 입을 모은다.

아토피가 가져온 대표적인 고통은 가려움증이다. 가려움증은 밤낮을 가리지 않고 계속되는데, 특히 밤이 되면 더욱 심해진다. 편안하게 잠을 잘 수조차 없다. 100만 명이 넘는 아토피 환자 중 약 60%를 차지하고 있는 소아 아토피 환자는 아토피 부위를 긁어서 상처가 생기기도 하고, 가려움을 참지 못해 밤잠을 설치기도 한다.

실제로 한 지방자치단체에서 아토피 피부염을 앓고 있는 0~7세 아이들을 대상으로 조사한 결과, 아토피 피부염으로 인한 가려움증 때문에 수면장애를 겪는 아이가 응답자의 절반이 넘는 52.3%인 것으로 나타났다. 수면장애로 스트레스는 폭증하고, 집중력 저하와 만성피로, 심한 짜증이 아이들을 괴롭히게 된다. 가려움증은 우울증, 대인기피 등 정신적 고통으로 이어진다. 환자의 고통을 지켜봐야 하는 가족도 큰 충격과 스트레스를 받게 된다.

아토피가 가져온 두 번째 고통은 정신적인 데 있다. 아토피 피부염 아동들의 불안 수준이 높다는 조사 결과가 있다. 소아 청소년 아토피 피부염 아동에서 정서 행동적 문제를 연구한 국내의 보고를 살펴보면, 22.9%가 정서적·행동적인 어려움을 겪고 있는 것으로 나타나고 있다.

아토피 피부염을 겪는 아동들은 우울과 불안 점수가 더욱 높아졌고, 어머니의 통제적인 태도도 덩달아 높아졌다고 한다. 2005년의 연구 보고에서도 아토피 피부염이 심할수록 친구 관계에 대한 어려움이 보고되고 있다. 반복되는 만성적인 질환에 따른 정서적·사회적 결과에 해당한다고 한다.

아토피 피부염을 겪고 있는 아이들은 또래 아이들과의 관계 형성에서도 어려움을 겪게 된다. 피부의 문제로 인해 아이들로부터 따돌

림을 당하기도 한다. 사회적 행동과 정서에 부정적인 영향을 받을 수밖에 없는 것이다. 아이들은 물론 가족들도 비슷한 고통과 부담감을 안게 된다.[1]

아토피 피부염으로 제대로 된 숙면을 취할 수 없는 아이들은 신경질적으로 변하게 된다. 잠을 충분히 자지 못하게 되면 짜증이 많아지고, 산만한 행동을 하게 된다. 공격적인 성격으로 변하는 아이들도 적지 않다. 정서 불안, 집중력 저하, 우울증 등도 아토피 피부염의 결과로 볼 수 있다. 이런 상황들로 인해 아이는 공부에도 집중할 수 없다.

만만치 않은 치료비도 가족들에게는 고민거리가 아닐 수 없다. 아토피는 현재 의료보험법상 경증 질환으로 분류돼 있어 약의 본인 부담금이 50%에 이르고 있다. 면역 억제제 등은 한 달 약값만도 수십 만 원을 넘을 정도로 비싸다.

환경부와 건강보험공단의 '전국의 아토피 피부염 진료 환자 및 사회적 비용(2014년)' 자료에 따르면 최근 5년간 아토피 피부염으로 진료받은 환자는 연평균 104만 명인 것으로 나타났다. 환자 중 절반은 9세 이하 어린이였고, 영유아의 경우 100명당 15명이 아토피로 진료를 받았다. 보고서에 따르면 아토피 피부염 환자 1인당 진료비는 연간 265만원 수준이며, 간접비용은 37만 6천원이다. 국가 · 사회적 비용으로 계산하면 1조원에 달한다.

하지만 이는 병원에서 진료받았을 때의 이야기다. 병원에서 진료받는 치료비 외에 아토피 환자들은 민간요법, 화장품 등 다양한 방법으로 보조 치료를 하고 있어 이에 따른 비용을 포함한다면 그 비용은 최소 4조원 이상에 달할 것으로 추정된다.

아토피로 인한 또 다른 고통은 아동에서 시작된 아토피가 성인이 되어서도 끝나지 않는다는 점이다. 아토피 피부염은 흔히 아이들이 앓는 질환으로 여겨져 왔다.[2] 1990년대 외국의 교과서에서도 "아기가 땅을 밟고 말문이 터지면 태열이 좋아진다는 옛말이 있다. 2~3세가 되면 사라질 가능성이 매우 높은 질환이다"라고 소개하고 있다.

하지만 1980년을 기점으로 아토피 피부염 환자 수는 크게 증가했다. 국내의 한 논문에 의하면 1995년 15세 이하 어린이 아토피 피부염 유병률은 약 10%로 나타났는데, 2000년에는 15%로 증가하는 추세를 보이고 있다.[3]

최근에는 국내에서도 연령을 가리지 않고 아토피 증상이 나타나고 있다. 전혀 증상이 없다가 사춘기가 지나면서 갑작스럽게 아토피가 발생하는 경우도 있고, 20~30대를 훌쩍 넘긴 성인, 혹은 노인층에서도 심한 아토피 증상을 호소하는 경우가 있다. 성인 아토피는 피부의 건조 정도와 가려움증이 더욱 심하다. 팔이나 다리의 접히는 부위는 물론 이마, 목, 눈 주위에 두꺼운 습진이 생기기도 한다. 타인의 시선에 예민해지기 때문에 대인 관계에 지장을 주고 우울증으로 자살 충동을 느끼는 환자도 많다. 성인 아토피는 유아 아토피보다 치료가 어렵다. 성인은 생활환경과 패턴이 복잡해 아토피의 다양한 발병 요인을 모두 찾아 제거하는 것이 불가능하기 때문이다.

아토피, 원인을 알아야 한다

"비만이 만연하게 된 원인이 뭔지는 관심이 없네. 난 그저 해결책을 알고 싶을 뿐이야."

『단맛의 저주』의 저자 로버트 러스티그와 함께 비만과의 전쟁에 동참한 동료 교수가 털어놓은 말이다. 캘리포니아 의대 교수이기도 한 로버트 러스티그는 "그 친구를 존중하지만, 이 의견에는 반대. 지금 이 수렁을 빠져나오기 위해서는 어쩌다 수렁에 빠졌는지 알아야 된다"고 주장했다. 빠진 뒤에 건져 올릴 방법을 찾는 것보다, 빠지지 않도록 표지판을 설치하고, 차단벽을 만드는 것이 더 중요하다는 것이다.

비만과의 전쟁 역시 승리를 장담할 수 없는 문제이다. 단순히 음식물을 과도하게 먹기 때문에 비만이 발생하는 것일까? 아니면 음식물 자체에 비만을 유도하는 그 어떤 것이 포함된 것은 아닌지, 혹은 음식물을 과도하게 먹도록 유혹하는 물질이 들어간 것은 아닌지 생각해 보아야 한다. 로버트 러스티그도 비만의 원인을 단순히 개인 탓으로 돌려버리는 것은 틀린 답이라고 보고 있다.

"비만은 일탈적 행동도, 성격적 결함도, 잘못이나 실수도 아니다. 미국 어린이 4명 중 1명은 비만이다. 심지어 젖먹이들 사이에서도 비만은 수위를 넘고 있다. 아이들은 비만을 선택한 적이 없다. 아이들은 전적으로 피해자일 뿐이다."[4]

비만은 개인의 식탐이 원인이 아니라는 말이다. 원인을 정확하게 파악하지 못한 상태에서 해결책을 찾아낼 수는 없다. 중독성을 갖고 있는 식품 첨가물, 유해한 방식의 식품 가공 물질 등의 문제를 해결하지 않는 이상 비만 문제는 영원히 지속될 것이다.

그렇다면 아토피 피부염은 어떨까? 기존의 추론과 방식으로 해결할 수 없었다면 그 원인에 대해 의심해 보아야 하지 않을까? 먼저 면역학에 대해 다시 한 번 점검해 볼 필요가 있지 않을까 한다.

현대 서양 의학이 기초를 두고 있는 것은 19세기 독일의 병리학자 루돌프 피르호(Rudolf Virchow, 1821~1902년)에 의해 완성된 세포병리학이다. 세포병리학에서는 '모든 병변은 세포에 무엇인가 형태적인 변화가 나타난다'고 정의하고 있다. 모든 질환은 장기별로 분류되었다. 여러 장기에 걸쳐 나타나는 질병은 진단도 원인 규명도 곤란한 '기타'로 분류되었다. 자기 면역 질환으로 여겨지는 아토피성 피부염도 그 원인을 규명하지 못하는 것은 면역학의 체계가 실제의 질환과 동떨어져 있기 때문이다. 현대 의학은 면역에 대해 '자기 자신과 동일한 생체 조직의 세포와 다른 이질의 것을 구분한다'고 보고 있다.

아토피나 알레르기에 대해 의학자들은 '인체의 면역 기능 이상으로 발생한 질환'이라고 보고 있다. 우리 몸은 외부에서 이물질이 침입하면 자신을 보호하기 위해서 이물질을 제거하고 신체를 보호하기 위한 반응을 보이는데, 이것을 면역 반응이라고 한다.

삼성서울병원 아토피 환경보건센터 자료에 따르면 "엄밀한 의미에서 아토피라는 용어는 외부로부터 신체 내로 들어오는 이물질에 대하여 비정상적으로 면역글로불린E(항체, IgE)를 생성하는 성향을 의미한다. 전통적으로 천식, 알레르기 비염, 알레르기 결막염, 아토피 피부염 등이 이러한 질환으로 분류되고 있다"고 밝히고 있다.[5]

하지만 인체는 그렇게 단순하지 않다. 인체에는 기생충, 세균 등이 침투하지만 그것들에 대해 모두 면역 반응을 보이는 것은 아니다. 우리 몸은 세균이라도 내 몸에 잘 맞기만 한다면 공존할 수 있도록 진화해 왔다. 비교적 세력이 약한 세균이라면 세포 속에 자리잡는다 해도 쉽게 퇴치할 수 있다. 하지만 그것을 모두 처리할 수 없는 경우에는 우리 몸과 공존하게 되는데, 이것이 인체 내에서 만성 감염증으로 나타나게 된다.

일본의 면역학자 니시하라 가츠나리(西原克成)는 "면역력이란 자신의 낡은 세포나 종양 세포와 세균, 바이러스, 이종 단백질에 대한 세포의 소화, 흡수, 대사, 동화, 이화, 저장, 배출, 재생, 신진대사의 생명력"이라고 정의하고 있다. 면역력은 신체의 신진대사를 촉진하는 시스템이라는 것이다.

니시하라 가츠나리에 따르면 신진대사가 제대로 이뤄지지 않게 된 극단적인 예가 바로 암이라고 한다. 암세포는 성인의 경우 하루 1000~3000개 정도가 발생한다고 한다. 신진대사가 원활하면 그것들은 모두 제거되지만, 어떤 원인으로 인해 신진대사가 원활하지 못하면 암이 된다는 것이다.[6]

니시하라 가츠나리의 논리에 비춰본다면 아토피 역시 신진대사가 원활하지 않아 인체에 들어온 유해한 물질을 처리하지 못해 발생한 것이라 이해할 수 있겠다. 신진대사가 원활하지 못한 이유를 찾는다면 아토피 피부염에 대한 해결책도 찾을 수 있다. 신진대사가 순조롭게 진행되지 못하는 것은 인체가 처리할 수 있는 양보다 더 많은 물질들이 유입되기 때문이라 볼 수 있다.

수천 가지의 식품 첨가물을 비롯하여 수만 가지에 달하는 화학 물질 등은 입, 호흡기, 피부를 통해 우리 몸으로 끊임없이 들어온다. 건강한 사람이라면 유해 물질을 분해하고 인체 바깥으로 배설하는 능력이 있어 별다른 문제가 되지 않는다.

하지만 면역 시스템이 제대로 정비되기 전에 유해 물질이 인체를 점령하게 되면 어떻게 될까? 유해 물질을 분해하고 배출하는 능력이 부족한 사람은 외부의 침입에 무방비로 노출될 수밖에 없다. 음식물, 호흡기, 피부 등으로 유입된 유해 물질은 혈관에까지 침투하여 온몸으로 돌아다니게 된다.

이럴 경우 인체는 유입된 독소를 배출하기 위해 있는 힘을 다하게 된다. 항문을 통해 배설하고, 코를 통해 배출해도 유입량을 감당하지 못하게 되면 피부를 통해 배출을 시도하게 된다. 가려움증을 통해 피부 보호막을 제거하게 만들고, 진물을 흘려 보내게 된다. 이것이 아토피 증상인 것이다.

사실 인체는 위대한 자연 치유 시스템을 갖고 있다. 면역 글로불린 E(IgE)도 그 가운데 하나다. 면역 세포들은 주로 세균이나 바이러스, 암세포 등을 대적하는데 비해, IgE는 인체에 유해한 화학 물질을 퇴치하는 역할을 맡고 있다.

아토피 증상이 있는 사람의 혈액 중에는 보통 사람보다 훨씬 더 많은 IgE 항체가 발견된다. 이는 유해 물질을 몸 바깥으로 몰아내기 위해 인체의 면역 시스템이 가동하고 있음을 의미한다. 이렇게 볼 때 아토피 피부염은 유해 물질이 몸속에 축적된 결과로 나타난 증상임을 알 수 있고, 아토피로 인한 가려움증 등의 증상은 인체가 유해 물질을 쫓아내기 위한 몸부림으로 이해할 수 있다.[7]

세계 최고의 의사는 우리 몸안에 있는 면역 체계인 셈이다. 면역 시스템은 우리 몸에 유해한 영향을 주는 물질이 외부로부터 들어왔을 때 그 피해를 막고, 몸을 지키는 진화의 산물이다. 인간은 다른 동물에 비해 비교적 약한 신체적 조건을 갖고 자연에 적응하며 살아왔다.

고도로 발달한 생명체인 만큼 인간의 면역 기능 역시 아주 복잡하게 발달되어 왔다. 수백 만 년이라는 진화의 시간을 거치는 동안 인체의 면역 시스템은 지속적으로 정교하게 다듬어져 왔다고 할 수 있다. 상대적으로 탁월한 두뇌와 정교한 면역 시스템은 오늘날 고도의 문명을 이룰 수 있도록 하는 바탕이 되어 주었다.

인간의 면역 체계는 인체에 유해한 적들을 소탕하기 위해 림프 기관들과 세포들이 유기적으로 대항하는 시스템이라 할 수 있다. 면역 시스템은 박테리아, 바이러스, 세균 등의 적군을 다양한 무기로 방어하고 공격하는 방어 기능, 인체에 유해한 물질을 정리하는 정화 기능, 손상된 인체의 각 기관과 세포를 치유하는 수리 복구 기능 등을 수행한다. 외부로부터 유해 물질이 처리 능력 이상으로 쏟아져 들어오게 되면 세포는 에너지를 잃게 되고, 해독 능력이 혹사당하게 된다. 그러면 점점 더 많은 노폐물이 세포벽으로 들어가게 되고, 마침내 면역 기능이 떨어지면서 질병으로 나타난다.

아토피는 환경병

아토피 피부염의 발병 원인은 아직 명확하게 밝혀지지 않았다. 단기간에 치료가 되지 않고 매우 장기적으로 진행하는 질병이라 치료에 부작용이 적지 않고, 근본적인 치료 방법은 없는 실정이다. 스테로이드에 대한 부작용 등으로 인해 약물 치료에 대한 신뢰도도 많이 떨어져 있는 상태다. 아토피 피부염의 치료 목적은 증상을 완화시키고, 재발의 방지 혹은 재발률을 감소시키며, 병을 조기 단계에서 치료하고 악화되는 것을 예방하는 지속적인 치료를 통해 궁극적으로 병의 진행

과정을 조절하는 데 그치고 있다.[8]

'아토피(atopy)'라는 용어는 그 이름에서부터 범상치 않은 의미를 갖고 있다. 1923년 미국의 의사 로버트 쿠크와 면역학자 아서 코카가 공동으로 논문을 발표하면서 '아토피'라는 이름을 처음 사용했는데, 그리스어로 '이상한', '알 수 없는'이란 뜻을 담고 있다고 알려져 왔다. 본래 '아토피(atopy)'의 어원이 되는 'topos'는 장소를 의미하는 단어다. 반대의 뜻으로 사용되는 a를 앞에 붙이게 되면 '장소 밖(out of place)'을 의미하게 된다. 즉 아토피는 '알 수 없는, 비정상적인 질환'을 의미한다고 볼 수 있다. 아토피와 혼용되어 사용되고 있는 '알레르기(allergy)'라는 단어도 그리스에서 나온 말이다. '다르다'는 뜻의 단어 'allos'와 '작동한다'는 뜻의 단어 'ergon'이 만나 만들어진 합성어이다. 정상적으로 받아들여야 하는 것들에 대하여 우리 몸이 '비정상적으로 작동한다'는 뜻이다.

아토피는 이름에서 알 수 있듯 그 증상도 피부 건조증, 습진 등으로 다양하게 나타나기 때문에 발병 원인에 대해 어느 한 가지로 설명하기 어려운 것도 사실이다. 의학계에서는 환경적인 요인과 유전적인 이유, 면역학적 반응 및 피부 보호막의 이상 등이 아토피를 유발하는 것으로 보고 있다. 환경적인 요인은 말 그대로 환경이 오염되면서 인체가 그 영향을 받아 아토피 질환이 생겼다고 보는 것이다.[9]

하지만 이렇게 보아서는 문제를 해결하기 어려워진다. 쉽게 말하자면 우리를 둘러싸고 있는 모든 것이 아토피의 원인이라고 지목하는 것과 같다. 현재 아토피를 치료하기 어려운 이유가 여기에 있는지도 모른다.

아토피 피부염으로 고통받고 있는 자녀를 둔 부모는 유전적 요인 때문인 것은 아닌가 하는 마음에 괴로워한다. 그것은 어쩌면 당연한 것이다. 아토피 피부염의 유전 양식은 구체적으로 밝혀지지 않았지만, 아토피를 앓았던 경험이 있는 부모를 둔 자녀의 경우 아토피 피부염을 앓을 확률이 높기 때문이다.

어떤 연구에서는 아토피 피부염을 갖고 있는 성인 환자의 경우 자녀의 60%가 아토피 피부염을 앓고 있었다고 한다. 양측 부모 모두 아토피 피부염을 갖고 있는 경우는 자녀의 81%가, 부모 가운데 한쪽만 아토피 피부염을 갖고 있는 경우는 자녀의 56%가 아토피 피부염을 앓고 있었다.

삼성서울병원 환경보건센터의 보고에서도 생후 12개월까지의 아토피 피부염 발생률은 20.1%였고, 그 주된 이유는 어머니의 알레르기였다. 아토피 피부염은 부모보다는 형제, 아버지보다는 어머니로 인한 위험이 더 높게 나타났다. 그것은 아이의 아토피가 어머니의 자궁 내 환경과 밀접한 관련을 갖고 있기 때문이다. 형제의 위험도가 높은 것 역시 비슷한 자궁 내 환경 속에서 성장했기 때문이라고 이해할 수 있겠다. 결국 아토피는 유전적인 요인 때문이 아니라, 자궁 내 환경 문제임을 알 수 있다.

아토피가 유전적 요인에 의해 발생한다는 유럽의 연구 결과도 우리의 현실과는 거리가 멀다. 유럽에서는 2006년 필라그린 유전자(FLG)가 돌연변이를 일으켜 아토피를 일으킨다는 연구 보고가 있었다.[10] 필라그린은 각질 세포를 단단하고 편평한 구조로 만들어 피부 장벽[11]을 마치 벽돌을 쌓는 것처럼 방어막을 치는 역할을 하는 단백질이다. 각질층의 pH의 정상화, 견고함, 항균 및 항염 작용 등에서 다양한 역할을 수행하는 것이다.

만약 필라그린에 변이가 발생하면 어떻게 될까? 당장 피부 방어벽이 약해질 것이다. 각질 세포막 형성을 약화시키고, 각질 세포 사이의 접착력이 떨어지며, 피부의 수분 손실이 심해지며, 전반적인 피부 장벽 기능이 떨어지게 된다. 이렇게 되면 외부의 유해 물질로부터 몸을 지키는 최전방의 방어 기능이 떨어지게 되고, 알레르기 반응이 쉽게 일어나게 되는 것이다.

그런데 필라그린 변이는 인종에 따라 차이를 보이고 있다. 북서 유럽 백인의 아토피 피부염 환자 가운데 40% 정도가 필라그린 변이가 나타났고, 중국인은 30%, 일본인은 25%로 나타났다. 한국인은 8%에 불과할 정도로 미미한 것으로 보고되고 있다. 또한 필라그린 유전자 변이가 있는 경우에도 40%는 아토피 피부염으로 발현되지 않는다는 사실은 유전적 요인이라는 주장의 설득력이 떨어진다는 증거가 된다.

최근에는 오염된 환경 때문에 아토피 피부염이 발생한다는 주장이 설득력을 얻고 있다. 아토피 피부염이 급증한 시기가 환경오염과 같이하기 때문이다. 한국에서 아토피 피부염이 사회적 문제로 대두된 것은 1980년대 초로, 천식·알레르기 비염·아토피 피부염 등이 이 시기를 기점으로 등장하기 시작했다. 자동차, 공장 가동 등으로 인한 대기오염과 수질오염, 밀폐된 주거 형태인 아파트 보급이 크게 늘어남으로써 야기된 실내 환경의 변화, 패스트푸드나 식품 첨가물로 가공된 식품 등이 아토피 피부염의 발생과 악화 원인으로 꼽히고 있는 것이다.

아토피 피부염뿐만 아니라 이전에는 전혀 생각지 못했던 질병으로 인해 고통을 겪는 일이 흔하다. 식생활, 주거 문화 그리고 주변에서 접하는 온갖 요인들이 과거와는 다르게 변화하고, 이로 인해 예기치 않은 현상들이 발생하고 있다. 전통이라는 오래된 적응 방법이 과학성·편의성 등의 이름으로 무시되거나 단절된 결과이기도 하다.

인간의 편의성을 위해 치러야 할 대가는 적지 않다. 지구도 몸이 더워지는 이른바 온난화로 몸살을 앓고 있으며, 그 속에서 생명을 영위하는 인간도 위험 속에 방치되고 있다. 산업혁명 이후 에너지 사용량은 과거에 비할 수 없을 정도로 급증하였다. 특히 화석 연료로 인한 환경오염 문제가 심각하게 대두하였다.

실내외 대기오염을 일으키는 원인으로는 공장, 자동차 매연, 담배 연기, 가정용 취사 기구, 건축 자재, 페인트 등 다양한 소비재 등이 있다. 구체적으로는 포름알데히드, 톨루엔, 에틸벤젠, 벤젠, 휘발성 유기 화합물, 이산화황, 자일렌 등 끝없이 나열할 수 있다.

실내 대기오염에 대해서는 이른바 새집증후군이라는 것이 대표적인 사례라 할 수 있겠다. 새로 지은 건물이나 리모델링한 집에 들어가면 특유의 냄새를 맡을 수 있는데, 이것은 건축 과정에서 사용된 온갖 종류의 화학 물질들에서 나오는 것들이다.

이 같은 유해 화학 물질로 범벅이 된 집에 들어가게 되면 이전에 없었던 피부염, 두통, 구토, 현기증, 알레르기 등 각종 질환에 시달리게된다. 아토피 질환과 관련되었으리라는 것은 충분히 짐작되지만, 아직 새집증후군과 아토피 피부염의 연관성에 대한 역학조사는 이뤄진바 없다. 역학조사라는 것이 이뤄지지 않았다고 해서 관계가 없다는것은 아니다. 전문 연구 인력과 연구 자금의 부족, 정부 당국의 의지부족 등으로 인해 아토피에 대한 제대로 된 실태 조사조차 진행되지못하고 있는 현실이기 때문이다.

아토피 피부염 환자의 경우, 실내에서 흔히 노출될 수 있는 정도의 휘발성 유기 화합물 농도에서도 피부 장벽이 손상된다고 한다. 피부 장벽이 손상되면 집먼지 진드기, 곰팡이, 세균 등의 영향을 더욱 많이 받게 될 수밖에 없다.

체내에 유입된 중금속 등의 독소가 아토피의 원인이 될 수 있다는 연구 결과도 있다. 국내의 아토피 피부염 환자들의 평균 혈중 수은 농도는 미국이나 독일에 비해 높은 것으로 나타났다. 연구 결과 혈중 수은 농도가 높아질수록 아토피 피부염의 유병률이 높아지는 경향이 있었으며, 수은 농도가 높은 집단은 낮은 집단에 비해 무려 4.37배나 높은 것으로 나타났다.[12]

화학 물질에 포위된 현대인

우리의 하루는 화학 물질에 뒤덮여 살아간다고 해도 틀린 말이 아닙니다. 아침에 일어나자마자 수십 종의 화학 물질이 듬뿍 든 샴푸통을 쥐어짜 머리를 감고 린스를 한 후, 폼 클렌징으로 세수를 하면서 계속해서 우리는 합성 계면활성제, 합성 향료를 경험하게 된다.

샤워를 마치고 식탁에 앉으면 또 다른 화학 물질이 우리를 기다리고 있다. 조리 도구인 프라이팬의 코팅제로 흔히 사용되는 테플론은 오래된 프라이팬에서 떨어져 나와 우리 몸안으로 흡수될 수 있다. 테플론의 과불화 화합물(PFOA, perfluorooctanoic acid)은 기형을 유발하고 간 독성을 일으키며 발달 장애를 일으키는 물질로 알려져 있다.

식사를 마치고 양치질을 할 때 사용되는 치약에는 파라벤이 똬리를 틀고 있다. 방부제로 흔히 사용되는 파라벤은 내분비계를 교란시키는 물질로 구분되는데, 세정제에 많이 사용되고 있다. 회사에서 일상적으로 마시는 인스턴트 커피, 커피를 담는 일회용 컵 안의 코팅제 등 수십 종의 화학 물질이 우리도 모르는 사이에 몸으로 들어오고 있다.

이처럼 우리의 일상은 지나치게 자주, 너무 많은 유해 물질에 노출되어 있다. 생활 속에서 알게 모르게 누적되는 이러한 독성 물질은 만성 피부 질환의 증가에도 영향을 미치고 있는 것으로 알려져 있다.

그런데 문제는 이 같은 화학 물질 없이는 일상생활이 거의 불가능하다는 점이다. 단 하루라도 화학 물질 없이는 못 살게 된 세상. 이쯤 되면 '화학 물질의 포로'가 됐다는 말도 심한 게 아니다.

미국의 과학 저널리스트 수전 프라인켈이 쓴 『플라스틱 사회』는 우리 삶 깊숙이 들어와 있는 플라스틱과의 밀월 관계를 들여다보고 있다. 그녀는 플라스틱이 몸에 닿지 않는 하루를 보낼 수 있을지 알아보기 위해 간단한 실험을 했는데, 불과 10초 만에 화장실 변기에 앉아 있는 자신과 마주하게 되었다.

화학 물질을 활용하지 않고 현대 생활을 영위하는 건 불가능한 것처럼 느껴진다. 화학 물질은 이렇게 우리의 생활과 밀접한 관련이 있지만, 그 폐해에 대해서는 깊게 생각하지 않았다. 화학 물질은 항상 주변에 존재하는 데다 장점도 많아서다. 편리하고 경제적이며 무엇이든 만들 수 있는 확장성도 강하다.

하지만 우리에게 편리함과 경제성이라는 빛을 선물한 화학 물질은 '독성'이라는 그림자도 함께 가지고 왔다. 최근 여러 연구를 통해 각종 중금속과 화학 물질들이 환경 호르몬을 배출해 인체에 치명적인 암을 비롯해 아토피 피부염 등의 불치 질환들의 원인이 된다는 것이 밝혀져 엄마들의 불안감을 높이고 있다.

우리는 일상적으로 마시는 인스턴트 커피와 편의점에서 손쉽게 먹는 정크 푸드(칼로리는 높지만 영양가는 낮은 패스트푸드와 인스턴트식품)를 먹으면 몸에 좋지 않은 영향을 준다는 사실을 잘 알고 있다. 그렇지만 이들 음식물들이 인체에 유입된다고 해서 당장 문제가 일어나지는 않는다. 대부분의 사람들이 자신의 라이프 스타일과 식사 습관으로 인해 수많은 화학 물질들이 인체로 유입되고 있다는 인식을 하지 못하고 있다.

아토피는 독소가 원인

인체의 자정 능력을 뛰어넘는 유해 물질이 유입되면 어떻게 될까? 음식물을 통해 들어온 식품 첨가물, 화학 물질, 농약 그리고 각종 오염물질 등은 그 양이 인체가 해독할 수 있는 한계선을 넘어서게 되면 질환으로 드러나게 된다.

각종 인공 첨가물로 뒤범벅이 된 음식물과, 호흡기와 피부로 끊임없이 유입되는 유해 화학 물질에 맞서 인체는 고군분투한다. 인체는 배설을 통해 많은 독소들을 배출하며, 피부와 점막을 통해서도 제거한다.

대학 시절 최루탄을 체험했거나 군대에서 화생방 훈련 경험이 있다면 인체의 배출 능력에 대해 쉽게 이해할 수 있을 것이다. 인체는 엄청난 유해 물질에 대항하기 위해 동원할 수 있는 모든 점액질을 토해낸다. 눈물과 콧물을 통해 인체 유입을 막고, 기침을 통해 호흡기를 보호하려 안간힘을 쓴다. 그것은 인체가 독성으로 인한 손상에서 스스로를 보호하기 위해 노력하고 있는 중이기 때문이다.

이럴 때 콧물과 눈물, 기침을 질환으로 보지는 않는다. 만약 이를 멈추게 되면 인체는 심각한 손상을 입게 된다. 문제는 현재의 병원 치료가 이와 비슷하다는 점이다. 인체에 드러나는 증상을 멈추는 것이 현대적 치료 개념이다. 열이 나면 열을 내리고, 기침을 하면 기침을 멈추게 한다. 물론 타당한 치료 방법일 수도 있겠으나 인체의 자연 치유 시스템과 맞지 않을 수도 있다는 것을 염두에 둘 필요가 있다.

이처럼 인체는 위대한 치유 능력을 가졌지만, 독성 물질을 처리하고 제거하는 데는 많은 한계가 있는 것도 사실이다. 인체는 수백 만 년 동안 진화를 거듭해 오는 동안 수많은 외부 물질에 대응하고, 적응해 왔다. 현재의 면역 시스템도 진화의 산물인 셈이다. 그런데 불과 반세기 만에 인체는 전혀 새로운 형태의 유해 물질과 맞서야 하는 상황에 직면했다. 지금까지 자연계에서 볼 수 없었던 물질에 대해 인체는 효과적인 대응책을 찾지 못하고 있다.

지난 2002년 전국에 '자연식 밥상' 신드롬을 일으켰던 SBS 다큐멘터리 3부작 〈잘 먹고 잘 사는 법〉을 만든 박정훈 PD는 아토피 피부염이 '먹을거리'에 그 원인이 있다는 '가정'을 갖고 중증 아토피 환자들을 대상으로 음식물을 변화시키는 실험을 감행, 주목할 만한 성과를 찾아냈다.

그는 일본의 소아과 의사 미야케 다케시를 비롯하여 아토피 네트워크 '아토피 아이 지구의 아이' 관계자의 조언 등을 바탕으로 각종 서적 등을 종합해 볼 때 아토피의 주요 원인이 '음식물'에 있음을 확신했다. 최근 들어 과거에 우리가 먹던 음식과 매우 다른 음식을 갑자기 먹기 시작했다는 것에 의심을 둔 것이다.

아토피 전문가도 아닌 그가 비과학적으로 보일만큼 무모하게 식생활 개선을 밀어붙였던 이유는 한 가지였다. 과거에는 없었던 질병을 요즘 아이들이 앓는 것은 공기, 주거환경 탓도 있겠지만 근본적으로는 매일 입으로 들어가는 음식이 달라졌기 때문이라고 생각한 것이다.

박정훈 PD는 "기존의 의학이 제시하는 처방인 '특정 음식을 못 먹게 하고 약을 투여하여 피부의 증상을 완화시키는 치료법'보다는 몸 안의 나쁜 물질이 잘 배출되도록 적극적으로 도와주고, 가능하면 그런 음식들을 근본적으로 멀리하는 것이 현명하다는 판단을 하게 되었다. 그래야만 그들이 몸을 회복한 뒤에도 정상적인 생활을 할 수 있기 때문"이라고 밝힌 바 있다.[13]

「아동의 생활 습관과 아토피 피부염의 발생 특성에 대한 연구 결과(2013년)」에서도 〈잘 먹고 잘 사는 법〉에서 가정했던 것이 사실과 다르지 않다는 것을 입증하였다.[14] 아토피 피부염군 218명, 정상군 291명을 대상으로 진행한 조사에서 아동의 출산 환경, 식생활 양식 등에 있어 차이가 발견되었다.

아동을 임신했을 때 산모가 무슨 음식을 주로 먹었는가 하는 것도 아토피 피부염 발현의 원인이 되는 것으로 나타났다. 육식과 가공식품을 많이 먹은 산모가 채식을 주로하고 어패류 등을 선호한 산모에 비해 아토피를 앓는 아동을 출산할 확률이 높은 것으로 조사되었다. 특히 육식과 가공식품을 많이 먹은 산모에게서 태어난 아동의 경우, 그렇지 않은 산모에게서 태어난 아동에 비해 아토피 유발률에 있어 2~3배 이상 차이가 있다는 점은 주목할 필요가 있다.

	채식	육식	어패류	가공식품	안 가림
정상군	28.9	10	2.7	0.7	57.7
아토피군	23.4	22.5	1.8	3.7	48.6

식생활 양식은 아침을 매일 먹는 아동이 먹지 않는 아동에 비해 정상군의 비율이 높았다. 야식이나 외식 빈도에 있어서도 아토피군이 정상군에 비해 높은 것으로 나타났다. 야식 빈도에서 아토피군은 가끔 54.6%, 대체로 25.2%, 안 먹음 12.4%, 매일 7.8% 순으로 나타났다.

정상군에서는 가끔 65.3%, 안 먹음 16.8%, 대체로 11.0%, 매일 6.9% 순으로 나타나 아토피군이 정상군에 비해 야식을 먹는 경우가 많았다. 외식 빈도에 있어서도 아토피군에서 가끔 89.9%, 대체로 6.4% 순으로 나타났고, 정상군에서는 가끔 93.8%, 안 먹음 3.8% 순으로 나타나 정상군에 비해 아토피군이 외식을 하는 경우가 많았다.

아토피군이 정상군에 비해 야식이나 외식을 더 많이 하는 것으로 볼 때, 야식과 외식이 아토피에 좋지 않은 결과를 가져온다는 것을 알 수 있다. 야식이나 외식 음식은 아무래도 자극적인 맛과 향을 내기 위해 가정에서의 음식물보다 훨씬 더 많은 식품 첨가물이 들어 있기 때문으로 보인다. 식품 첨가물들이 아토피에 악영향을 미치고 있음이 입증된 셈이다.

❯ 식생활 양식(야식 빈도)

	가끔	안 먹음	대체로	매일
정상군	65.3%	16.8%	11.0%	6.9%
아토피군	54.6%	12.4%	25.2%	7.8%

❯ 식생활 양식(외식 빈도)

	가끔	안 먹음	대체로	매일
정상군	93.8%	3.8%	2.4%	0
아토피군	89.9%	2.3%	6.4%	1.4%

패스트푸드의 경우, 아토피군의 평균 섭취 점수가 2.28, 정상군의 평균 섭취 점수가 1.90으로, 패스트푸드 섭취가 많아질수록 아토피 피부염을 1.734배 증가시키는 것으로 나타났다. 기호식품의 경우에도 비슷한 결과가 나왔다.

아토피군의 경우, 평균 섭취 점수가 2.94, 정상군의 평균 섭취 점수가 2.69로, 기호 식품 섭취가 많아질수록 아토피 피부염을 1.282배 증가시키는 것으로 나타났다.

흥미로운 것은 현미잡곡밥의 경우, 아토피군의 평균 섭취 점수가 2.97이었으며, 정상군의 평균 섭취 점수가 3.27으로 나타나 현미잡곡밥 섭취가 많아질수록 아토피 피부염을 0.862배 감소시키는 것으로 나타났다.

현미잡곡밥의 어떤 부분이 아토피 피부염 감소에 영향을 준 것일까? 잡곡은 색깔에 따라 영양이 다른데, 노란색을 띠는 현미는 항산화와 항암 효과가 있다. 흑미와 검은콩은 면역 기능을 높이는 작용을 한다. 흰색을 띠는 차수수와 찹쌀은 체내의 산화 작용을 억제하고 유해물질을 몸 밖으로 배출한다. 녹두 등 녹색 곡물은 세포 재생을 도와 노화를 예방한다. 붉은색의 적미와 팥은 심장을 튼튼하게 하고 피를 맑게 하는 효과가 있다.

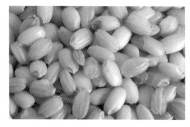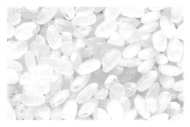

현미(좌)에는 섬유질이 풍부하여 체내의 유해 화학 물질들을 몸 밖으로 배출하며, 미네랄과 비타민도 다량으로 포함되어 있다. 반면 백미(우)는 이런 장점들이 제거된 쌀이다.

조선 영조 임금은 하루 세끼 잡곡밥을 먹었다고 한다. 조선의 임금들은 기름진 음식, 스트레스, 운동 부족 등으로 단명하는 사례가 많았는데, 영조는 조선시대 왕의 평균 수명인 43세의 두 배에 가까운 83세까지 살았다. 66세의 나이에 15세의 신부(정순왕후)를 맞아 17년 동안 회로하다 승하하셨다. 영조가 장수할 수 있었던 비결은 잡곡밥에 있었다고 한다.

현미잡곡밥의 최대 장점은 풍부한 섬유질이다. 현미잡곡밥에는 섬유질이 많아서 장 속에서 각종 유해 화학 물질들을 몸 밖으로 배출한다. 현미잡곡밥의 두 번째 장점은 바로 풍부한 미네랄과 비타민이 포함되어 있다는 점이다. 현미잡곡밥에는 단백질과 지방, 비타민 B1 · B2, 광물질, 철, 인, 칼슘, 아미노산 등이 풍부하게 들어 있다.

쌀겨 층이나 씨눈 부분을 깎지 않고 남긴 현미에는 비타민B1 · B2, 당질, 단백질, 지방질, 광물질, 식물성 섬유 등 거의 모든 영양소가 들어 있다. 현미잡곡밥은 씨눈에 들어 있는 생명 물질인 셀레늄 등의 미네랄 성분을 고스란히 섭취할 수 있는데, 특히 셀레늄은 아토피 피부염을 완화시키는 데 매우 중요한 역할을 하는 것으로 알려지고 있다.

국제연합식량농업기구(FAO)에서 필수 영양소로 인정한 셀레늄은 반도체와 비슷한 성질을 띠고 있는데, 프리 레디컬(활성산소)로부터 세포를 지키는 항산화 효소의 중요한 구성 성분이며, 면역 체계가 정상적으로 기능할 수 있도록 하는 등 생명 유지에 필수적인 미네랄이다. 인체에서 셀레늄이 부족할 경우 아토피나 류머티스가 발생한다는 연구 결과도 있다.

셀레늄은 아토피성 피부염, 여드름, 퇴행성 관절염 등에 강력한 소염 효과가 있다고 각종 임상 논문들이 밝히고 있으며, 인체의 면역 작용과 노화 방지를 위한 항산화 작용에도 반드시 필요하다고 인정받고 있다.

면역 체계가 스트레스를 받게 되면 프리 레디컬과 같은 반응성이 큰 물질을 생성한다. 이 물질은 과도한 합성과 항산화적 상태로 조직을 손상시킬 수 있는데, 아토피, 천식 등의 원인이 되기도 한다. 이런 상황에서 셀레늄은 프리 레디컬을 제거하고 과산화물을 감소시키는 데 직접적으로 작용한다.[15]

칼슘, 마그네슘, 철, 아연, 크롬, 포타슘 같은 미네랄은 우라늄, 납,

수은과 같은 중금속은 물론 유해 화학 물질들을 제거한다. 오염 물질로부터 인체를 보호하는 중요한 항산화제인 셀레늄은 화학 독성 물질 같은 오염 물질에 의해서 유전자가 망가지는 것을 막아 주며, 비타민 E의 산화를 방지하는 작용을 한다.

이 같은 미네랄은 인체에 유입된 독소를 해독하는 것은 물론이고, 치유의 기능까지 있는 것으로 알려지고 있다. 미네랄이 피부염을 완화하는 효과가 있다는 것은 오래 전부터 알려져 온 사실이다.

인류는 미네랄이 풍부한 바닷물이나 온천수를 활용하여 피부염을 치료해 온 바 있다. 바닷물을 활용하는 것은 미네랄의 효과를 얻기 위한 것이다. 현재 국내에도 강화도, 울릉도 등 많은 곳에서 해수탕이라는 이름으로 영업을 하고 있다.

바닷물을 활용한 가장 유명한 곳은 아라비아 반도에 위치한 소금 호수인 사해라 할 수 있다. 사해 바닷물에는 우리 몸에 좋은 다양한 종류의 미네랄이 녹아있는데, 전체 물의 32%가 바로 미네랄로 구성되어 있어 예전부터 이 물에서 목욕을 함으로써 피부 질환을 치료해 왔다. 사해 바닷물은 칼슘, 마그네슘 등 미네랄 이온의 작용으로 피부 장벽의 기능을 개선함은 물론 손상된 피부를 재생하는 효과가 있다고 알려져 있다. 최근 국내에서 진행된 연구에서도 바닷물에 포함된 미네랄들이 피부 장벽 보호와 아토피 피부염에 효과가 있다는 사실을 밝혀내기도 했다.[16]

최근 가정에서 사용하고 있는 역삼투압 방식의 정수기를 통해 만들어진 물도 아토피를 악화시키는 요인으로 추정된다. 불순한 것들을 완벽하게 제거한 '깨끗하고 순수한 물'이라는 업계의 주장은 일견 타당한 말이다. 이 물은 다른 말로 '증류수'라고 부른다. 화학실에서 실험용으로 사용한 그 물이 바로 '깨끗하고 순수한 물' 증류수이다. 증류수는 미네랄을 완전히 제거, 의도하지 않는 실험 결과를 미연에 방지할 수 있기 때문에 주로 실험용으로 사용된다. 화학을 전공한 사람들은 '실험실에서 사용하는 물을 마시면 안 된다'는 것을 교수님의 지도를 통해 잘 알고 있다.

이런 증류수는 미네랄을 완전히 걸러버리게 되고, 미네랄이 없는 물은 인체에 들어가면 세포에서 미네랄을 빼앗아간다. 역삼투압 정수기 판매업체들은 "물을 통해 흡수하는 미네랄의 양은 극히 미량이고, 인체가 필요한 미네랄은 음식물을 통해 충분히 섭취한다"고 주장한다.

하지만 현대의 음식물은 토양의 오염 등으로 인해 과거와 달리 미네랄이 현저히 부족해졌으며, 더군다나 물을 통해 섭취하는 미네랄은 이온화된 미네랄로, 미량이라도 흡수율이 높다는 특성이 있다. 또한 인체는 미네랄만큼은 합성하여 만들어내지 못하므로 반드시 물이나 음식물을 통해서 섭취해 주어야 한다. 인체에 미네랄이 공급되지 않으면 몸의 pH를 조절하는 데 가장 중요한 역할을 하는 미네랄인 중탄산염이 없어 혈액이 산성화된다. 혈액이 산성화되면 아토피가 악화되는 것은 물론 암 발병률도 높아지게 된다.

개인에 따라 특정한 알레르기를 일으키는 음식이 아토피 피부염의 원인이라는 연구 결과도 적지 않다. 알레르기를 유발하는 식품으로 꼽힌 주범은 계란, 우유, 대두, 갑각류, 견과류, 밀 등이다. 영·유아기에는 주로 계란과 우유가 주요 원인으로 꼽히고, 나이가 들면서 갑각류, 견과류, 밀 등으로 변해간다.

흥미로운 사실은 아토피 피부염의 원인으로 알려진 식품들은 대부분 성장기에 있는 어린이, 특히 영아의 필수 식품이라는 점이다. 이런 음식을 먹지 않는 아이들이 있을까? 아토피 피부염을 앓고 있는 아이들이 먹는 음식을 조사하여 그것이 원인이라고 단정하는 것은 문제가 있다. 먼저 이 음식들이 식품 첨가물, 항생제 등으로 오염이 되지 않았으며, 인체에 유해한 가공 과정을 거치지 않은 것들이라는 전제가 먼저 성립되어야 한다.

만약 항생제로 기른 닭이나 소가 낳은 달걀과 우유, 방부제 등으로 범벅이 된 견과류와 밀 등이라면 어떻게 판단해야 옳을까? 달걀 등의 특정 단백질에 대한 알레르기 반응으로 아토피 피부염이 발생한 것일까? 아니면 유해 물질들의 인체 유입에 대한 반응으로 아토피 피부염이 발생한 것일까?

단순해 보이지만 그 원인이 따라 치료 방법, 결과는 현저히 달라질 수밖에 없다. 이 책이 준비된 이유도 여기에 있다. 아토피의 원인을 정확하게 파악해야 대응책도 찾아낼 수 있기 때문이다.

1

생명의 탄생은 영원한 미스터리인지 모른다. 첨단 과학도 어머니의 자궁 속에서 벌어지는 일에 대해서 알아낸 것보다 알지 못하는 것이 훨씬 더 많다. 난자와 정자가 수정해 어엿한 인간으로 성장하는 생명 탄생의 과정은 신비스러움과 함께 경외감까지 느끼게 한다. 어머니의 몸속에 있는 태반이 산모와 다른 태아의 세포로 돼 있다는 사실만 해도 그렇다. 우리 몸은 자신과 다른 물질을 인식하면 즉시 공격하는 면역 체계를 갖고 있다. 면역 체계로 볼 때 어머니의 몸은 태아의 세포를 죽여야 마땅하다. 외부 공간과 차단된 상태로 양수 속에서 보호받는 태아는 열 달 동안 어떻게 숨을 쉬고 대소변을 볼까? 자궁의 신비로움은 탯줄에 대해 신성성(神聖性)까지 부여하기도 했다. 즉 '탯줄은 아이를 완벽하게 보호해 줄 것'이라는 믿음이 그것이다. 정말 그럴까? 어머니의 탯줄은 태아를 완벽하게 보호할 수 있을까?

아토피,
엄마 뱃속에서부터
시작된다

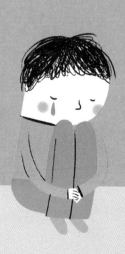

Part 1

태반은
아이를
보호하지
못한다

태반을 쉽게 통과하는 유해 물질

세상에 그냥 생긴 것은 없다. 풀 한 포기 돌 하나에도 생명 탄생의 경이는 담겨 있다. 인간은 생명 탄생의 신비와 우주의 기원에 대해 신화를 통해 말해 왔다. 세계의 거의 모든 신화는 '혼돈으로부터 우주가 생겨나고, 이 천상 세계를 모델로 지상의 세계가 생겼다'고 이야기한다. 이 같은 신화적 상상력은 임신 출산에 대한 원초적 경험에서 시작되었다고 봐도 틀린 말은 아닐 것이다.

대우주는 어머니로 볼 수 있으며, 소우주는 태아로 볼 수 있다. 대우주인 어머니와 소우주인 태아를 한 몸으로 연결하는 탯줄은 생명을 보증하는 증거가 된다. 이 때 탯줄은 한 개체의 생명을 담보한 생명줄이라는 인식이 시작되었을 것이다. 인간에 대해 '무한한 대우주 (macro-cosmos)의 축소판인 소우주(micro-cosmos)'로 인식한 고대 그리스와 동양 철학도 인간의 탄생 과정을 살피는 과정에서 태동했을 것으로 보인다.

인간은 자신들이 알지 못하는 것에 대해 '신비'라는 이름을 붙여 왔다. '생명 탄생의 신비'라는 말에는 '우리의 지식으로는 아직 알지 못하는 것들이 많다'는 의미가 숨어 있다고 볼 수 있다. 그 같은 신비로움은 경이로움으로 연결되는데, 어머니 몸의 변화나 탯줄에 대한 의미 부여도 그렇게 시작된 듯하다.

임신과 함께 찾아 오는 불청객 가운데 하나가 '입덧'인데, 그 원인은 과학적으로 명확히 규명된 게 없다. 다만 입덧이 태아를 나쁜 미생물이나 화학 물질로부터 보호하기 위한 자연의 섭리라는 견해가 있다. 영국 리버풀 대학의 크레이그 로버츠 박사는 21개국에서 발표된

56건의 입덧 관련 연구 논문을 종합 분석한 결과 "입덧은 음식물의 독소로부터 태아를 보호할 목적으로 진화 과정에서 여성의 신체에 미리 입력된 프로그램"이라고 주장했다. 대개 설탕, 감미료, 카페인, 육류, 우유, 계란, 생선 등을 먹을 때 입덧을 하는 여성들이 많은데, 이런 식품은 태아에 유해한 미생물이나 화학 물질이 함유돼 있을 가능성이 높은 음식들이라는 것이다.

캐나다 토론토 아동전문병원 연구진도 비슷한 연구 결과를 발표했다. 1992~2012년 세계 5개국 임신 여성 85만 명에 대한 입덧 관련 자료를 분석한 결과, 먼저 입덧을 경험한 임산부일수록 태아의 조기 출산·저성장 출산 위험이 감소했다는 것이다. 또 입덧을 오래 앓은 여성의 조산 확률은 6.4%로, 그렇지 않은 여성의 조산 확률(9.5%)에 비해 현격히 낮았다. 유산율도 입덧을 경험한 임산부들이 상대적으로 낮았다.

입덧과 함께 탯줄도 유해 환경으로부터 태아를 지키는 신비로운 힘을 가졌다고 믿어 왔다. 탯줄은 '경이로운 능력'을 가졌을 것이며, '태아로 전해지는 좋지 않은 물질은 완벽하게 걸러 줄 것'이라는 믿음이 그것이다.

태아는 어머니의 배 속에서 10개월을 보내면서 세상에 나올 준비를 한다. 이 과정에서 산모와 태아를 이어 주는 것이 탯줄이다. 어머니는 탯줄을 통해 산소와 양분을 태아에게 전달하고, 태아는 이산화탄소와 노폐물을 어머니에게 전달한다.

과학자들은 이 과정에서 '산모의 혈액과 태아의 혈액이 섞이지 않는다는 사실'을 궁금해 했다. 혈액이 섞이지 않기 때문에 산모가 세균에 감염되어도 태아는 안전하게 지낼 수 있다. 산모가 흥분 상태가 되

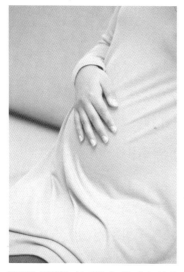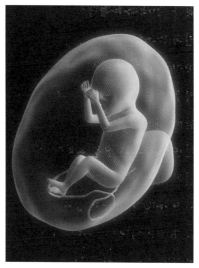

생명의 탄생은 신비롭다. 하지만 엄마의 탯줄도 아이를 보호하지 못하는 세상이 되었다.

어 아드레날린 같은 호르몬이 분비되어도 태반을 통과하면 그 활성이 현저히 약해진다. 탯줄의 신비로움에 대한 과장된 믿음이 생길 법도 한 일이다.

여기서 중요한 문제를 제기할 필요가 있다. 과연 탯줄은 태아에게 유해한 모든 물질을 걸러낼 수 있는가 하는 것이다. 의학계에서도 산모의 탯줄이 어떤 물질들을 걸러 주고, 어떤 물질들을 통과시켜 주는지에 대해 연구해 왔다. 태반이 하는 가장 중요한 역할은 영양분을 전달하는 것이다.

만약 산모의 영양 상태가 들쭉날쭉하면 어떻게 될까? 산모의 몸은 양분을 글리코겐 형태로 저장해 뒀다가 태아에게 공급하기 때문에, 태아는 안정적으로 영양을 공급받을 수 있다. 산모에서 분비되는 신경 전달 물질도 태반을 통해 태아에게 전달된다. 덕분에 산모가 기분이 좋으면 태아도 기분이 좋아진다. 신경 전달 물질은 태아가 임신 24~28주 사이에 뇌가 발달할 때 매우 중요한 역할을 한다.

문제는 유해 물질도 태반을 쉽게 통과할 수 있다는 점이다. 대표적인 예가 알코올, 니코틴이다. 만약 산모가 술을 마시거나 담배를 피우면 알코올과 니코틴은 아무런 장애 없이 태반을 통과해 태아에게 전해진다. 세균은 통과하지 못하지만, 이보다 작은 바이러스는 태반을 손쉽게 통과할 수 있다.

임신 사실을 모른 채 복용한 술이나, 약물 등으로 인해 유산을 고민하는 산모들도 적지 않다. 임신 중 알코올 섭취는 선천성 심장 질환, 소뇌증, 손발가락 기형, 안면 기형과 연관돼 있다. 흡연도 태아의 신경 발달 기형과 심장 기형을 가져온다. 많은 양의 방사선에 노출되는 경우에도 소뇌증, 심장 등의 내장 기형에 영향을 미치므로 임신 중 방사선 촬영은 가급적 피해야 한다. 또 풍진과 같은 바이러스 감염도 신경계 기형과 눈 기형을 일으키기 때문에, 임신 전에 예방 접종을 해야 한다.

그렇지만 대부분의 전문가들은 임신 4~5주까지는 태아와 산모의 혈관이 연결되지 않는 만큼 걱정하지 않아도 된다고 한다.[17] 정말 그럴까? 독성 물질 전달 이론에는 'All or None(올 오어 논)' 법칙이 있다고 한다. 정자와 난자가 수정 후 18일 안에 유해 화학 물질에 노출되면 인체는 '선택'을 한다고 한다.

자연 유산을 하거나 본래 모습으로 출산하거나 둘 중 하나를 선택하는데, 이처럼 18일 내에 극단의 한쪽으로 결정지어지는 현상을 'All or None' 법칙이라는 것이다.[18] 이 이론대로 한다면 '유해 물질로부터 영향을 받았다면 자연 유산이 되고, 영향을 받지 않았다면 건강한 아이가 태어난다'고 볼 수 있다.

이 법칙이 옳다고 가정한다면, 늘어만 가는 기형아 출산은 어떻게 이해할 수 있을까? 유해 물질로부터 영향을 받지 않았다면 자연 유산이 되었어야 하는데, 태어났다는 것은 영향을 받지 않았다는 것이 아닌가? 출산 후 기형아가 태어났다면 누가 책임질 것인가? 평생을 짊어지고 가야 할 아이와 부모의 고통은 또 누가 보상할 것인가?

2013년 국민건강보험공단이 발표한 자료는 사람들을 놀라게 한다. 기형아 출산이 7년 새(2005∼2011년) 2.4배 증가했으며, 연평균 13.2% 증가하고 있다는 사실은 산모들을 공포로 몰아가고 있다.[19]

선천 기형이 발생하는 원인은 복잡다단하다. 염색체·유전자 이상이 13∼15%, 환경적 원인이 7∼10%, 그 두 가지가 복합된 원인이 20∼25% 정도로 추정되지만, 사실 50∼60%는 원인 미상이다. '원인 미상'이란 부분은 체내로 유입되는 유해 환경 물질이 아닌가 의심된다.

지난 2011년 미국 스탠포드 의대 연구팀이 신생아의 선천 기형과 임신 전 식단 간의 상관관계를 연구한 결과를 『월스트리트저널』이 보도한 바 있다. 그에 따르면 임신 전 1년간 저지방, 고섬유질 식사를 많이 한 여성은 기형아를 낳을 가능성이 현저히 낮은 것으로 밝혀졌다.

연구팀은 출산을 앞둔 여성 1만 명을 대상으로 임신 전에 저지방 식품과 과일·채소의 섬유질을 어느 정도 많이 섭취했느냐에 따라 4그룹으로 나눴다. 그 결과 최상위 그룹은 최하위 그룹에 비해 태어난 신생아에게 무뇌증이 있는 비율이 36∼51% 낮은 것으로 나타났다. 구순구개열[20]이 있는 비율은 24∼34% 낮았다.

오염된 공기도 선천 기형에 영향을 주는 것으로 조사되고 있다. 미국 캘리포니아 UCLA 보건대학원 연구팀은 교통 체증으로 유발되는 일산화탄소와 오존이 선천 기형에 영향을 미치는 것으로 측정됐다고 발표했다. 오존과 일산화탄소에 많이 노출된 임산부는 선천성 심장 기형아를 출산할 가능성이 깨끗한 공기 속에서 사는 임산부의 3배에 달했다는 것이다. 그 영향은 임신 1~2개월 때 더 컸다고 한다.

미국 스탠포드 의대 연구팀의 연구 결과에 따르면 임신되기 1년 전부터 먹은 음식에서도 많은 영향을 받는 것으로 나타났으며, UCLA 보건대학원 연구팀의 연구 결과에서도 임신 1~2개월 때 오염된 공기로부터 가장 많은 영향을 받는 것으로 나타났다. 여기서 우리는 '임신 4~5주까지는 태아와 산모의 혈관이 연결되지 않는 만큼 걱정하지 않아도 된다'는 언론 보도에 대해 생각해 볼 필요가 있다. 누구 말을 믿어야 할 것인가?

사실 'All or None' 법칙도 일리는 있다. 태아에 문제가 생길 경우 산모부의 자궁은 태아를 떼어 내려고 시도할 것이다. 태아를 보호하기 위한 일종의 방어 작용인 셈이다. 물론 기형이나 아토피 피부염 등의 경우는 다르다. 생명에 극단적인 장애가 아니라고 판단할 경우 태아는 세상에 태어날 수 있는 것이다.

엄마의 뱃속에 있는 아이는 물론 태어난 아이도 마찬가지다. 이들이 세상에 태어난 이후에도 체내에 축적된 유해 물질은 따라다닌다. 미국 켈리포니아 대학 히더 볼크 교수의 연구에 따르면 '도로 주변에 사는 아이가 디젤 연소분전에 지속적으로 노출되면 면역계에 과민 반응을 가져와 천식과 아토피 피부염, 알레르기 비염 등의 발병 가능성이 높아진다'고 한다. 도로변 오염 물질은 아이들 신경 발달에도 영향을 미쳐 자폐증과 주의력결핍 과잉행동장애(ADHD)까지 일으킨다고 알려졌다. 이들의 연구 결과는 2011년 「환경보건전망(Environmental

Health Perspectives)」에 발표되었는데, 산모의 집이 고속도로와 가까울수록 자폐증이 발생할 위험도가 2배 가량 높았으며, 임신 3분기(28주~출산)에는 자폐증 발생 위험도가 2.22배 더 높았다.[21]

화학 물질에 오염된 양수

양수는 세상에서 가장 깨끗한 물이다. 양수를 품은 자궁은 아기에게 있어서는 최상의 보호막이며 안전하게 지켜 주는 집이다. 아기가 태어난 후 얼마나 건강하게 자라느냐 하는 것은 양수에 달려 있다. 양수가 깨끗하고 염도를 유지할 때는 건강한 아이가 태어나고, 양수가 유해 물질에 오염되거나 달콤하게 된다면 건강하지 못한 아이가 태어날 가능성이 높다.

1980년대 코카인에 중독된 유아들이 출생한 이른바 '크랙 베이비' 사건은 미국 사회에 큰 충격을 안겨 주었다. 임신 중 산모들이 복용한 정제 코카인에 자녀들이 중독된 사건이다. 산모가 먹은 코카인이 태반을 거쳐 양수에 그대로 전달된 것이다. 태반이 태아에 유해한 물질들을 걸러 줄 것이라는 이전까지의 환상이 깨어진 순간이다. 연구 결과 인체에 유해한 화학 성분들은 성인에 비해 신생아들에게 3~10배나 강한 영향을 미치는 것으로 밝혀졌다.[22]

엄마를 둘러싼 모든 환경은 아이에게 그대로 전달된다는 것을 잊지 말아야 한다. 엄마가 먹는 것, 입는 것, 사용하는 물건, 숨 쉬는 공기까지 아이에게 그대로 전달된다. 엄마가 어떤 음식을 먹느냐에 따라 아이는 맵고 자극적인 음식을 좋아하게 될 수도 있고, 인스턴트 음식이나 패스트푸드를 즐기게 될 수도 있다는 말이다.

음식에 대한 취향은 유전적인 것이 아니라 태어나기 전에 이미 형성될 수 있다는 연구 결과도 있다. 태아는 자궁 속에서 자라면서 양수를 삼키게 되는데, 그 양수 속에는 엄마가 먹는 음식의 향미가 담겨 있기 쉽다는 것이다.

미국 필라델피아 모넬 케미컬 센스 센터 연구원 줄리 메넬라는 "특정한 음식들을 즐겨 먹는 습관은 어린시절에 배우는 것"이라고 밝혔다. 그녀는 맛에 대한 취향에 관한 실험을 한 적이 있다. 임신 중이나 수유 중에 당근 주스를 마신 엄마와 그러지 않은 엄마의 아기들을 비교했다.

모든 아기에게 물에 탄 시리얼과 당근 주스에 탄 시리얼을 주었다. 젖으로든 양수를 통해서든 엄마로부터 당근 주스의 맛을 배운 아기들은 다른 아기들보다 훨씬 더 당근 주스 시리얼을 좋아했다. 메넬라는 또 역겨운 맛의 혼합물이 들어간 분유라도 아주 어릴 때부터 먹이기 시작하면 아기들이 좋아하게 될 수 있음을 증명했다. 단맛 나는 것에 길들여진 아기에게 맛이 나쁜 것을 주면 마치 썩은 음식이라도 입에 넣은 듯이 반응하기 일쑤다. 반면, 처음부터 맛이 없는 것을 먹어 온 아기는 기꺼이 그것을 다 먹는다는 것이다.[23]

요즘 아이들이 지나치게 단맛 나는 음식만 좋아하는 것도 엄마가 임신 중이나 혹은 이전부터 단맛 나는 음식을 좋아했기 때문일 가능성이 많다고 볼 수 있다. 아이가 태어난 후 편식하지 않고 건강하게 자라나기를 원한다면 평소 좋은 음식을 먹는 습관을 가질 필요가 있다. 특히 임신 중에는 유기농 야채를 중심으로 식사를 하고, 과자나 설탕이 들어간 청량 음료, 외식, 야식 등은 삼가는 것이 좋겠다.

임신한 이후에만 조심한다고 해결될 문제가 아니다. 많은 여성들이 임신 전에 피우던 담배나 술을 끊고, 음식물도 가려 먹는 열정을 보여 주지만, 이에 대한 관리는 결혼 이전부터 해야 한다. 이런 오염은 임신 이전부터 어머니의 몸속에 축적되어 온 화학 물질에 의해 영향을 받는 것으로 조사되었기 때문이다. 이와 함께 아버지의 정자에 숨어 있는 화학 물질에 의한 오염도 수태 단계부터 시작될 수 있다고 한다.

충격적인 것은 태아들은 자궁에서부터 합성 화학 물질을 흡수한다는 점이다. 연세대 원주의대 생화학교실 김현원 교수에 따르면 "임신한 토끼에게 중금속 성분이 함유된 물을 준 뒤 양수 검사를 했더니 중금속이 관찰되었다"고 한다. 카드뮴이 든

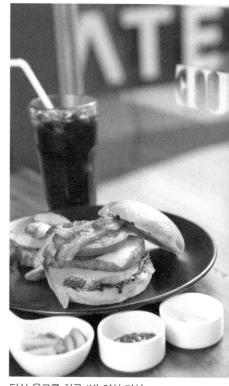

탄산 음료를 하루 1병 이상 마신 산모의 경우 60%의 아이가 아토피 증세를 보였다.

물을 마신 토끼의 양수에서는 일반 물을 마신 토끼보다 무려 40배에 달하는 카드뮴이 발견되었고, 탄산 음료를 마시게 한 토끼에서는 카페인이 다량 관찰되었다고 한다. 좋은 물을 마신 토끼의 양수는 깨끗했지만, 중금속이 함유된 물과 탄산 음료를 마신 토끼의 양수는 혼탁했다.

김현원 교수가 MBC 방송과 함께 부산의 한 유치원의 학부모를 대상으로 한 조사에서도 비슷한 결과가 나왔다. '임신 중에 콜라와 같은 탄산 음료나 커피 같은 자극성 음료를 많이 마셨다고 밝힌 어머니'에게서 태어난 아이의 경우 대부분 심한 아토피 증세를 보였다.

탄산 음료를 하루 1병 이상 마셨다는 산모의 경우 60%의 아이가, 하루 1병 이하의 탄산 음료를 마신 산모의 경우 26%의 아이가 아토피 증세를 보였다는 것이다. 김현원 교수는 "이러한 결과로 볼 때 우리가 마시는 물이 양수에 직접적인 영향을 주고, 태아에게도 매우 구체적인 영향을 미친다는 것을 증명한다"고 강조했다.[24]

김현원 교수는 심한 아토피 증상을 보인 아이들의 머리카락을 분석했다. 그 결과 대부분이 수은, 카드뮴, 납, 알루미늄 등 중금속에 오염되어 있었다. 반면 성장과 면역 기능에 반드시 필요한 아연을 비롯한 필수 미네랄 성분은 결핍 증세를 보였다. 아이들이 중금속에 오염된 원인을 밝히기 위해 엄마들의 양수를 조사한 결과, 놀랍게도 모든 산모의 양수에서 높은 수준의 중금속이 관찰되었다고 한다. 태아의 중금속 오염도와 양수의 중금속 오염도는 거의 같은 패턴을 보였다.

김현원 교수는 중금속에 오염된 산모에게서 태어난 아이는 태어날 때부터 중금속을 몸에 함유하고 있다는 상관관계도 밝혀냈다. 그는 "중금속에 오염된 양수에 노출된 아이는 면역 기능이 약화되고, 면역 기능의 약화는 아토피 피부염으로 연결될 수 있는 것이다. 이 결과들은 아토피 피부염이 태내에서 시작되고 있다는 충격적인 사실을 말해 주고 있다"고 밝혔다.

태아는 태내에서 입으로 양수를 '마셨다 뱉었다'를 반복한다. 이 과정에서 산모의 몸속에 축적되어 있던 유해 물질들을 들이마실 수밖에 없다. 미국에서는 자궁에 있는 태아 중 1/3은 산모를 통해 폴리염화비페닐(PCBs)을 흡수한다고 한다. 폴리염화비페닐은 신생아의 뇌에 직접적으로 작용한다고 알려진 유해 화학 물질인데, 모유의 30%에서도 폴리염화비페닐이 발견되었다.

엄마가 먹은 것을 태아가 먹는다

할머니가 먹었던 음식 때문에 손자와 그 손자에까지 병을 일으킬 수도 있다. 섬뜩한 이 주장이 사실이라면 당장 우리의 식생활에 대해 심각하게 고민해야 한다. 지난 2000년 네덜란드 암스테르담 대학병원의 테사 로즈 붐 박사는 오래된 출산 기록을 검토하던 중 제2차 세계대전의 막바지였던 1944년 겨울의 자료를 발견했다. 독일군에 점령당해 있던 네덜란드는 저항을 포기하지 않고 있었다. 이에 대한 보복으로 독일군은 식량 공급을 차단해 버렸다.

6개월 동안 계속된 봉쇄로 주민들은 굶주리게 되었다. 사람들은 하루에 감자 두 개, 빵 두 조각, 사탕무 반쪽으로 버텨야 했다. 수천 명이 굶어 죽었으며, 임산부와 아이들의 피해가 특히 컸다. 혼란의 와중에서도 네덜란드 의사들은 임산부의 건강 상태, 출산 직후 아이의 체중, 질병과 영양 상태 등에 관한 정보를 꼼꼼하게 기록했다.

로즈 붐 박사는 이 자료들을 통해 임신 중 영양 섭취가 부실해 작게 태어난 아기들은 심혈관계 질환에 걸릴 위험이 높다는 사실을 발견했다. 이 시기에 임신을 했던 여성들은 대부분 저체중아를 낳았으며, 이 아이들은 전후 풍족한 환경에서 자랐음에도 불구하고 성장한 후에 질병에 시달렸다.

로즈 붐 박사는 할머니의 부적절한 영양 섭취가 후세대의 질병에 깊은 영향을 준다는 사실도 발견했다. 임신한 어머니로부터 충분한 영양분을 공급받지 못하고 세상에 태어난 이들은 50~60대가 되자 질병에 쉽게 노출되었다. 심혈관 질환 발병률은 두 배나 높았고 유방암도 마찬가지였다. 비만에 시달리는 경우는 더욱 빈번했다. 대참사는 3

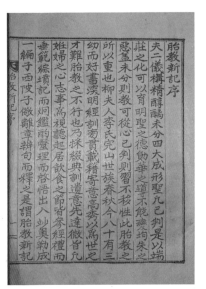

세계 최초의 태교 전문서 『태교신기』. 임산부는 '찬 것을 먹지 말고, 고기를 밥보다 많이 먹어서도 안 된다'고 했다.

대를 넘어 4대에까지 영향을 주었다.

로즈 붐 박사는 "당신이 먹는 것이 당신을 만든다. 건강한 삶은 출생이 아니라 수정이 될 때부터 시작한다. 부모로서 진정으로 잘 먹고 잘 사는 것, 그것이 바로 후대를 위해 할 수 있는 최선의 선물"이라고 밝혔다.[25]

우리 선조들은 이 부분에 대해 각별히 관심을 가져왔는데, 특히 『태교신기(胎教新記)』의 가르침을 눈여겨볼만하다. 조선 후기 사주당(師朱堂) 이씨(1739~1821)는 『태교신기』라는 책을 통해 "뿌린 대로, 가꾼 대로 거둔다"고 했다. 사주당은 율곡 이이를 낳은 신사임당과 함께 '당'이란 호칭을 받은 조선 후기 여성 실학자로, 현대 과학 의료와 비교해도 전혀 손색이 없는, 세계 최초의 태교 전문서인 『태교신기』를 발간했다. 그녀는 "훌륭한 교육은 태어나기 전에 가르치는 것이다. 스승의 십년 가르침이 어머니가 열 달 뱃속에서 기름만 못하다"며 태교의 중요성을 강조했다.

이 책은 임산부가 지켜야 할 행동 등 임신부터 출산에 이르기까지 과정마다 주의해야 할 점들을 실었다. 저자는 임신 전부터 몸가짐을 바르게 해야 한다고 말한다. 임신을 해 본격적인 태교를 할 때는 주체가 어머니뿐 아니라 온 가족이 함께 하는 것이다.

임산부가 화를 내면 자식의 혈이 병들고, 두려워하면 자식의 정신이 병들고, 근심을 하면 자식의 기가 병들고, 놀라면 자식에게 간질병이 들기 때문이다. 저자는 태교의 요점을 '삼가'는 행동에 둔다. 사주당은 태교를 하지 않을 경우 난산이나 기형아 출산 등을 할 수 있고, 태어나서도 생명이 짧을 수 있다고 경계하고 있다.

이 책 2절을 보면 '요즘 산모들은 괴이한 맛이 나는 것을 먹어 입을 기껍게 하고, 서늘한 곳에 있어 몸을 편케 하며, (중략) 그 자식을 못나게 하여 그 가문의 명예를 떨어뜨린 뒤에야 운명에 원망을 돌린다'고 적고 있다. 12절에는 임산부가 먹지 말아야 할 음식에 대해 언급하고 있는데, '찬 것을 먹지 말고, 쉰 것을 먹지 않으며, 생선과 고기는 상한 것을 먹어서는 안 된다. 제 때 아닌 것을 먹지 말고, 고기를 밥보다 많이 먹어서도 안 된다'고 했다.[26]

조선시대 여성들도 임신을 하면 이것저것 먹고 싶은 것이 많아졌던 모양이다. 실제로 임신을 하면 자연스럽게 입맛이 좋아지고, 먹고 싶은 게 많아지기 마련이다. 평상시에는 냄새도 맡지 못하던 시큼한 김치도 앉은 자리에서 다 먹어치우거나, 매운 음식은 입에도 대지 못하던 사람이 고추장 떡볶이를 아무렇지도 않게 먹는 일은 흔히 볼 수 있다.

임신 중 먹는 감자튀김은 어떨까? 임산부가 감자튀김과 같은 음식을 많이 먹으면 태아에게 흡연만큼이나 나쁘다. 유럽환경역학연구소는 "임신한 여성이 감자튀김, 튀긴 과자와 같은 정크푸드를 많이 먹으면 태아의 영양 발달이 제대로 되지 않아 미숙아로 태어날 가능성이 크다"고 밝혔다. 2006년부터 2010년까지 영국, 덴마크, 그리스, 노르웨이, 스페인 등 5개국 임산부 1,100명을 대상으로 조사한 결과 '정크푸드를 많이 먹은 산모의 아이는 적게 먹은 산모의 아이보다 머리 둘레가 0.33cm 작고, 체중이 132g 가벼운 것'으로 나타났다.

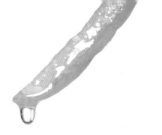

이 같은 결과가 나온 원인은 감자에 있는 것이 아니다. 음식물의 조리 과정에서 생성되는 화학 물질 '아크릴아미드' 때문이다. 아크릴아미드는 고온에서 튀긴 탄수화물에 많이 들어 있는 발암물질로 접착제, 도료, 합성섬유 등의 원료로 사용되기도 한다. 아크릴아미드는 태아의 신경 발달을 늦춰 신체와 뇌 성장을 억제하는데, 일상적으로는 튀긴 음식을 통해 인체로 유입된다. 존 라이트 브래드퍼드 건강연구소 교수는 "이번 연구로 아크릴아미드의 유독성도 짐작할 수 있

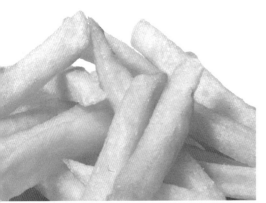

고온에서 튀긴 탄수화물에서 발생하는 아크릴아미드는 태아의 신경 발달을 늦춰 신체와 뇌 성장을 억제한다.

다. 아크릴아미드의 악영향은 흡연이 태아에 미치는 영향과 비견될 만하다"면서 "임산부는 감자튀김과 같은 정크푸드의 섭취를 줄여야 한다"고 밝혔다.[27]

산모가 설탕과 유화제가 듬뿍 든 아이스크림을 좋아하고, 짙은 향기를 가진 화장품이나 샴푸 등을 사용하면 어떻게 될까? 엄마들이 상상하지 못하는 결과를 초래한다는 것이 최근의 연구 결과이다. 세상 어느 것보다 깨끗해야 할 양수가 설탕물처럼 달콤해지고, 샴푸 냄새가 날 정도로 오염되었다는 사실은 충격이 아닐 수 없다.

일본의 한 산부인과 관계자에 따르면 "임신한 여성의 양수에서 산모가 평소 즐겨 사용하던 샴푸 냄새가 났다"고 한다.[28] 계면활성제와

인공 향료 덩어리인 합성 샴푸와 린스가 피부를 통해 체내에 침투해 태반을 거쳐 양수에 들어간 것이다. 합성 샴푸와 린스는 실험용 생쥐의 등에 도포할 경우 3마리 가운데 1마리는 피를 토하면서 죽을 정도로 독성이 강한 물질이다. 이처럼 강한 독성을 가진 물질을 아무 것도 모른 채 수십 년을 머리에 묻혀 온 것이다.

산모가 중학교 때부터 샴푸를 사용했다고 가정하더라도 최소한 10년 이상은 유해 물질이 체내에 침투했고, 임신 후에는 자연스럽게 자궁으로 유입되었을 것으로 추정할 수 있다. 샴푸의 유해 물질이 체내에 흡수되고 있다고는 꿈에도 생각지 못할 것이다.

화장품과 샴푸에 함유된 합성 계면활성제는 세제의 일종으로 피부 보호막을 파괴함으로써, 유해 물질이 체내에 흡수되도록 도와준다. 화장품, 합성 샴푸, 헤어케어 제품, 염색제, 구강세정제, 습포제, 파스, 해충 퇴치 스프레이 등은 모두 유해 물질을 함유하고 있는 제품들이다.

이 같은 유해 화학 물질이 체내에 흡수되게 되면 인체에 재앙을 초래하게 된다. 임산부는 이런 제품들을 멀리하는 것이 좋다. 샤워할 때는 피부 표면의 온도가 상승해 독소 흡수률이 평소보다 10배나 높아진다고 하니 특히 조심할 필요가 있다.

2

냉기가
아토피를
부른다

아토피 피부염은 엄마의 의도와는 상관없이 '낮은 체온' 때문에 발생한다. 어떤 측면에서는 엄마도 피해자라 할 수 있다. 아토피 피부염은 면역력이 저하되어 생긴 질병이고, 체온이 떨어지면 면역력도 저하된다.

그렇다면 면역력 저하의 주범은 누구인가? 인체에 유입되는 유해 물질들이라 할 수 있다. 즉 유해 물질이 면역력을 저하시키면 체온이 떨어지게 되고, 떨어진 체온은 다시 면역력을 떨어뜨리게 되고, 면역력이 떨어지면 아토피 피부염이 발생하는 것이다.

인체의 체온은 미토콘드리아가 주로 담당하는 생명 유지 활동인 신진대사를 통해 발생한다. 신진대사를 위해서는 영양분과 산소가 필요하다. 우리가 먹는 음식물과 호흡으로 들어온 산소가 결합되어 열 에너지로 전환되는데, 이 과정에서 이산화탄소와 같은 노폐물도 발생하게 된다.

이때 만들어진 열 에너지는 체온을 유지하거나 대사 과정에서 사용되고, 노폐물은 호흡이나 대소변을 통해 몸 밖으로 배출된다. 인체에 들어온 음식물을 다양한 영양분으로 분해해서 체내에 축적하는 동화작용(同化作用), 축적된 영양분을 분해해서 생명 활동에 필요한 에너지를 공급하는 이화작용(異化作用)이 모두 신진대사라 할 수 있다.

그런데 유해 물질이 체내에 유입되면 인체의 대사 과정이 방해받게 된다. 혈액이 오염되거나 탁해지고, 트랜스지방 등이 혈관 벽에 쌓이면 우리 몸의 모든 세포와 조직은 산소와 영양분을 제대로 공급받지 못하게 된다. 또 몸에서 생긴 노폐물, 독소, 젖산과 같은 피로 물질들을 배출하지 못한다. 인체의 정화 시스템인 신장과 간 등은 체내의 유해 물질들을 체외로 배출하기 위해 안간힘을 쓴다.

그러나 배출 능력보다 들어오는 유입량이 더 많아지면 인체의 정화 시스템은 한계에 부딪친다. 체내에 축적된 유해 물질들은 세포의 대사 기능을 저하시키고, 몸 구석구석을 돌아다니며 서서히 몸을 망가뜨린다. 세포의 기능이 저하되면 체내 대사가 원활하지 못하게 되어 체온이 떨어지게 되고, 저체온이 되면 면역력도 함께 떨어지면서 몸에 쌓인 독소를 배출하는 것이 힘들어진다. 엄마의 양수가 유해 물질에 오염되면 아이의 체온이 떨어지는 원리가 이것이다.

문제는 현대인의 체온이 점점 낮아지고 있다는 데 있으며, 산모도 예외는 아니다. 평균 체온 36.5℃라는 말은 이미 옛말이 됐다. 현대인 대부분이 평균 체온을 밑도는 저체온으로 살고 있다고 한다. 하지만 사람들은 자신의 체온이 정상이라고 믿고 있다. 평소 손발이 차고, 아랫배가 차다 생각하는 사람들도 그것 때문에 체온까지 달라지진 않을 것이라 생각하는 것이 보통이다.

2010년 6월 KBS에서 실험한 결과, 35명의 주부 중 20명이 평균 체온보다 낮은 것이 확인되었다. 병원을 찾는 환자들을 보면 손발이 차고 아랫배가 차며, 체온이 36℃ 이하인 '저체온' 환자가 늘고 있다. 스트레스와 유해 환경에 노출되면서 우리의 몸속 평균 체온이 지난 50년 사이 약 1℃ 가량 떨어졌다고 한다.

'체온이 낮다'는 것은 무엇을 의미하는 것일까? 저체온은 곧 질환을 의미한다. 체온이 내려가고 있다는 것은 내 몸에서 보내는 이상 신호인 것이다. 몸이 따뜻한 여성은 신진대사가 원활하고, 여성 질환도 신경 쓰지 않는다. 임신, 출산, 육아도 순조롭게 유지할 수 있다. 반면 몸이 차가워지면 기운이 없고 순환이 안 되어 생리 때도 고통을 겪게 된다.

몸이 차가운 사람은 자궁도 차가워 순환이 잘 안 되기 때문에 임신이 잘 되지 않고, 임신이 되어도 유산이 되기 쉽다. 자연의학자 김종수 선생은 "자궁 내의 찬 기운은 태아가 자라기 위한 조건에 맞지 않기 때문에 임신이 잘 되지 않는다. 오늘날 많은 사람들이 불임으로 고통을 겪는 것도 이런 이유로 보인다. 근본 문제가 생명 온도를 잃어서 차가워진 뱃속에 있는데, 이를 모르고 있는 현실이 안타깝다"고 말한다.[29] 김종수 선생에 따르면 산모의 몸이 따뜻하면 자궁도 따뜻하여 태아의 활동이 자유롭고, 성장과 발육이 잘 된다고 한다. 하지만 산모의 몸에 찬 기운이 미치면 자궁도 차가워지며, 차가워진 기운은 태아를 굳게 만들어 유산이 된다는 것이다.

일정한 체온을 유지해야 하는 동물인 인간에게 체온이 없다는 것은 죽음을 의미한다. 자연계의 법칙을 체계화한 빅터 샤우버거는 "자연계의 생명 활동은 생명체 몸안에서 일어나는 독특한 열 운동의 차이로 이루어지며, 끊임없이 변화한다. 생명체는 끊임없는 순환의 법칙을 지켜야 한다. 생명체 내에서 질서와 조화가 조금만 깨어져도 목숨이 위태로워질 수 있다"고 하였다.[30] 인간이 생명을 유지하기 위해서는 인체는 물론 그 속에서 살아가는 수백 만 종의 미생물도 각자의 고유한 체온을 일정하게 유지하고 있어야 한다는 것이다.

만약 몸이 차가워져서 체온이 35℃ 이하로 떨어진다면 여러 가지 질환들이 나타난다. 의학계에서는 심장의 온도가 34℃ 정도(겨드랑이 측정 때 체온이 32℃ 또는 그 이하)까지 떨어진다면 24시간 안에 죽음이 찾아올 수 있다고 본다. 일반적으로 체온이 27～28℃로 측정됐다면 이미 죽었다고 본다.

> 체온의 변화와 인체 상태

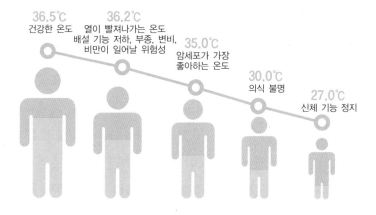

36.5℃
건강한 온도

36.2℃
열이 빨져나가는 온도
배설 기능 저하, 부종, 변비,
비만이 일어날 위험성

35.0℃
암세포가 가장
좋아하는 온도

30.0℃
의식 불명

27.0℃
신체 기능 정지

체온 1℃에 숨겨진 비밀

인체를 지켜 주는 면역 체계는 체온과 밀접한 관계가 있다. 그렇다면 체온 1℃에는 어떤 비밀이 숨어 있는 것일까? 체온 1℃의 차이는 큰 의미가 없는 것처럼 보이지만 에너지 대사나 효소와 같은 물질의 활동에 여러 영향을 미치게 된다. 인체가 차가워지면 모든 것이 수축한다. 여성들은 그로 인해 생리 불순도 되고, 혈류 순환 자체가 울혈이 되면 생리통이라든가 불임의 원인도 되고, 또 성기 종양에도 문제를 일으킬 수 있다.

일본의 면역학 권위자인 아보 도루는 "체온이 1℃ 떨어지면 백혈구의 활동이 자그마치 30%나 떨어지기 때문에 면역력 또한 30% 떨어진다고 볼 수 있다. 인체의 생명 유지 활동은 열 에너지에 의해 이루어지는데, 저체온이 되면 혈액의 흐름이 둔해지고, 몸속의 활동 능력도 떨어진다"고 한다.[31] 에너지는 혈액을 타고 온 몸으로 운반되는데, 순환이 원활하지 않으면 에너지 공급이 안 되고, 에너지 공급이 안 되면, 체온이 떨어지게 되는 악순환에 빠지게 되는 것이다.

이런 이유 때문에 체온을 조절하는 자율신경은 체온 유지를 위해 발버둥을 친다. 바깥 기온이 낮아 체온이 내려가면 자율신경은 손발의 말초혈관까지 수축시켜 체온을 유지하려 한다. 그래서 손발은 차가워지고 하체는 붓기 시작하며, 권태감이 생기고 비만도 생기게 된다.

저체온이 되면 심장의 혈류량이 떨어지게 되고, 이에 따라 소화 기능도 저하된다. 이는 음식물 흡수에 지장을 주고 이것이 장기화되면 만성질환이 된다. 또한 저체온은 암을 유발하는 주요 원인 중 하나로 알려져 있다. 암이나 당뇨, 저혈압, 심장질환은 저체온증과 밀접한 관련을 맺고 있다. 매사에 의욕이 없고 게으르며 특별한 병명이 없어도 몸이 쑤시거나 아프다.

암세포는 35℃에서 가장 많이 증식하고 39.3℃ 이상이 되면 죽는다. 다시 말해 저체온, 즉 몸의 냉기가 암을 만드는 커다란 요인이 되는 것이다. 암은 우리 몸 가운데서 열이 많이 나는 심장과 비장, 소장에는 생기지 않는다. 독일 등 유럽에서는 암 환자의 건강 상태를 확인하는 지표 중 하나로 체온을 활용하고 있다. 기초 체온이 정상 체온 범위보다 1.5℃ 가량 낮으면 암세포가 자라기 가장 좋은 상태가 된다는 주장도 있다. 일본 국립예방위생연구소는 자궁암 세포와 열의 상관관계를 연구해서 발표한 바 있다. 이에 따르면 39.5℃ 이상 온도에서 암세포가 10일 만에 사라져, 암세포가 고온에 약하다는 점을 밝혀낸 것이다.

반대로 체온이 1℃ 올라가면 면역력은 5배 증가한다. 체온이 올라가면 혈액의 흐름이 좋아지고, 효소 작용이 활발해진다. 혈액의 흐름이 원활하면 백혈구나 림프구의 흐름도 좋아져 같은 수의 백혈구나 림프구라 하더라도 능률이 크게 향상되는 것이다.

그런데 문제는 체온이 이 책의 주제인 아토피 피부염과 밀접하게 관련이 깊다는 사실이다. 체온이 내려가면 면역력이 떨어지게 되고, 면역력이 떨어지면 아이들에게 아토피나 알레르기 질환이 증가하게 된다. 더욱 심각한 것은 아이의 저체온증이 엄마 뱃속에서 시작되었을 가능성이 높다는 점이다.

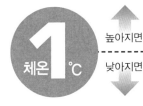

엄마의 체온이 낮으면 뱃속에 있는 아이의 체온이 떨어지는 것은 당연한 일이다. 아이의 체온이 떨어지면 면역력이 떨어지게 되고, 아토피 피부염에 걸릴 확률이 그만큼 높아진다. 세상에 태어나서도 마찬가지다. 면역력이 약화된 상태에서 태어나면 각종 질환에 노출될 가능성이 높아진다. 이 같은 상황에서 체온이 낮은 엄마가 36.5℃ 이하의 모유를 아기에게 먹이게 되면, 아이의 체온이 낮아지게 되고, 결과적으로 아이의 면역력은 더욱 떨어지게 된다.

체온이 낮은 엄마로부터 태어난 아이는 대개 마르고, 기운이 약하다. 자라면서 충격을 받거나 스트레스를 받으면 몸이 차가워지고 허약해진다. 음식물도 소화를 잘 못 시키고, 소화가 잘 안 되면 몸이 차가워지고, 손과 발도 굳어진다. 이런 증상을 가진 아이들은 차가운 아이스크림이나 청량음료보다 항상 따뜻한 차나 음식을 먹도록 해야 한다. 뱃속을 따뜻하게 하여 순환이 잘 되도록 해 주고, 실내보다는 야외에서 뛰어놀도록 하는 것이 좋다.

일본 면역병치료연구회 니시하라 가츠나리 회장은 "엄마의 체온이 낮으면, 장내 세균이 증식하게 되는데, 이는 고스란히 아기에게 전해진다"고 우려하고, "생후 6개월 이전에 아토피나 천식이 일어나는 것은 모유에 함유된 엄마의 장내 세균에 아기 몸 전체가 감염되었다는 것을 증명하는 것"이라고 강조한다.[32]

모유를 통해 엄마의 장내 세균을 품은 백혈구가 아기의 장으로 흡수되어 아토피, 천식, 중이염 등의 증상을 일으킨다는 것이다. 아토피 등에 걸린 아기를 치료하려면 먼저 엄마의 체온부터 올려야 하고, 모유를 42℃ 정도로 따뜻하게 데워 먹이는 것이 좋다.

대형 냉장고는 질병 제조기

아토피 피부염이 발생한 시기를 국가별로 살펴보면 이상한 점을 발견할 수 있다. 미국은 1960년대 말, 일본과 영국은 1970년 중반, 한국은 1980년대 초, 중국은 2000년대 초반에 아토피 피부염이 본격적으로 등장했다. 덴마크의 아토피 발병 빈도를 조사한 결과에 따르면

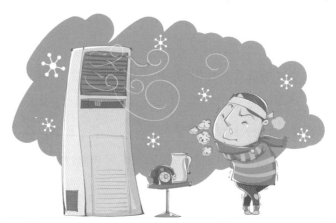

에어컨, 냉장고의 등장과 아토피 피부염이 발생한 시기는 대체로 일치한다.

1960년생들은 3%, 1970년생들은 약 12%의 유병률을 보였다. 10년 동안 환자가 4배로 급격하게 증가한 것이다. 중국의 경우 2002년에 2.78%, 2012년에는 8.3%로 짧은 기간에 4배 가까운 증가율을 보인다.

이 시기는 해당 국가들이 초고속 성장을 하던 때다. 사람들은 밤낮을 가리지 않고 일을 했고, 경제적인 여유가 생기자 고성능 냉장고와 에어컨 등을 구입했다. 호주머니가 넉넉해지고 냉장고가 보급되면서 육류 소비가 급증했고, 냉장고 속에는 각종 음식물이 넘쳐났다.

❯ 국가별 아토피 발생 시기

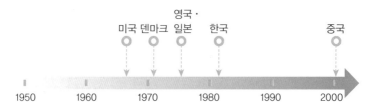

대용량 냉장고에는 냉동 식품, 인스턴트 식품, 가공 식품, 레토르트 식품(조리·가공한 식품을 밀봉해 데워 먹기만 하면 되도록 만든 것) 등이 가득 들어차 있다. 이들은 대개 산성 식품인데, 이들을 대량으로 장기간 보관하면서 먹으니 몸은 점점 산성화될 수밖에 없다. 대형 냉장고는 질병 제조기라는 말도 그래서 나온 듯하다.

지방 성분은 차가워지면 굳어진다. 설탕이나 초콜릿도 차가워지면 굳어진다. 모든 음식물은 차가워지면 굳어진다. 인체의 장도 온도가 내려가면 음식이 분해가 잘 되지 않고 굳어져 변비가 되고, 숙변이 쌓이게 된다. 변비를 해소하기 위해 많은 시간과 노력을 들이지만 체온을 올리기 전에는 큰 효과를 보기 어렵다.

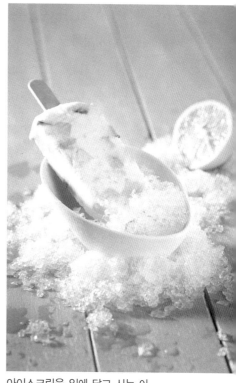

아이스크림을 입에 달고 사는 아이는 아토피성 피부염이 발생할 가능성이 많다.

에어컨과 냉장고가 없는 곳이 없을 정도로 보급이 대중화되면서 적정 체온보다 낮은 체온으로 살아가는 '냉증 현대인'들이 적지 않다. 옷을 얇게 입는 버릇, 찬 음식과 음료수를 즐기는 습관 따위도 이런 냉증을 키운다. 에어컨을 필요 이상으로 가동하는 엄마나 차가운 맥주를 벌컥벌컥 마시는 아빠는 각종 성인병에 걸리기 쉽다. 또 아이스크림을 입에 달고 사는 아이는 아토피성 피부염이 발생할 가능성이 많다. 냉장고에서 바로 꺼낸 차가운 음료를 마시면 위 점막의 온도가 순식간에 내려간다. 위장의 정상적인 소화 활동에 장애가 발생하는 것은 당연지사다.

인간은 기본적으로 더위와 추위에 대응하여 일정한 기초체온을 유지할 수 있다. 그런데 현대의 기계 문명으로 인해 인체의 체온 유지 능력은 혼란을 겪게 되었다. 대표적인 겨울 음식인 냉면이 여름 음식으로 탈바꿈되었고, 냉수, 찬 음료, 빙과류 등을 과음하게 되는 경우가 이러한 현상을 단적으로 보여 준다. 본래 자연계에서는 여름에 영하로 내려가는 시원한 음식은 없었다.

수백 만 년 동안 적응해 온 진화의 시스템과 전혀 다른 환경을 접한 인체는 적응에 어려움을 겪고 있다. 당장 혀를 시원하게 하는 음식이 여름 음식의 주류가 되어 인체의 내부 온도를 낮추면서, 기초체온과 내외 균형이 흐트러지고 있는 것이다.

인체는 아이스크림과 같은 찬 것을 많이 먹게 되면 위장에 들어온 음식물을 데우는 데 집중하게 되어 다른 부분으로 갈 에너지를 낭비하게 된다. 위와 장은 차가운 것이 들어오면 열을 뺏기게 되고, 움츠러들어 소화를 잘 시키지 못한다. 젊었을 때는 별다른 문제를 느끼지 못하지만, 찬 음식을 먹는 습관이 반복되면 인체는 체온을 잃게 된다. 나이가 들어 기운이 약해진 사람에게 찬 음식은 독(毒)이 된다.

한겨울에도 짧은 치마를 입고 다니는 여성들이 많은데, 이렇게 하면 체온이 저하되어 하복부가 차게 되고 손발은 당연히 차게 된다. 증상이 심한 사람은 한여름에도 수면양말을 신지 않으면 잠을 자지 못한다. 겨울이면 증상이 악화되어 손과 발이 얼음처럼 차가워져 고통을 겪는 사람도 많다. 과거에는 수족냉증이 갱년기 여성에게서 많이 보이는 증상이라고 하였는데 지금은 남녀노소를 가리지 않고 있다.

찜질방을 가 보면 겨울철은 물론 한여름에도 두꺼운 수면양말을 신고 소금방 등에 있는 중년 여성들이 적지 않다. 50대가 넘은 여성들 가운데는 한여름에 에어컨을 켜지 못하고 선풍기 바람조차 쐬지 못한 다는 사람도 있다. 30℃를 오르내리는 더위 속에서도 어깨나 등은 시린감이 심해 난방을 해야 겨우 버틸 수 있다. 손발이 찬 것은 두말할 나위 없다.

전형적 냉증 증상들이다. '냉증'이란 인체의 체온이 떨어짐으로써 나타나는 병증으로, 손발이 찬 수족냉증(사지냉증)과 복부가 차가운 복부(아랫배)냉증이 대표적이다. 냉증의 원인은 혈액순환 장애, 스트레스, 만성화된 장염, 식생활과 과도한 음주, 배꼽이나 허리, 아랫배의 과도한 노출 등에 의해 발생한다. 중년 여성들에게 많이 나타나는 증상인데, 요즘은 젊은 여성들도 냉증으로 고심하는 사람이 적지 않다고 한다.

젊은 여성들의 불규칙한 식생활, 배꼽티를 비롯한 짧은 상의, '하의 실종' 패션 등으로 인해 배꼽과 허리가 지나치게 많이 노출되는 것도 냉증의 주요 원인이다. 몸매가 날씬해 보이고 싶어 한 겨울에도 짧은 치마에 얇은 옷을 입는 여성들도 많은데, 이는 자해 행위나 다름없다.

여기다 차가운 음식까지 먹게 되면 설상가상이 아닐 수 없다. 아이스커피, 생맥주, 차가운 음료 등이 몸속에 들어오면 몸에 유익한 장내세균은 무력화되고 아랫배가 차가워진다. 무리하게 다이어트를 하는 여성들도 특히 조심해야 한다. 배가 차가워지면 생리 때만 되면 고통을 겪어야 하고, 심할 경우 불임, 자연유산, 기형아 출산으로 이어질 수도 있다.

냉기는 만병의 근원이라는 말이 있다. 몸이 차면 온갖 질병이 야기

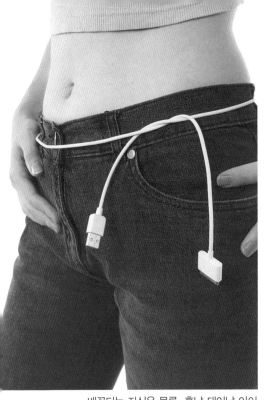

배꼽티는 자신은 물론, 훗날 태어날 아이의 건강을 위해서는 최악의 선택이다.

된다. 평소에 몸이 붓거나 결리는 증상에서부터 감기나 변비, 심각한 생활 습관병에 이르기까지 만성질환의 근본적인 원인은 냉기에서 비롯된다. 차고 달콤한 음식을 많이 먹는 식습관, 과다한 식품 첨가물 섭취, 여름철의 과도한 냉방, 체온을 잘 유지하지 못하는 의복 등은 냉기에 바탕을 두고 있다.

체온을 조절하기 위해서는 과도한 냉방은 하지 않는 것이 좋다. 인체는 뜨거운 여름철을 위해 땀구멍을 열어 놓고 땀을 내어 체온을 조절하려고 준비하고 있는데, 인공적으로 시원한 환경을 만들어 주면 체온 조절 시스템이 혼란을 일으킨다.

무엇보다도 중요한 것은 찬 음식을 적게 먹는 것이다. 여름철일수록 찬 것은 피하고 따뜻한 것을 많이 먹어야 한다. 찬 것을 많이 먹게 되면 그것을 체온만큼 데워 주는 데 많은 에너지를 소모하게 된다. 젊은 직장인들 사이에 인기 있는 '치맥(치킨과 맥주)'이나 소주와 삼겹살 등의 음식물도 스트레스 해소에는 도움이 될지 모르지만, 2세의 건강을 생각하는 엄마로서는 피해야 할 음식이다. 맥주의 알콜 성분과 차가운 온도, 치맥의 닭튀김 속 지방과 트랜스지방은 엄마의 체온을 떨어뜨리게 되고, 아토피 피부염을 앓는 아이를 출산할 가능성을 높이는 행동이다. 소주와 삼겹살의 경우도 이와 일맥상통한다.

밤에 먹는 음식들일수록 구미를 자극하는 법이다. 하지만 이들 음식들에는 입맛을 자극하기 위해 엄청난 양의 첨가물들이 투입되기 때문에 아토피에는 최악의 음식들이라 할 수 있다. 밤늦게 음식을 먹고 잠을 자게 되면 신기하게도 몸이 차가워진다. 쉬어 줘야 할 소화기관들은 밤새 소화하느라 움직여야 하고, 소화 과정에서 생기는 가스를 빼 주지 못해 뱃속은 더부룩해진다. 밤늦은 식사는 몸을 더욱 차갑게 만들게 되고, 뱃속의 영양분들은 굳게 되어 비만과 부기가 생기게 되는 것이다.

대표적인 야식으로 자리 잡은 피자의 경우 고열량도 문제지만 치즈와 토핑(베이컨) 등에 지방을 비롯하여 각종 식품 첨가물이 다량 함유돼 있다. 또한 아이스크림은 산모는 물론 아이 출산을 계획하고 있

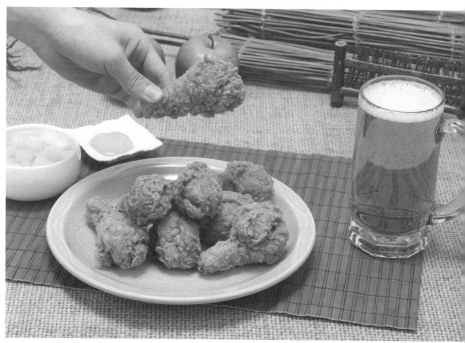

보기만 해도 군침이 넘어가는 치맥. 하지만 임산부는 특히 금해야 할 음식이다.

는 여성이라면 반드시 피해야 할 음식이다. 아이스크림에는 그 차가운 온도는 말할 것도 없고, 유지방이나 식물성 경화유에 화학 합성제 향료, 젤라틴, 유화제, 트랜스지방 등이 첨가되어 있다. 심지어 카라기난 등의 화학 첨가물을 비롯하여 유화제라는 가면을 쓰고 있는 계면활성제까지 포함되어 있다.

아이스크림을 태워보면 그 속에 어떤 성분이 숨어 있는지 대략 눈치 챌 수 있다. 실제로 KBS 〈스펀지〉에서 천연 아이스크림과 마트에서 판매하는 일반 아이스크림을 태워 보았다. 그랬더니 천연 아이스크림은 구수한 냄새가 난 반면 일반 아이스크림은 새까맣게 타들어가면서 타이어 태우는 냄새가 났다.

값비싼 고급 아이스크림은 예외일까? 카라기난이 포함되지 않은 아이스크림은 천연 아이스크림을 제외하고는 없다고 봐도 무방하다. 오죽했으면 세계적인 아이스크림 업체 베스킨라빈스의 상속인이 유산을 포기하고 환경 운동가로 나섰을까?

니시하라 회장은 "영하 4~5℃의 아이스크림을 먹으면 피부 세포는 백혈구에 의해 운반된 장내 세균이나 바이러스로 인해 아토피 피부염을 일으킨다"고 한다.[33] 그에 따르면 장의 온도가 1℃ 떨어지면 장내 세균이 백혈구로 흡수되며, 백혈구뿐만 아니라 모든 세포의 미토콘드리아의 기능이 둔해지기 때문에 세포 속에 자리 잡은 세균은 분해되지 않은 채 계속 살아남는다는 것이다.

◉ '베스킨라빈스' 스토리

'베스킨라빈스'라는 회사는 본래 베스킨과 라빈스 형제가 1945년 자신들의 이름을 내걸고 설립한 아이스크림 회사였다. 그런데 1967년 베스킨이 심장질환으로 사망했는데, 사망 당시 그의 체중은 100kg이 넘었다. 라빈스도 건강이 좋지 못했다. 콜레스테롤 수치 300에 당뇨 증세로 실명과 괴저병의 위험을 안고 있었다. 병원에서는 병의 원인을 알 수 없었다.

그의 아들 존 라빈스는 숙부와 아버지의 질병의 원인이 아이스크림에 있다고 판단, 아이스크림을 멀리하고 식생활을 개선하도록 했다. 물론 라빈스는 건강이 회복되었다고 한다. 존 라빈스는 아버지의 엄청난 유산 상속권을 포기하고 평생 환경 운동가로서 미국 전역을 돌며 육식과 아이스크림 등 가공 음식물의 유해성을 전파했다. 그는 1994년 환경 운동가에게 수여하는 레이첼 카슨상까지 수상한 바 있다.

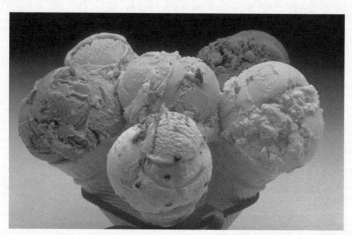

보기만 해도 침이 꿀꺽 넘어가는 아이스크림. 그 속에 건강을 해치는 온갖 물질이 숨어 있을 줄은 창업자도 몰랐다.

면역력의 열쇠를 쥔 미토콘드리아

뒤집어 생각하면 미토콘드리아의 기능이 활발하면 장내 세균이나 바이러스는 분해되고, 인체는 건강해질 수 있다. 그렇다면 미토콘드리아는 무엇인가? 중·고등학교 때 시험에 빠지지 않고 등장했던 문제였지만, 그것을 기억하는 사람은 흔치 않을 것이다.

다시 한 번 기억을 상기해 본다면, 미토콘드리아는 산소와 영양을 통해 에너지를 생산하는 존재라고 정의할 수 있겠다. 세포 소기관의 하나로 세포 호흡에 관여한다고 알려진 미토콘드리아는 보면 볼수록 신비롭고 복잡한 생명의 원초적 단위이다.

미토콘드리아는 본래 박테리아의 일종으로 알려지고 있다. 지금부터 20억 년 전 단순한 생명체 하나가 세균을 삼켰지만 무슨 이유에서인지 소화를 시키지 못했다. 생명체 속으로 들어간 세균은 내부에 살아남아 번식하기 시작했다. 둘의 은밀한 제휴는 진핵세포(막으로 싸인 핵을 가진 세포)를 탄생시키는 우연한 만남이었다.

진핵세포는 다양한 종류의 생명체를 만들어내는 기본 세포로, 식물·동물·균류 등 진핵생물로 가지를 치면서 생물의 종(種)이 퍼지게 됐다. 이 세균이 바로 미토콘드리아다. 진화론적 측면에서 미토콘드리아가 없었다면 지구상에는 진핵생물이 생겨나지 않았을 뿐 아니라 인간도 존재하지 않았을 것이다.

미토콘드리아는 세포핵의 유전자의 지배를 받으면서도 핵과 협동해서 산소와 당을 써서 에너지 물질을 만들어낼 뿐 아니라, 면역 작용·항종양 작용·항바이러스 작용·세포 증식이나 분화의 조절 작용까지 한다. 세포의 힘을 결정짓는 것이 미토콘드리아의 기능이며,

세포의 생명력이야말로 인간 본래의 면역 시스템이라 볼 때 미토콘드리아의 중요성은 아무리 강조해도 지나치지 않을 정도다. 미토콘드리아는 신진대사의 주역이며, 체온을 일정하게 유지하고, 세포를 리모델링해서 세포 내 동화·이화·운동 조절·노폐물 배출과 함께 노화를 예방하는 기능을 담당한다.[34]

❯ 미토콘드리아의 대사 과정

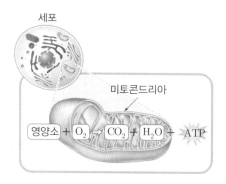

우리 몸무게의 10%에 달하는 미토콘드리아는 호흡을 관장하기 때문에 신진대사와 밀접한 관계를 맺고 있다. 미토콘드리아가 활발하게 움직이고, 많으면 많을수록 몸에 이롭다. 반면 미토콘드리아가 활성화되지 않거나 적으면, 혈액세포 노화가 촉진되고, 혈관 내벽의 기능이 손상을 입어 정상인에 비해 고혈압, 부정맥, 동맥경화증 같은 심혈관계 질환의 유병율이 증가한다. 노화란, 낡은 세포의 일부분 혹은 세포 전체를 새롭게 교체하지 못해서 세포가 녹슬어가는 과정이라 할 수 있다. 신진대사가 원활하지 못한 상태인 것이다.

미토콘드리아의 능력이 저하되면, 몸이 차가워지면서 혈액순환이 나빠지게 되고, 전신의 대사 기능이 쇠퇴한다. 내장의 활동도 저하되고 소화기관이나 부인과 계통의 질환에도 쉽게 걸리게 된다. 체온이 낮으면 면역력이 떨어지게 되고, 면역력이 떨어지면 아토피 등 알레르기성 질환이 야기되거나 발병할 가능성도 높아진다.

앞에서 언급했듯이 미토콘드리아를 활성화시키는 데 가장 중요한 것은 산소와 따뜻한 온도이다. 적정한 온도는 미토콘드리아를 활성화시켜 신진대사를 원활하게 하고, 인체를 건강하게 만들어 준다. 미토콘드리아가 외부의 에너지를 이용하여 세포 속에서 생산하는 물질을 ATP(adenosine triphosphate)라 한다. 미토콘드리아는 ATP를 대량으로 생산하는 공장이며, 생물은 이 ATP를 이용하여 다양한 생명 활동을 한다. 인체가 36.5℃라는 일정한 온도를 유지할 수 있는 것도 근육이나 간 등에서 ATP가 합성되거나 분해될 때 생기는 발열에 의한 것이다.

인체의 정상적인 대사 작용, 즉 미토콘드리아의 활성화를 위해서는 미네랄의 작용도 무시할 수 없다. 단백질·지방·탄수화물 등의 영양소들은 미토콘드리아로 들어가서 비타민·미네랄의 도움으로 에너지를 형성한다. 인체에는 칼슘·구리·아연·마그네슘 등과 같은 미네랄이 있어야 하고, 이중 하나라도 없으면 살 수 없다. 미량의 미네랄은 체내에서 합성되지 않기 때문에 물이나 음식물을 통해 얻어야 한다.

그런데 가공식품을 위주로 한 현대인의 식단은 미네랄이 풍부한 건강한 식단과는 정반대의 길을 가고 있다. 설탕과 지방은 너무 많고, 수천 종에 달하는 식품 첨가물이 체내로 유입된다. 반면 비타민과 미네랄은 현저히 부족하다. 미국보건통계센터(NCHS)가 미국 성인과 아동을 대상으로 한 국민 보건 영양 조사연구(NHANES)에서 '많은 미국인들이 비타민과 미네랄을 충분히 섭취하지 못한다'고 밝혔다.

다양한 미량 영양소의 섭취는 사실상 빈곤층, 노령층, 가임기 여성뿐 아니라 대부분의 국민들에서도 부족하다고 한다. 미국 식단에는 탄수화물과 지방은 풍부하지만 미량 영양소는 부족하다는 것이다. 미네랄 등 미량 영양소가 부족하게 되면 인체의 대사 작용이 원활하지 못하게 되고, 결과적으로 면역력이 약해질 수밖에 없다.

우리 몸은 미네랄이나 비타민이 부족한 경우 인체 내에서 우선적으로 보호해야 할 것과 그렇지 않은 것을 구분한다. 주로 노화와 면역에 관련된 것은 우선적으로 보호해야 할 대상에서 제외된다. 노화와 면역에 관련된 것들은 당장 생명에 관련된 것이 아니기 때문이다. 우리 몸은 단기적 생존과 장기적 건강이 충돌할 경우 단기적 생존을 선택한다. 미네랄이나 비타민이 부족하게 되면, 장기적인 생존에 필요한 기관들은 영양소 부족을 겪게 된다. 이로써 인체는 서서히 죽어가는 것이다.

미네랄이나 비타민이 부족한 가공식품, 차가운 음식물, 유해 화학물질, 전자파 등은 인체의 대사 기능을 저하시키는 최대의 적이라 할 수 있다. 이들은 미토콘드리아의 기능을 저하시킴으로써 결과적으로 아토피 피부염의 원인이 된다. 가공식품보다는 천연 음식물을 그대로 먹는 것이 좋다. 미국의 저명한 저널리스트 마이클 폴란은 "음식 비슷한 물질 대신 음식을 먹어라"라고 강조한다.[35]

실제로 현대인들이 먹는 가공식품들은 '음식 비슷한 물질'이라 할 수 있을 정도이다. 실험실에서 여러 재료를 섞고, 화학 물질을 첨가해 자연 상태보다 더 오래 저장하고, 유통하기 적합하게 만든 가공식품은 음식이라 보기 어렵다. 이들 가공식품과 콜라 등의 청량음료는 먹거나 마시지 않는 것이 최상이지만, 굳이 먹어야 한다면 최소량으로

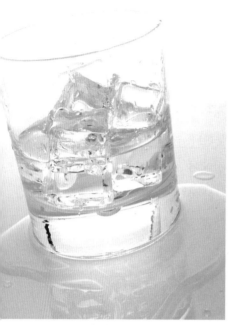

차가운 물은 장의 체온을 떨어뜨
리게 되고, 결과적으로 면역력을
저하시키는 원인이 된다.

하는 것이 좋다. 특히 청량음료는 차가운
상태로 마시는 것보다 어느 정도 실온으
로 돌아온 뒤에 마시는 것이 좋겠다. 물
론 주스나 우유 등 음료도 마찬가지다.

차가운 음식은 장(臟)의 기능을 떨어
뜨려 아토피를 유발한다는 우려도 있다.
원래 몸에 들어와서는 안 되는 것이 혈액
속으로 들어오게 되면 아토피 등이 발생
한다는 것이다. 가와시마 아키라 박사는
"면역계 질환이 있는 사람은 찬 음식을
삼가야 한다. 차가운 것은 장 속에서 해
로운 균을 증가시키기 때문이다. 그런 경
우라면 평소 몸에 이로운 균을 늘려 장내
환경을 정비해야만 면역력이 생겨서 병
을 예방할 수 있다"고 강조한다.[36]

항생제,
아이를
잡는다

아이들의 병이 낫지 않는다

요즘 아이들 기르기 정말 힘들다. 정부에서 아무리 출산을 장려해도 아이 낳기를 망설이는 부모가 대부분이다. 많아도 둘을 넘지 않는다. 하나도 벅차다는 것이 부모의 심정이다. 과다한 교육비도 부담이지만, 혹여 태어난 아이가 기형이나 아토피 피부염 등을 앓을까봐 부모는 두렵기만 하다.

특히 요즘 아이들은 감기도 자주 걸리고 감기에 걸리면 잘 낫지도 않는다. 소아과를 안방 드나들듯이 하거나 기침 콧물이 한 달이 지나도 낫지 않는다. 축농증은 왜 그리 안 떨어지는지, 중이염으로 몇 달째 약을 달고 살아도 차도가 없다. 약물 치료가 효과를 발휘하지 못하면 병원에서는 수술을 권한다. 하지만 아이 몸에 칼을 댄다는 것도 부담스럽기만 하다.

왜 이런 일이 벌어지게 되었을까? 옛날 아이들에 비하여 신체적인 성장도 훨씬 빠르고 영양 상태도 좋은 요즘 아이들의 병은 왜 낫지 않을까? 성장한 후에도 마찬가지다. 체격은 커졌지만, 체력은 과거에 비할 바가 못 된다. 환경오염 탓일까? 너무 귀하게 키우다 보니 정신적으로 나약해진 탓일까? 설탕을 비롯한 각종 식품 첨가물의 유해성 탓일까? 항생제보다 더 강력한 새로운 병균이 출현한 탓일까? 어느 특정한 원인을 꼽기가 어려울 정도로 심각한 문제들이 많지만 여기서는 항생제에 대해 짚어 보기로 하겠다.

항생제는 과연 무엇인가? 항생제는 체내에 약한 세균을 투여해 몸에 해당 균에 대한 면역을 높이고, 본래 있던 세균을 이겨 병을 낫게 하는 원리를 활용하여 만들어진 약이다. 즉 세균에 대한 감염 증상을 완화시킬 수 있는 약이다. 바이러스가 원인인 감기나 중이염 등에 항생제를 사용하는 것은 의미가 없다. 간단한 상처도 자체 면역력으로 충분히 회복할 수 있다. 세균 감염 증상이 나타날 경우에는 시기적절하게 항생제를 처방받아 치료받는 것이 좋다.

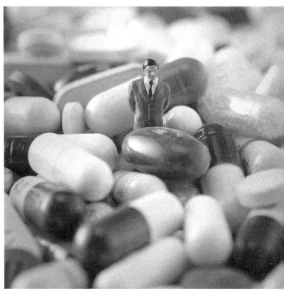

항생제는 세균 감염 증상에 효과적이지만, 오·남용할 때 내성이 생긴다는 문제가 있다.

그러나 항생제는 소화관에서 미생물의 균형을 영구적으로 파괴할 수 있고, 이로 인하여 만성질병을 유발할 수 있다고 한다. 2011년 8월 『Nature』에 발표된 연구 보고서 「유익한 세균을 죽이는 것을 멈추어라」에 의하면, 항생제 사용은 비만, 염증성 장 질환, 알레르기와 천식, 신경 장애 등을 유발하며, 면역 체계에 영구적인 손상을 가져올 수 있다고 한다.[37]

또한 항생제는 오·남용할 때 내성이 생긴다는 문제도 있다. 세균(박테리아) 사이에서는 유전자 교환이 쉽고 빠르게 이루어지기 때문에 항생제 내성을 갖는 병원체들이 급속히 확대되고 있다. 이는 현대 의료 체계상 항생제를 과도하게 사용하는 데 그 원인이 있다. 최근 프랑스에서 발견된 '아키네토박터 바우마니이'라는 세균은 거의 모든 항생제에 저항성을 갖고 있다고 한다. 뿐만 아니라 세균은 병원에서 감염되는 경우가 많다는 데 문제가 있다. 프랑스에서는 병원에서 감염되는 전염병으로 인하여 매년 약 1만 명의 사망자가 발생할 정도이다.

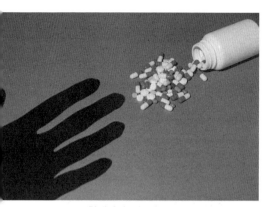
항생제에 내성을 갖는 슈퍼박테리아의 출현으로 어떤 항생제도 듣지 않는 환자의 사례도 나타나고 있다.

인류가 항생제를 통해 세균과의 전쟁에서 승리할 가능성은 거의 없다는 것이 전문가들의 견해다.

그런데 우리가 살고 있는 나라는 항생제 오·남용에 있어 세계 최고라는 오명을 얻고 있다. 항생제를 써도 병이 낫지 않는 항생제 내성률도 세계 최고 수준이다. 항생제 내성균에 감염되는 환자의 숫자가 계속 늘고 있다. 2002년 식약청 조사 결과 패혈증이나 피부 감염을 일으키는 황색포도상구균의 메티실린에 대한 국내 내성률은 평균 70%가 넘었다. 폐렴구균에 대한 페니실린 내성률도 역시 70%에 육박했다. 소비자보호원이 200여 종의 식품을 대상으로 항생제 내성에 대한 조사를 벌인 결과, 대장균이 검출된 식품 가운데 90% 이상이 항생제 내성을 지니고 있는 것으로 밝혀졌다.

2014년 7월 질병관리본부에서 조사한 '항생제 내성 실태'에 따르면 국내에서 기존 항생제(8종)로 치료할 수 없는 '광범위 항생제 내성 폐렴구균'이 발견된 가운데, 종합병원·병원·의원·요양병원의 항생제 내성균 내성률이 계속해서 증가하는 추세인 것으로 나타났다.[38]

우려스러운 것은 슈퍼박테리아 출현으로 이어질 수 있는 다제내성균으로 인한 의료 감염이 급증하고 있다는 점이다. 다제내성균에 대한 의료 감염병 신고는 2011년 2만2천915건에서 2013년 8만944건으로 3.5배가 증가했다. 슈퍼내성 폐렴구균이 보고된 것은 우리나라의 과도한 항생제 오·남용에 대해 빨간 신호등이 켜진 셈이다.

슈퍼박테리아는 자신을 죽이려는 항생제를 방출하거나 분해하거나 힘을 쓰지 못하게 하는 방법으로 자신을 지킨다. 이런 특징 때문에 기존에 개발된 항생제로는 치료되지 않는다. 이것은 시중에 출시된 거의 모든 항생제에 대해 면역력이 있으며, 심지어 살을 파먹는 질병으로 악화될 수 있어 한 번 감염되면 치료 자체가 쉽지 않은 특성을 보인다.

2010년 유럽질병예방통제센터(ECDC)는 "항생제가 남용되면서 박테리아의 내성이 강해져 어떤 항생제도 듣지 않는 환자의 사례가 보고될 정도로 위험한 수준에 이르렀다"고 경고에 나섰다. ECDC는 유럽연합(EU) 회원국들 내에서 항생제에 내성을 갖는 박테리아로 인한 희생자 수가 매년 2만500명에 이르는 것으로 추정하고 있다.

항생제를 남용하면 인체의 면역 시스템이 약화된다. 손쉬운 치료법이 좋은 결과를 가져다 주는 경우는 거의 없다. 질병의 증상을 없앤다는 것은 근본적인 치료와 거리가 멀다. 오히려 몸의 치유 능력을 강제로 약화시키는 것을 의미한다. 질병의 증상은 몸이 스스로를 치유하는 데 열중하고 있음을 나타내는 신호로 볼 수 있다. 미국에서는 해마다 98만 명이 질병 자체 때문이 아니라 치료에 의해 사망한다. 이 때문에 대다수의 사람에게는 아무 것도 하지 않는 것보다 치료를 받는 것이 훨씬 더 위험한 일이 된다.

우리 몸은 매 순간 외부의 세균과 싸워 대개의 경우 승리한다. 열, 기침, 설사 등의 증상이 나타나서 병원을 찾게 되면 증상에 맞는 약을 처방받는다. 병원 처방약은 증상을 완화하는 데 초점이 맞춰져 있다. 열이 나면 열을 떨어뜨리는 약, 기침에는 기침을 멈추게 하는 약, 설사에는 설사를 멈추게 하는 약을 처방받는다. 이런 약들은 이른바 '신체 반응 억압 작용'을 하는 것이라 근본적인 문제 해결과는 거리가 멀다. 일본 오사카시립대학이 감기와 인플루엔자에 걸린 아이들에게 진행한 연구에서 해열제를 사용하지 않은 아이들이 더 빨리 회복되는 결과를 얻었다.

오사카시립대학의 이 연구 결과는 인체의 자연 치유력을 보여 주는 사례라 할 수 있다. 부모는 아이들이 열이 나면 먼저 열을 내려야 한다고 생각한다. 이런 생각은 거의 강박적인데, 필자 역시 아이가 밤새 열이 나서 밤을 새우며 걱정했던 적이 있었다. 아이의 열을 낮추지 못하면 아이가 발작을 일으키거나 뇌가 손상된다고 들어왔기 때문에 걱정은 더했다.

그런데 이 때 열을 내리는 것은 비생산적이라는 연구 결과가 있다. 미국 로즈웰 파크 암연구소 면역학자 샤론 에번스는 "열에 대한 두려움은 흑사병과 콜레라가 창궐하던 시대부터 시작되었는데, 거의 집단적이었다. 하지만 열을 내리게 되면 우리 자신의 면역력을 약하게 만든다"고 밝혔다.

에번스의 연구 결과, 인체에 열이 발생하면 혈액 속의 면역 세포가 면역 체계의 정보 전달 중심지로 쉽게 접근할 수 있으며, 이곳에서 면역력을 형성한다고 한다. 쥐를 통한 실험에서 체온을 39.5℃로 올리자 쥐들의 면역 세포가 2배로 증가했다. 아이의 고열이 뇌 손상이나 발작을 일으킬 가능성도 거의 없다.

인체 실험 결과는 없지만 동물 실험에 의하면 병에 걸려 사망할 위험은 체온 상승에서 비롯되지 않았다. 오히려 해열제를 통해 열을 내리면 사망할 위험성이 커지는 것으로 나타났다. 뉴욕 윈스럽 대학병원 전염병 분야 소장 버크 쿠너에 따르면 "열을 내리는 약품은 드문 경우를 제외하고는 사용하지 말아야 한다. 열은 몸 조직을 방어해 주는 결정적인 역할을 한다. 열을 내린다면 환자를 돕는 게 아니라 오히려 해를 주는 것"이라고 했다.[39]

우리 조상들은 감기가 오면 생강 등을 진하게 끓여 꿀을 타 먹은 뒤 뜨끈하게 데운 방에서 두꺼운 이불을 덮고 푹 자며 땀을 냈다. 땀이 나지 않으면 따뜻한 죽을 먹고 다시 땀을 냈다. 지금도 감기가 오면 많은 사람들이 찜질방에서 몸에 열을 돋구어 주고 흠뻑 땀을 낸다. 인체가 열을 내는 것은 스스로 치유하기 위한 과정이라는 것을 경험적으로 잘 알고 있다. 물론 아이의 경우 이런 방법을 사용할 수는 없을 것이다. 다만 37℃만 되면 해열제를 먹이는 일은 하지 말아야 한다.

항생제나 해열제를 '완전히 사용하지 말자'가 아니라 '무분별한 사용을 자제하자'는 것이다. 최소 39℃ 정도

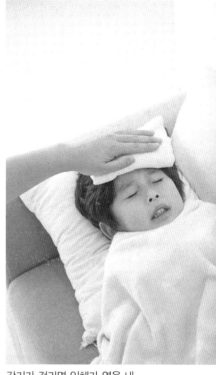

감기가 걸리면 인체가 열을 내는 것은 면역력을 높이기 위한 자체 방어 기능이다. 열을 강제로 내리게 하는 것은 환자를 돕는 게 아니라 오히려 해를 주는 것이다.

가 되었을 때 해열제를 먹이고, 그 이전에는 인체의 자연 치유 시스템을 믿고 기다려 보자. 약을 통한 해열은 치료 과정을 더디게 한다. 머리에 물수건을 갈아 주면서 차분하게 대처하자. 어린아이의 몸은 40℃가 넘는 고열에도 아무런 문제가 생기지 않는다. 열병을 앓고 깨어난 아이는 이전보다 한결 강해져 있을 것이다. 아픔 없이 성장할 수 없다는 말은 여기서도 예외는 아니다.

가축의 항생제도 인체에 영향 미친다

항생제 오 · 남용은 어린이에게 어떤 영향을 미칠까? 엄마의 몸속에 축적된 항생 물질이 아이에게 전해지거나, 항생제나 성장촉진제 등으로 오염된 육류와 생선을 섭취하거나, 병원에서 과도한 항생제 처방을 함으로써 아이의 체내로 유입되어 내성 박테리아에 감염될 수 있다.

건강보험심사평가원 조사 결과 병원급 의료기관의 항생제 처방 10건 가운데 6건은 9세 이하 어린이에 집중되어 있었다.[40] 어린이들에게는 급성 중이염 · 폐렴 등 항생제를 처방해야 하는 세균성 감염증이 많긴 하지만 병원급 의료기관에서 9세 이하 어린이를 대상으로 항생제 처방을 그토록 많이 했다는 것은 충격이 아닐 수 없다.

항생제는 한꺼번에 다량으로 우리 인체에 축적되는 물질이 아니라 극히 미량으로 유입되며, 서서히 우리 몸에서 항생제 내성을 키운다. 어린이가 먹었을 경우 오랫동안 축적된 항생제 내성이 어느 순간 발현되는 것이다.

항생제는 육류와 생선을 통해서도 어린이의 체내로 유입된다. 국내 축산 · 어류 양식업에서의 항생제 사용량 역시 세계 최고 수준이다. 식품의약품안전청의 '주요 축 · 수산용 항생제 영향 평가' 자료(2007년)에 따르면 한국의 육류 1톤당 항생제 사용량은 무려 720g으로 드러났다. 과다한 항생제 사용으로 비난받고 있는 미국(240g)보다도 3배나 많은 항생제를 동물의 몸에 쏟아 붓고 있는 형편이다. 노르웨이(40g)와 스웨덴(30g)보다는 각각 18배, 24배 높았다.

노르웨이 등 유럽에서는 수산 분야에서도 항생제를 사용하지 않는 추세로 전환되고 있으며, 일본에서도 항생제에 대한 동물용 의약품 또는 사료 첨가물의 사용 기준이 법률로 제정되어 있다. 특히 일본에서는 양식 물고기의 종류에 따른 적정한 사용량까지 설정해 놓고 있다.

노르웨이, 덴마크 등에서도 수산물에 대한 항생제 잔류 모니터링을 위한 연구가 활발히 진행되고 있다. 국내의 경우 남해안 양식장 어류를 분석한 결과 50%의 어류에서 항생제가 검출되었으며, 페니실린 및 테트라사이클린에 대해 80% 이상의 내성 세균이 검출되었다.

페니실린과 테트라사이클린 등은 인체에도 영향을 미치는 항생제로 알려지고 있다. 2014년 1월 미국 『뉴욕타임즈』는 '가축에 사용되는 항생제 18개가 가축을 먹는 사람들에게 직접적으로 영향을 주는 것으로 조사됐다'고 보도했다.

미국 식품의약국(FDA) 내부 조사 문건을 인용한 이 보도에 따르면, 가축 사료에 사용되는 항생제가 사람에게도 치명적인 항생제 내성 박테리아 감염을 일으킨다고 한다. 이 문건은 FDA가 가축에 사용된 항생제가 인간에게도 유해한지 여부를 10년(2001~2010년)에 걸쳐 조사한 자료로, 시민단체 소송 과정에서 공개됐다. 고기를 먹는 사람에게 항내성 박테리아 전염을 일으킬 수 있는 항생제는 페니실린, 테트라사이클린 등 18개에 달했다. [41]

그런데 가장 큰 문제는 FDA에서 이 같은 사실을 국민에게 알리지 않았다는 사실에 있다. 세계적으로도 엄격하기로 소문난 FDA가 국민의 건강보다는 기업들의 이익을 우선시했다는 점은 충격이 아닐 수 없다. 유럽연합(EU)에서는 2006년 이미 사료용 항생제에 대한 규제를 시작했다. 우리나라도 2011년 7월 1일부터 항콕시듐제 9종을 제외한 사료 첨가용 항생제를 전면 사용 금지했다. 하지만 그것은 어디까지나 사료 첨가용에 해당되는 말이다. 농림축산검역본부가 공개한 「축산 항생제 내성균 감시 체계 구축 보고서」(2013년)에 따르면 국내 축산용 항생제 전체 판매량은 여전히 높은 수준이다.

그렇다면 항생제가 투약된 가축을 사람이 먹을 경우 인체에는 어떤 영향을 미칠까? 가축에 항생제를 투여하면 소화기관에서 흡수가 되고 다시 배설이 된다고 한다. 과연 그럴까? 한 고발 프로그램에서 시중에 유통되는 고기를 수거해 항생제 잔류 검사를 해 보았더니 약 20%의 고기에서 항생제 양성 반응이 확인됐다. 또한 가축들에게 남용된 항생제는 주로 고기의 지방에 축적되어 사람에게 전달되는 것으로 나타났다.[42]

항생제가 투여된 동물의 내장 속에서는 항생제 내성균이 생긴다. 고기를 먹을 때 내성균을 먹게 되면, 인간의 장내 세균의 항생제 내성도 덩달아 높아진다. 뿐만 아니라 항생제 내성 박테리아에 감염되면 위급한 상황에서 항생제를 통한 치료가 불가능해질 수 있다.

미국 질병통제예방센터에 따르면 미국에서만 매년 2만 3000여 명이 항생제 내성 박테리아에 감염돼 사망한다고 한다.[43] 세균이 내성화되면 이전까지 효과가 있던 약이 더 이상 듣지 않기 때문에, 간단히 치료할 수 있던 증상도 악화되고 생명까지 위험해지므로 벌어진 현상이다.

그렇다면 아이들에게 고기를 먹이지 말아야 할 것인가? 아이의 성장을 위해서는 육류도 필요하다. 친환경 축산 농가를 찾아 이용하는 것이 가장 좋으며, 강원도로부터 무항생제 축산물로 인증 받은 '굿앤굿 영농조합법인'의 닭과 달걀도 추천할 만하다. 강원 양양군에 자리 잡은 굿앤굿(www.goodeggs.co.kr)은 소나무가 우거진 3만 3천m^2 야산에서 닭을 방사해 얻은 유기농 계란을 '프리미엄 계란'으로 인정받은 곳이다.

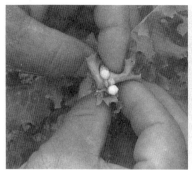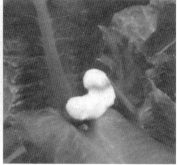

송광일 박사가 자연 재배한 채소(상추)에서는 하얀 진액이 나온다.

시장에서 직접 구입하고자 한다면 농림축산식품부가 시행하고 있는 HACCP(위해요소관리우수), 무항생제 축산물, 유기 축산물, 동물복지농장 등의 인증마크를 잘 살펴보는 것이 좋다. 가격은 일반 제품보다 다소 비싸지만 동물복지 인증을 받은 축산물의 품질이 좋은 것은 당연하다.

스트레스를 받지 않는 농장 동물들은 면역력이나 질병에 우수하므로 항생제도 덜 쓰게 된다. 동물복지농장에서 자란 달걀은 오메가3가 많고, 돼지고기는 수용성 지방이 많아 육질이 부드럽다. 가능하다면 육류는 적게 먹고, 먹더라도 정부의 인증을 받은 상품을 구매하는 것이 현명할 것 같다.

좋은 먹을거리들을 일일이 찾기 어렵다면, 친환경농산물의 소비자 조직 한살림 생활협동조합(www.hansalim.or.kr) 같은 곳을 이용하는 것도 좋다. 한살림은 1986년에 설립되어 지금은 전국 약 45만 가구가 가입해 있다. 한살림은 밥상 살림, 농업 살림, 생명 살림을 목표로 생산자 조직과 소비자 조직 간 친환경 농산물을 직거래하고 있다.

필자의 경우에는 자연 재배의 권위자 송광일 씨가 운영하는 농장

(www.singgrown.com)을 이용한다. 비료·농약·퇴비를 전혀 쓰지 않을 뿐만 아니라 논과 밭을 갈지 않고 농산물을 재배, 자연의 힘이 살아 있는 먹을거리들을 생산하는 곳이다. 2002년부터 자연 재배를 실천해 오고 있는 송광일 씨는 현재 40여 가지 모듬 채소와 복숭아, 포도 등을 재배하고 있다.

성장호르몬도 아토피 영향

항생제와 함께 성장호르몬도 문제가 아닐 수 없다. 일본 시사주간지 『주간문춘(週刊文春)』은 2012년 11월 22일, "미국산 소고기에 발암성 물질인 성장호르몬이 다량으로 들어 있으며, 이는 일본 소고기의 무려 600배에 달하는 양"이라고 보도했다. 축산업계에서 합성에스트로겐을 대량으로 투입하는 이유는 성장호르몬이 소의 성장을 촉진시키기 때문이다. 젖소의 경우에는 젖을 많이 생산할 수 있다는 이유에서 성장호르몬을 투여한다.

만약 호르몬 덩어리인 고기를 먹으면 우리 몸에는 어떤 변화가 생길까? 홋카이도 대학의 연구원이자 의사인 한다 야스시에 따르면 성장호르몬을 투여한 고기를 먹으면 발암 위험이 5배가 증가한다고 한다. 소고기에 남아 있는 호르몬은 유방암 등 호르몬 의존성 암의 발생 건수가 5배로 증가했다고 한다.

일본인의 고기 소비량과 암 발생률은 나란히 상승 곡선을 그리고 있다. 1960년대와 비교했을 때, 소고기 소비량이 5배로 증가했음을 확인할 수 있는데, 이 가운데 25%가 미국산 소고기이다. 일본인의 호

르몬 의존성 암의 발생 건수 역시 5배가 증가, 고기 소비량의 증가 추세와 일치했다.[44]

육류 소비가 많은 국내에서도 심상치 않은 상황이다. 2014년 10월 한국유방암학회가 발표한 『유방암 백서 2014』에 따르면 한국은 15년 사이에 4.5배 가량 유방암 환자가 급증, 유방암 발생률이 일본을 앞섰다.[45]

이 같은 변화의 원인은 어디에 있을까? 한국유방암학회는 '생활습관의 급격한 서구화가 우리나라 여성의 유방암 발병 증가와 양상 변화에 직접 영향을 미치고 있다'고 파악하고 있다. 그렇다면 생활 습관의 급격한 서구화란 무엇을 의미하는가?

일본의 사례에서도 알 수 있듯이 육류 소비의 급증으로 볼 수 있다. 학회는 지방 섭취와 밀접한 관계가 있는 '에스트로겐 수용체 양성(ER+)' 유방암이 지속적으로 증가하고 있다는 점에 주목한다. 이는 암세포가 여성 호르몬인 에스트로겐과 꾸준히 반응, 성장이 촉진되는 것이 특징으로, 발병 후 오랜 기간이 지나도 재발 위험이 있어 호르몬 치료가 필요한 유형의 유방암이라 한다.

에스트로겐 수용체 양성 유방암 환자 비율은 꾸준한 증가 추세를 보이고 있다. 2002년에는 전체 환자의 58.2%였던 환자 비율이 2012년에는 73%까지 상승한 것이다. 에스트로겐 수용체 양성 유방암 발병의 원인은 여러 가지가 있지만, 특히 포화지방 섭취와 밀접한 관계가 있다. 해외 연구 결과에서 '포화 지방 섭취가 많은 사람이 그렇지 않은 사람보다 이런 유형의 유방암에 걸릴 확률이 약 30% 정도 더 높다'고 한다.

그런데 단순히 육류의 포화지방 때문에 발생한 문제일까? 국내에서는 일본처럼 육류에 남아 있는 성장호르몬에 대한 조사 결과가 없어 알 수 없지만, 성장호르몬이나 항생제가 주 원인일 가능성이 충분하다. 앞에서 살펴보았듯이 국내 항생제 사용량이 미국보다도 3배나 많으며, 제한 규정도 없는 실정이다. 또한 소를 살찌우기 위해 대량으로 주입하는 합성에스트로겐과 국내 유방암 양성 환자의 특성이 정확하게 일치한다는 점으로 볼 때, 국내 유방암의 원인은 육류의 포화지방이 원인이 아니라 합성에스트로겐에 있다는 것이 분명해진다.

만약 엄마가 육류를 섭취하게 되면 그것은 고스란히 뱃속의 태아에게 전달된다. 성장호르몬에 가장 취약한 시기는 임신 초기의 태아부터 사춘기까지라고 한다. 그 이유는 생식 기관과 호르몬계, 면역계가 완전히 발달하지 않은 시기이기 때문이다.

그렇다면, 임신 중인 태아가 성장호르몬에 가장 취약한 것은 무슨 이유일까? 그것은 태아들이 태반을 통과해서 들어온 오염 물질을 제거할 수 있는 수단이 어른들보다 현저히 부족하기 때문이다. 오염 물질을 제거해야 할 태아의 간이나 콩팥이 아직 완전히 성숙하지 않았기 때문에 체내로 들어온 오염 물질은 그대로 쌓이고 만다는 것이다.

성장호르몬들은 지방질이 두툼한 태반에 고여 있다가 서서히 태아의 몸속으로 침범하기 때문에 외부에서 검사했을 때는 그다지 해가 없는 물질이라도 체내에 들어간 후에는 외부 실험양의 1조분의 1의 양으로도 문제를 일으킬 수 있다.

성장호르몬은 어머니에게는 영향을 미치지 않지만 임신 중 태아는 단 한 차례 노출된 것만으로도 오랫동안 건강에 영향을 주기도 한다. 실제로 임산부 입덧 치료를 위해 먹은 약인 '탈리도마이드'는 태반을 망가뜨리기도 하고 팔과 다리가 없는 아이들이 태어나게 만들기도 했다. 탈리도마이드는 임신 3개월 미만의 초기 임산부의 입덧을 가라앉히는 데 효과가 있어 병원에서 처방을 많이 했다. 하지만 40여 국가에서

팔다리가 짧은 기형아가 1만 명 이상 태어나 판매가 중지되었다. 건강한 아기를 출산할 수 있다고 권장된 탈리도마이드를 복용한 산모에게서 태어난 아이들은 성인이 된 이후 생식기 이상으로 고통받았다. 일명 '호르몬 대참사'이다. 성장호르몬은 배아 발생의 특정 시점에서 작용하는데, 인간 실험을 할 수 없으니 겪고 나서 아는 수밖에 도리가 없다.

과일에도 성장호르몬이 사용되고 있어 주의가 필요하다. 아이들에게 가장 좋은 것을 먹이고 싶어 하는 엄마들의 욕심은 당연한 것이다. 크고, 튼실하고, 맛있어 보이는 과일에 손이 가기 마련이다. 그런 음식물이 농약 등 약품 처리를 하여 인공적으로 색깔을 만든 것이라고 해도 본능적으로 바구니에 담게 되는 것은 어쩔 수 없다.

그러나 2014년 KBS 〈소비자리포트〉 '성장촉진제 과일'편을 보고 나서 생각이 바뀌었다. 과일 농가에서는 과일의 출하를 앞당기기 위해 환경호르몬의 일종인 성장촉진제를 쓰고 있었다. 수확 시기를 2~3주 앞당길 수 있다는 이유에서 성장촉진제가 사용된다고 한다. 성장촉진제를 사용한 과일들은 농수산물공판장에서 특상품(特上品)으로 인정받는다.

과일의 상품 가치는 맛이나 품질에 있는 것이 아니라 크기에 달려 있다. 농가에서는 소비자들이 크고 색깔이 좋은 것을 선호하기 때문에 어쩔 수 없이 식물 성장촉진제를 사용한다고 한다. 탐스럽고 열매가 큰 포도도 거의 대부분 성장촉진제를 사용한 것이다. 배나 사과처럼 큰 과일들은 명절을 보름 정도 앞두고는 주사기를 통해 직접 호르몬을 투입한다고 한다. 과일이나 채소를 먹을 때는 크고 예쁜 것보다는 벌레가 먹고, 작고 알찬 제철 음식들을 선택하는 것은 이제 선택이 아니라 필수가 되었다.

2

먹으면 살고, 먹지 않으면 우린 죽는다. 먹을 식(食)을 풀어 보면 '인간
(人)이 선량(良)하다'는 말이 된다. 입을 통해 음식이 들어오면 심신이 평
화로워지고, 자연히 심성이 유순해지게 된다. 음식을 먹어야 산다는 사실
은 태어나면서부터 안다. 본능이기 때문이다. 음식 섭취 본능은 생명체가
탄생한 이래 유전자에 기록되어 전해 내려오고 있다. 어떤 음식을 먹어야
하며, 어떤 음식은 먹지 말아야 되는지에 대해 인류는 오랜 경험을 갖고
있다. 그런데 최근 1백년 사이에 인류는 전혀 다른 음식물과 접하고 있다.
수백 만 년 동안 진화를 거듭해 오는 동안 한 번도 접해 보지 못한 음식물
이 입을 통해 몸속으로 들어오면서 인체는 적응하지 못해 죽어가고 있다.
이 장에서는 어떤 유해물질들이 인체에 들어오는지에 대해 자세히 알아
보고자 한다.

입으로
들어오는 독소

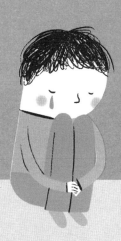

Part 2

1

유해 음식이
몸을 지배한다

현대 음식은 독(毒)이다

과거의 질병은 잘 먹지 못해서 생기는 경우가 대부분이었다. 『동의보감』 등 한의학 서적들이 한결같이 보신(補身)을 강조하고 있는 것도 그 당시 사회가 먹지 못해 생긴 질병들이 많았다는 것을 반증한다. 지금도 나이든 세대에서 보신, 보약 등에 강박관념을 가지고 있는 것은 보릿고개 등 굶주렸던 시대의 기억이 강하게 작용한 탓으로 보인다.

현대의 질환은 너무 많이 먹어서 유발되는 것이 대부분이다. 비만에서 시작돼 당뇨병, 고혈압 등으로 이어지는 생활 습관병도 결국 먹는 문제에서 비롯된 질병들이다. 최근 급증하고 있는 아토피 피부염, 천식 등 알레르기 질환도 먹는 문제에서 시작된 병이다. 대장암, 변비 등도 섬유질이 부족한 육류 중심의 식단으로 바뀌면서 생긴 현대병으로 꼽힌다.

한국의 중년들이 잘 걸리는 병을 '안 아픈 데 죽는 병'이라고들 한다. 만성 질환인 고혈압, 당뇨병, 콜레스테롤 등이 그 대표적인 예인데, 이런 병들은 주로 과다한 음식 섭취가 주 원인으로 꼽힌다. 특히 나잇살이라 불리는 뱃살은 대장암, 신장암, 전립선암의 원인이 되기도 한다.

'나잇살'은 어쩔 수 없다는 핑계를 늘어놓지만, 먹는 만큼 찌는 것이 살이다. 자연 속에 살고 있는 동물들은 비만이 없다. 사람이나 사람이 키우는 애완동물, 가축을 빼고 야생으로 살아가는 동물들에서는 비만을 찾아볼 수 없다. 비만이란, 인간이 문명을 발달시키면서 얻게 된 인위적인 산물이다.

전문가라고 하는 사람들은 흔히 "우리나라 식생활의 문제점 중 맵

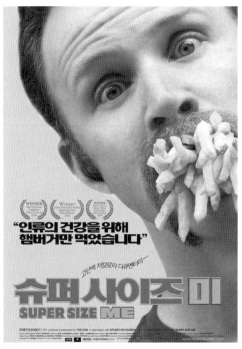

모건 스펄록 감독의 〈슈퍼 사이즈 미(Super Size Me)〉는 유해 음식물이 인간을 어떻게 변화시키는지 적나라하게 보여 준 작품이다.

고 짜게 먹는 식습관은 미각 마비로 인한 과식과 위산의 과다 분비로 인한 위장 장애 및 고혈압과 심혈관계 질환의 원인"라고들 한다. 맵고 짜게 먹는 식습관이 비만의 원인이 될 수도 있다. 하지만 그것이 직접적인 원인일까?

미국 모건 스펄록 감독의 〈슈퍼 사이즈 미(Super Size Me)〉를 보면 새로운 사실을 알게 된다. 이 다큐멘터리는 한 달 동안 오직 맥도날드에서 판매되는 음식을 먹으면서 살아가기로 결심한 사람의 얘기를 담고 있다. 영화의 감독이자 출연자인 모건 스펄록은 실험을 시작하기 전에 188센티미터에 84킬로그램이라는 건강한 몸을 가졌었다. 스펄록은 한 달 만에 체중이 11kg, 체지방은 7% 이상 증가했고 피부와 간 기능에도 이상이 왔다. 18일째가 됐을 때 그는 카메라에 대고 "기분이 너무 엉망이었다. 불행하다는 생각이 들고…… 그런데 패스트푸드를 먹기 시작하자 기분이 좋아졌다. 기분이 끝내준다"고 말한다. 스펄록은 왜 끔찍했던 기분이 좋아졌을까? 건강한 식습관을 가진 스펄록을 18일 만에 패스트푸드 중독자로 만든 것은 무엇일까? 지방일까?

이쯤에서 다시 한 번 질문을 던질 필요가 있다. 살이 찌는 이유가 단순히 의지력이 약해서일까? 몸에 병이 생기는 것이 단순히 지방이 많아서일까? 2011년 미국 『타임』과 『뉴욕타임즈』에 따르면 '비만은 운동 부족과 과도한 지방 섭취가 주요인이 아니라 특정 플라스틱' 때문이라고 한다. 미국 어바인대학의 생물학 박사 브루스 블룸버그는 화학 성분이 비만에 미치는 영향이 매우 크다며 이것을 '비만 유도 물질'이라는 의견을 내 놓았다.

블룸버그 박사는 "화학 성분이 비만의 원인일 거라고 생각하는 사람들은 거의 없다. 하지만 여러 번의 실험 결과가 비만의 원인이 화학 물질이라는 근거를 뒷받침한다. 트리부틸틴(PVC플라스틱 제조에 사용)에 임신한 쥐를 노출시킨 결과, 뚱뚱한 새끼를 낳을 확률이 그렇지 않은 쥐보다 15% 높았다"고 밝혔다.

뉴욕주립대 올버니 캠퍼스 연구진 역시 가정집에서 수거한 먼지의 성분을 분석한 결과, 비스페놀 A(Bispherol A)와 프탈레이트(Phthalates)가 체중 증가에 영향을 미칠 수 있다는 결론을 내렸다. 뉴욕 로체스터대 의학박사인 리처드 스타헐트 박사는 "우리가 흔히 접하는 화학 성분이 비만뿐 아니라 당뇨병과 같은 수많은 성인병에 노출되며, 자신의 의지와 관계없이 비만에 시달리게 된다"고 말한다.

이들 화학 물질들은 소량만 노출되어도 인체 조직을 변형시켜 내분비계를 교란시키며, 인체의 비만에 대한 감수성을 높이는 것으로 나타났다. 비스페놀 A와 프탈레이트는 우리가 살아가는 공간을 포위하고 있다. 햄버거 포장지나 콜라 컵 등에도 자리 잡고 있으며, 피자 박스 안 라이어를 만드는 데 이용되고, 젖병, 음식용 랩, 식품 용기 등에도 사용된다.

프탈레이트는 플라스틱을 부드럽게 만드는 화학 물질로, 화장품 용기, 어린이용 장난감, 주방 및 화장실의 세제, 방과 거실의 바닥재, 각종 PVC 등에 이용되며 캔 제품을 만들 때는 에폭시 수지라는 화학 물질이 첨가된다. 이들 제품으로 만든 병이나 캔에 음식을 담으면, 음식 안에서 비스페놀 A 외 각종 유해물질이 검출된다. 결과적으로 음식을 먹을 때 체내에 흡수되어 질병과 호르몬 이상 등의 문제를 일으키게 된다는 말이다.

비만의 범인은 우리가 일상적으로 사용하는 일부 플라스틱 용기 속 '환경 호르몬'이라고 부르는 유해물질이다. 햄버거나 피자의 문제가 고열량과 고지방에 있는 것이 아니라 유해 화학 물질, 식품 첨가물 등에 있다는 것이다. 이 유해물질은 소리 없이 우리 몸을 파고들어 몸의 세포 활동에 직접적인 영향을 준다.

뿐만 아니라 프탈레이트는 어린이의 주의력 결핍 과잉행동장애(ADHD)와 두뇌 발달에 악영향을 미치는 것으로 알려지고 있다. 그 동안 프탈레이트의 유해성에 대해 많은 보고가 있었지만, 아이들의 ADHD 증상 악화와 두뇌 발달에 대한 실증적 영향을 뇌 영상 연구를 통해 밝힌 것은 최근의 일이다.

서울대병원 김붕년 교수팀(소아정신과)은 주의력 결핍 과잉행동장애 어린이 180명(비교군)과 일반 어린이 438명(대조군)을 대상으로 소변 검사를 실시한 후, 프탈레이트 농도를 비교·분석했다. 그 결과 프탈레이트 농도가 ADHD 어린이에서 더 높게 나타났다.[46] 프탈레이트는 ADHD 증상의 심한 정도와 유형에도 영향을 미쳤는데, 프탈레이트의 검출 농도가 높으면 어린이의 공격적이고 충동적인 성향이 높아졌다.

가공 식품은 건강의 적

가공된 음식물들은 우리의 눈과 귀를 유혹하고 있다. '라이프 스타일 푸드, 단 3분이면 영양 높은 한끼 식사 완성, 간편 가정식'. 국내 대형 마트들에서 즉석 식품 코너를 마련해 놓고 붙여 놓은 이름이다. 마치 즉석 식품을 먹으면 품격 있는 라이프 스타일을 갖게 되는 것처럼 광고하고 있다.

『경남도민일보』에서 이들 즉석 식품을 분석해 본 결과는 즉석 식품의 유해성에 대한 우리의 믿음을 저버리지 않고 있다.[47] 국내 3대 대형마트 즉석 식품 코너에는 김치찌개, 된장찌개, 미역국 등의 즉석국, 덮밥류 등이 매장을 점령하듯 차지하고 있다. 취재진은 오삼불고기와 미역국을 직접 만들어 즉석 식품과 비교해 봤다. 우선 재료 상태가 하늘과 땅 차이였고, 가격 면에서도 즉석 식품이 결코 저렴하지 않았다.

가격이나 맛의 문제는 부차적이다. 숨어 있는 진짜 문제는 즉석 식품에 빼곡히 적힌 혼합제제(폴리글리시톨시럽, 이소말토올리고당, 덱스트린)이다. 덱스트린은 'GMO(유전자조작) 전분당'으로 불리는데 유해성 논란이 끊임없이 제기되는 당류 원료다. 폴리글리시톨시럽, 이소말토올리고당 등은 액상과당으로, 설탕보다 단맛이 6배나 높다.

액상과당 속 과당은 인슐린 분비 체계를 망가뜨리는 것으로 알려져 있다. 주로 과일 속에 들어 있는 과당을 흉내 내기 위해 인공적으로 만든 액상과당은 설탕과 달리 체내에서 흡수되면 곧바로 간장으로 이동해 저혈당 단계를 거치지 않고 고지혈증을 유발할 수 있다. 또한 지방 세포를 발달시켜 아이의 비만을 일으킬 수 있다.

폴리글리시톨시럽은 일반적으로 당류로 분류된 당알코올류로 설탕보다 칼로리는 낮지만 안전하다고 볼 수는 없다. 이들 대체 감미료는 천연 소재에서 추출되기도 하지만 거의 대부분이 화학적인 방법에 의해 만들어지는 합성품이라 영양 성분은 전혀 없다.

즉석 식품은 거의 최악의 맛인 데다 건강에도 악영향을 미치며, 그렇다고 결코 싸지도 않으며, 단지 편하다는 것 빼고는 어떤 장점도 찾을 수 없다. 『경남도민일보』는 "즉석 식품을 달고 사는 순간, 여가 시간을 누릴 기회는 점점 줄어들 것이다. 여가 시간도 건강해야 누릴 수 있는 법"이라고 강조한다.

즉석 식품의 폐해에 대해서 좀 더 자세히 알고 싶다면 일본인 아베 쓰카사가 쓴 『인간이 만든 위대한 속임수 식품 첨가물』을 볼 필요가 있다. 아베 쓰카사는 식품종합상사에 근무하면서 1천 종류가 넘는 첨가물을 이용해 맛있고 예쁜 식물을 탄생시켜 '식품 첨가물의 신'이라는 별명까지 얻었으나 자신의 뼈저린 경험을 통해 올바른 식생활의 중요성을 깨달았다고 한다.

그가 회사를 그만둔 날은 세 살 되던 딸 아이 생일 다음날이다. 아베 쓰카사는 "집사람이 준비한 식탁에 내가 개발한 미트볼이 올라온 것이다. 그것을 맛있게 먹는 가족을 본 나는 정신이 번쩍 들었다. 내가 만든 미트볼은 마법이 풀리면 저급 쓰레기에 지나지 않는 고기였다. 지금으로 치자면 동물 사료 수준"이라고 실토했다. 그 다음날 그는 바로 사표를 냈다. 이 책에는 아이들이 즐겨 먹는 식품들에 대한 분석이 많다. 라면, 햄버거 등 대표적인 즉석 식품에 들어 있는 원재료를 낱낱이 공개하며 이들 식품이 아이들의 건강에 미치는 영향을 밝힌다. 라면, 햄버거는 물론 건강식으로 믿었던 샌드위치, 삼각김밥, 일회용 도시락까지 각종 첨가물로 뒤범벅이 돼 있다는 설명이다.[48]

2

인체를
서서히
죽이는
식품 첨가물

썩지 않는 햄버거

기업은 왜 식품에 유해 첨가물을 집어넣을까? 유해 첨가물을 넣었다가 그것이 알려질 경우 기업의 존립이 흔들릴 정도의 타격을 받는데도 불구하고 포기하지 않는 데는 그만한 이유가 있을 것이다. 그 이유에 대해 하나하나 살펴보고, 그 과정에서 어떤 유해 첨가물들이 들어가는지 알아보는 것도 도움이 될 것 같다. 식품을 가공하는 이유는 대체로 3가지로 정리할 수 있겠다.

첫째, 유통과정에서 변질되지 않도록 오랜 시간 동안 보관하기 위해서이다. 쉽게 말해 부패를 막기 위해서 첨가물을 넣을 수밖에 없다. 모든 식품은 부패하기 마련이다. 공기중의 미생물이 식품에 앉으면 식품을 먹어치우기 시작한다. 미생물은 동식물과 마찬가지로 식품이 완전히 없어질 때까지 먹고 번식한다.

그런데 가공 식품은 과학의 힘으로 자연의 법칙을 극복했다. 미국 출신 영양사 조앤 브루소(Joann Bruso)는 2009년 구입한 맥도날드 해피밀 세트를 2010년까지 1년간 방치했다. 결과는 경이적이었다. 1년 동안 방치해 둔 햄버거가 썩지 않고 그대로 있었다. 빵과 고기 패티가 쪼그라든 것 외에는 큰 변화가 없었다.

2014년 미국 온라인 커뮤니티 버즈피드(Buzzfeed)는 유튜브 공식 계정(BuzzfeedBlue)으로 '햄버거들은 얼마나 빨리 나이 들까?(How Fast Do Burgers Age?)'라는 제목의 영상을 공개했다. 버즈피드는 맥도날드, 버거킹, 웬디스, 인앤아웃, 칼스주니어, 잭인더박스, 우마미 7개 업체의 햄버거를 투명한 유리병에 담아 한 달간 방치했다. 한 달 후 업체마다 정도는 다르지만 햄버거에 곰팡이가 피는 등 부패가 진행됐다. 버거킹, 우마미, 웬디스, 칼스주니어, 인앤아웃, 잭인더박스 순으로 많이 부패됐다. 그렇지만 맥도날드는 곰팡이 하나 없이 깔끔했다. 부패가 빨리 진행될수록 방부제 등의 첨가물이 적게 들어갔다는 것을 의미한다.

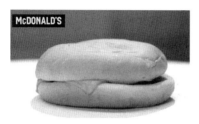
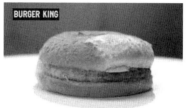

미국 온라인 커뮤니티 버즈피드(Buzzfeed)에서 실험한 결과 가장 먼저 부패하기 시작한 것은 버거킹 햄버거였고, 가장 마지막까지 썩지 않은 것은 맥도날드 햄버거였다.(한 달간 방치한 후 촬영한 사진)

햄버거의 영양가만 따질 일이 아니다. 토마토 한 조각 더 넣었다고 자연 식품이 되는 것도 아니다. 부패하지 않는 음식물은 음식물이 아니다. 얼마나 많은 방부제를 넣어야 식품이 상하지 않을까? 그것이 몸속으로 들어가면 어떤 영향을 미칠까? 끔찍하지 않는가? 그것도 내 아이의 몸에 들어간다면? 좋은 것을 먹으면 좋은 결과가 생기고, 나쁜 것을 먹으면 나쁜 결과가 생긴다는 것은 너무나 당연한 이치가 아닐까?

그런데 썩지 않는 햄버거를 만든 공로를 방부제만 차지할 수는 없다. 라면, 면 요리, 햄, 소시지, 생선 통조림, 스프가루, 과자, 밀가루, 빵가루 등 거의 모든 종류의 식품에 첨가되어 있는 가공 전분의 역할도 무시할 수 없다. 천연 전분에 화학 약품을 섞으면 전분글리콜산나트륨이라는 합성 화학 물질이 만들어지는데, 이것이 가공 전분의 실체다.[49] 이 같은 사실은 일본의 모 식품 제조 업체의 연구실장이었던 코야부 코지로가 『식품 업계는 오늘도 안하무인』이라는 책을 통해 폭로하면서 세상에 알려졌다.[50] 가공 전분은 화학 합성물인데, 식품의 점도를 증가시키거나, 거품이 잘 나게 하거나, 장기 보존을 가능하게 하는 장점이 있다고 한다.

문제는 가공 전분에 대해서는 안전 규제가 없으며, 모든 식품에 제한 없이 사용되고 있다는 점이다. 빵의 경우 평균 20%가 첨가되어 있다고 한다. 어느 정도 첨가했는지 표시할 의무조차 없다. 안전성도 입증되지 않은 화학 물질에 대해 무제한 사용을 허용하고 있는 것이다.

국내의 제과점이나 면요리 식당들에서도 가공 전분은 거의 필수적으로 사용하고 있다. 손칼국수의 맛을 좌우하는 면발에 숨겨진 진실은 바로 첨가물에 있다. 면의 쫄깃한 식감의 비밀은 밀가루와 소금, 물, 주인장의 노련한 손놀림에만 있는 것이 아니다. 물론 순수한 우리 밀을 이용하여 주인의 정성이 깃든 음식을 판매하는 착한 식당도 있지만 말이다. 90% 이상의 식당들에서는 오랫동안 쫄깃한 질감을 유지하기 위해 가공 전분을 넣고 유화제(계면활성제)나 산미료도 추가한다.

시각적인 효과를 내기 위한 첨가물도 있다. 이런 과정을 거치게 되면 손으로 직접 만든 면 못지않게 쫄깃한 면발을 자랑하는 기계면이 탄생한다. 잘 만들어진 기계면이 손칼국수로 둔갑해 팔려도 만드는 과정을 직접 보지 않는 이상 알 도리가 없다. 결국 정부는 사용 기준을 강화해야 하고, 소비자는 변성 전분 표시가 된 상품은 사거나 먹지 않는 것 외는 방법이 없다.

아토피를 유발하는 아질산나트륨

식품을 가공하는 두 번째 이유는 눈이나 코를 자극하여 맛있게 보이도록 하기 위해서이다. 보기 좋은 떡이 먹기도 좋다는 속담은 여기서도 통한다. 마트의 상품 진열대에는 각종 유제품과 가공 육류들이 한눈에도 먹음직스럽게, 자연스러움을 가장하고 손님들이 집어 주기를 바라며 소리 없이 아우성을 치고 있다. 이들 가공 식품들이 자연의 음식과는 다르다는 것은 어느 정도 알려져 있지만, 실제 어떻게 가공되었는지, 그 유해성은 어느 정도인지는 누구도 알지 못한다.

2013년 KBS 1TV 〈생로병사의 비밀 - 내 몸에 독이 쌓인다〉에서 점검해 본 결과, 우리 밥상에 오르는 다양한 먹을거리 중 상당 부분이 독소에 오염된 것으로 나타났다. 인스턴트 식품 속 화학 첨가물을 비롯해 회 등 물고기에 있는 수은, 농약 방부제, 화학비료 속 유기 화합물 등 대부분의 독소가 음식을 통해 체내에 들어온다는 것이 확인됐다. 한국인이 1년 동안 섭취하는 식품 첨가물은 무려 24kg에 달한다고 한다. 성인 남녀 6천 명을 대상으로 국가별 체내 유해 화학 물질 농도 조사 결과, 우리나라 성인의 혈중 수은 농도는 3.08mg으로, 다른 나라에 비해 월등히 높은 것으로 나타났다.

문제는 식품 첨가물과 중금속이나 환경 호르몬이 우리 몸속에서 독소로 작용한다는 것이다. 특히 아이들이 좋아하는 햄이나 소시지 같은 육가공품의 경우, 기준량보다 2.5배 이상 섭취하고 있는 것으로 드러났다. 육가공품에 들어 있는 아질산나트륨은 체내에서 단백질과 결합, 강력한 발암 물질을 생성하는데, 하루에 소시지 몇 점만 먹어도 일주일 기준량을 훨씬 초과하게 된다. 인스턴트 식품의 또 다른 문제는 오랜 시간 부패하지 않기 때문에 육안으로는 구분이 어렵다.

엄마들이 마트에서 손쉽게 구입하는 햄을 진짜 고기라고 착각하면 안 된다. 조리가 쉽고 보관이 편리하다는 이유로 우리 식탁의 주인 행세를 하고 있는 소시지와 햄은 말 그대로 가짜 음식이다. 예를 들어 어육소시지란 약간의 생선살에 전분을 섞어 고기 덩어리처럼 만든 뒤, 설탕, 솔비톨, 인산염, 화학 조미료를 넣어 고기 맛이 나도록 한다. 그리고 색소를 넣어 먹음직스럽게 화장을 한다. 어육이 50% 정도 들었다고 표시된 것도 있지만 어떤 것은 표시 함량조차 없다. 50%가 어육이라면 나머지는 첨가물이라 보면 된다.

소시지 역시 고기로만 만든다고 생각하면 오산이다. 소시지는 원래 상등육을 얻을 수 없는 가난한 계층의 소비자를 위하여 값싼 고기에다 부산물을 이용하여 만든 가공품이다. 현재 시장에서 판매되고 있는 일부 소시지는 이론적으로 설명되고 있는 소시지와 차이가 있다. 지금의 소시지는 잡다한 고기들을 다져 소금, 조미료, 향신료, 야채 등과 섞은 뒤 돼지창자나 인공 케이싱에 넣어 삶거나 찌거나 건조시키거나 훈연해서 만든다.[51]

첨가물들은 식자재의 고유한 특성을 무시한 채 먹음직스럽게 보이기 위해, 변질되는 것을 막기 위해, 향미를 돋우기 위해 사용된다. 여기서 특히 혁혁한 공헌을 하는 첨가제가 아질산나트륨이다. 아질산나트륨은 발색제이면서 풍미까지 책임진다. 고기의 먹음직스런 붉은색을 내는 발색제인 아질산나트륨은 고기의 맛을 풍부하게 해 주고, 미생물의 성장까지 억제하는 일석삼조의 역할을 한다. 고기를 가공하는 과정에는 빠뜨릴 수 없는 첨가물인 것이다.

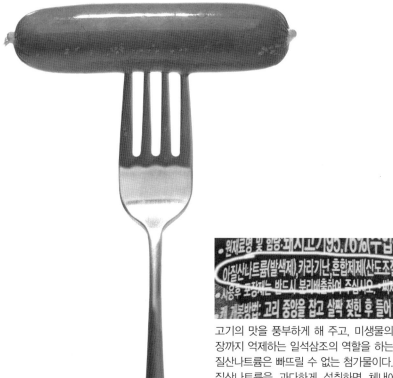

고기의 맛을 풍부하게 해 주고, 미생물의 성장까지 억제하는 일석삼조의 역할을 하는 아질산나트륨은 빠뜨릴 수 없는 첨가물이다. 아질산나트륨을 과다하게 섭취하면 체내에서 발암 물질을 생성할 우려가 있다.

그런데 이 아질산나트륨을 많이 섭취하면 체내에서 발암 물질을 생성한다는 보고가 있다. 아질산나트륨의 1일 허용 섭취량(ADI)은 체중 1kg당 0.0~0.06mg이다.[52] 사람에 따라서는 한계치보다 적은 0.03mg이 허용치가 될 수 있다는 의미라는 게 전문가들의 해석이다. 사람의 경우 섭취량이 0.18~25g의 범위에서 사망할 수 있다는 보고가 있다. 가장 독성이 강한 청산가리 취사량이 0.15g인 점과 비교하면 얼마나 위험한 물질인지 짐작할 수 있다.

치사량까지는 아니더라도, 과하게 섭취하면 구토가 날 수 있으며 빈혈이나 아토피 질환을 유발할 수 있다. 미국 농무부(USDA), 식품의약품안전청(FDA)에서는 육가공업체에 아질산나트륨을 빼고 생산하는 방법을 강구하거나, 최대한 사용량을 줄이라고 권고해 왔으나 업계의 반발에 부딪쳐 실현되지 못했다.[53] 소시지의 색이 유난히 진하거나 붉은색을 띤다면 아질산나트륨이 들어갔는지 확인 후 섭취하는 것이 바람직하다.

햄의 경우도 소시지에 뒤지지 않는다. 돼지고기 100kg으로 햄 120kg을 만들 수 있다고 한다. 일본의 첨가물 전문가 아베 쓰카사가 공개한 햄 제조 과정을 정리하면 다음과 같다.[54]

먼저 젤리액을 만든 뒤 고기 덩어리에 주사기로 주입한 뒤, 고기 전체에 골고루 퍼지게 하기 위해 질경질경 밟는다. 문제는 젤리액에 들어가는 첨가제들이다. 색을 맞추고, 탄력을 줘야 하며 맛을 내야 한다. 햄에 들어가는 첨가물은 비프페이스트, 비프분말S-101, 카제인나트륨, 아질산나트륨, 폴리인산나트륨, 글로타민산나트륨, 변성전분, 증점제 등 여러 가지가 들어간다. 기업에 따라 약간 다를 수 있지만 대략 비슷하다고 봐도 무방하다.

타르 색소 우유

국민들에게 사랑받는 바나나 우유라는 것도 사실 바나나가 들어 있지 않다. 딸기맛 우유에도 딸기는 없다. 초콜릿 우유에는 코코아분말이 고작 3.6% 들어 있다. 가공우유 부분 6년 연속 1위를 할 정도로 여전한 인기를 얻고 있는 바나나 우유는 사실 바나나 '맛' 우유다. 바나나가 들어 있지 않지만 진짜 바나나가 들어 있는 것처럼 진한 바나나향을 내 주는 합성 착향료가 들어간 것이다.

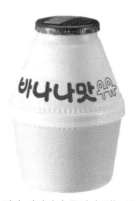

진짜 바나나가 들어가는 듯한 착각을 일으키게 하는 바나나 '맛' 우유

지난 2005년 한 시민단체는 '음료들의 고해성사' 형식으로 가공 우유의 실체를 공개했는데, 참고가 될 것 같다.[55]

"저 '바나나 우유'입니다. 잘 들여다보지 않으시지만, 저는 이미 뚜껑에 제 출신 성분을 낱낱이 밝혀 놓았다고요. '액상과당, 백설탕, 치자황색소, 바나나향'이라고. 제 피부색의 비밀은 바로 치자황색소랍니다. 일본에서는 위험 등급 3급으로 분류돼 있어요. 쥐에게 치자황색소를 체중 1kg당 0.8~5g 경구 투여했더니 설사 증상이 생기고, 간장에서 출혈 현상이 나타났다는 보고가 있대요."

초콜릿, 커피맛 우유와 비교해 별반 다를 바 없다는 '변명'도 이어졌다. "초콜릿·커피 우유들은 그래도 코코아나 커피 가루가 들어갔으니 자신들이 낫다고 거들먹거리지만 우유 점성을 높여 주는 '카라키난'(일본 위험 등급 4등급) 안정제를 품고 있으니 저보다 나을 것도 없죠. 그냥 흰 우유 드시는 게 제일 나아요."

시중에 판매되고 있는 초코 우유의 성분을 살펴보면, '원유(국산) 40%, 액상과당, 코코아조제분말(네덜란드산) 3.6%, 백설탕…' 등이 표시되어 있다. 원유가 40% 들어 있다면 나머지 60%는 무엇일까? 원유 다음으로 비중 있는 성분은 단맛을 내는 액상과당이라는 것을 짐작할 수 있다. 코코아 조제분말은 겨우 3.6%에 불과하다. 초코 우유라기 보다는 초코 '맛' 우유라고 불러야 마땅하다.

초코 맛 우유를 초코 우유처럼 보이도록 만든 것은 타르 색소이다. 형형색색의 화려한 사탕, 아이스크림 등 거의 모든 가공 식품에는 타르 색소가 들어간다고 해도 틀린 말이 아니다. 2013년 한국소비자원에서 수도권의 30개 초등학교 앞 그린푸드존(어린이 식품안전보호구역)에서 판매하는 식품 100개를 검사한 결과, 73개 제품에서 타르 색소가 검출됐다. 검출된 타르 색소는 황색 4호, 청색 1호 등 6개로, 국제식품규격위원회와 유럽연합은 이들 색소에 대해 사용 가능한 함량을 규정하고 있다.

사탕과 음료수 등에 광범위하게 쓰이는 황색 4호, 황색 5호, 적색 2호, 적색 1호 등은 담배의 검은 진, 아스팔트의 검은 물질인 타르와 원재료가 같다. 이런 색소는 값싸고, 색깔이 선명하고, 오래간다는 특성이 있다. 타르 색소는 싸고 선명하다는 이유로 아이들이 즐겨 먹는 과자, 아이스크림, 음료수, 사탕류, 초콜릿류 등에 사용됐다.

하지만 타르 색소는 복통, 구토, 두드러기, 아토피 등은 물론이고 과잉행동증후군에도 영향을 미친다고 알려지고 있다. 타르 색소가 건강에 어떤 영향을 주는지에 대해서는 2013년 MBC에 출연한 인제대학교 김우경 교수의 설명을 들어볼 필요가 있을 것 같다.

"타르 색소에 나타날 수 있는 부작용으로는 알레르기 질환이 있다. 그 중에서도 아토피 피부를 악화시키는 작용을 할 수 있고, 그 다음은 두드러기를 유발시킬 수 있다. 학생들이나 어린이들에게 타르 색소로 인한 주의력 결핍에 대한 연구 결과들이 나오고 있다. 또 발암성 물질로 작용할 수 있다는 연구 결과들도 나와 있는데, 아직까지는 얼마만큼의 농도를 먹어야 되는지 밝혀지지 않았다."

아이가 아토피 증상을 보이거나, 산만하고 과잉 행동의 증상을 보인다면 피부과나 정신과 상담을 받기보다는 아이가 어떤 음식을 먹고 있는지를 먼저 살펴볼 필요가 있다는 것이다.

　잘못된 식생활에서 청소년의 비행이 비롯된다는 주장은 이미 오래 전부터 나왔다. 폭력이 식생활과 관계가 깊다는 사실이 지적된 것은 1977년 미국 상원 영양문제특별위원회 보고서를 통해서였다. 미국 상원 영양문제특별위원회는 저명한 학자 270명을 동원해 2년간 실시한 '식생활이 건강에 미치는 영향'에 대한 조사에서 「잘못된 식생활이 성인병을 만든다」는 5000여 쪽에 달한 보고서를 내놓은 바 있다.

　영양문제특별위원회의 토론에서 식품 첨가물 등 화학 물질의 행동독리학[56]이 문제가 되었다. 몸속에 들어간 중금속이나 화학 물질, 약품, 음식물 등을 문제시하는 것이 행동 독리학인데, 이런 관점에서 보면 식품 첨가물 등은 모두 행동에 문제를 일으키는 행동 독리학상의 물질들이라 할 수 있다.

　영양문제특별위원회는 캐나다의 한 초등학교를 예를 들었다. 이 초등학교에서는 아이들에게 첨가물, 인공착색제, 보존재 등이 들어 있는 가공 식품을 먹지 못하게 했다. 그랬더니 갑자기 아이들이 침착해지고 집중력 결여 등이 개선되면서 학습 의욕도 향상되었다고 한다.

　이 작업에 참여한 브라운 박사는 "등교 거부, 학습 불능의 반항적인 아이들은 식품 첨가물의 희생자"라고 단언했다. 그는 "문제아들에게 화학 물질이 들어 있지 않은 음식물을 먹게 했더니 몇 주 만에 믿기 어려울 정도로 증상이 개선되었다"고 한다. 아이들의 폭력성이 가정 환경이나 심리적인 측면에서만 고려되어 왔는데, 실은 식품 첨가물이 원인이었음을 밝힌 것이다.[57]

미국의 화학자로, 『비타민 바이블』의 저자 민테르 박사 역시 "모든 음식에서 식품 첨가물, 방부제 따위를 끊을 수만 있다면 행동 과잉증의 50%는 치료할 수 있다"고 발표하였다. 행동 과잉증이 10대에게서 나타나면 폭력 학생, 비행 청소년이 된다는 것이다. 현재 국내의 학교 폭력 문제나 군대 폭력 문제 역시 정신적인 데에서만 문제의 원인이 있다고 단정하지 말고, 이들의 식생활에 어떠한 문제가 있는지에 대해서도 살펴볼 필요가 있을 것 같다.

국내에서도 타르 색소 등 식품 첨가물이 뇌를 파괴하며, 아토피 등을 유발한다는 연구 결과가 있다. 한양대학병원 이승남 교수는 "황색 4호 같은 인공 색소는 뇌의 전두엽에 상처를 입힌다. 전두엽은 판단력, 사고력, 기억력, 의지 등을 관장하는 곳으로 중요한 만큼 뇌에 해로운 물질이 들어오지 못하도록 대뇌관문을 세워 둔다. 그런데 인공 색소는 쉽게 전두엽에 침투하곤 한다"고 밝혔다. 이런 이유 때문에 대뇌관문이 아직 완성되지 않은 유아나 어린이들의 경우 더욱 치명적이라고 한다. 또한 이들 색소는 아토피성 피부염, 비염, 천식 등도 유발한다고 한다.[58]

영국에서는 2009년에 이미 이들 색소들이 "과잉 행동 장애, 집중력 결핍, 알레르기, 분노, 발작 등 행동 장애의 원인이 될 수 있다"고 경고했다. 영국의 식품기준청에서는 아동의 과잉 행동을 유발할 가능성이 있는 6가지 식용 색소를 사용 금지했다.[59] 황색 4호, 황색 5호, 적색 102호, 적색 40호는 현재 우리나라에서 사용되고 있는 것이다. 우리나라 식품의약품안전청에서도 2010년부터 어린이 기호 식품에 타르계 색소의 사용을 전면 금지하기로 한 것은 아주 잘한 결정이다.

그렇지만 타르 색소는 어린이들의 주위에서 유령처럼 떠돌고 있다. 치약, 젤리, 심지어 의약품에까지 숨어 들어가 아이들의 건강을 노리고 있다. 2014년 식품의약품안전처로부터 허가받은 치약 10개 중 4개가 타르 색소를 함유하고 있는 것으로 나타났다. 발암성 등으로 어린이 기호 식품에 사용이 금지된 적색 2호 타르 색소를 사용하는 어린이 치약도 43품목에 달했다. 주의력 결핍, 과잉행동장

아토피 피부를 악화시키는 작용을 할 수 있는 타르 색소는 어린이용 시럽제 약에도 들어가 있다.

애(ADHD), 천식, 암 등을 유발하는 것으로 알려진 황색 4호, 녹색 3호 등의 타르 색소를 사용하는 치약도 각각 271품목, 99품목으로 조사됐다.

아이들의 감기약으로 널리 이용되는 시럽형 약에도 타르 색소가 들어 있는 것으로 밝혀졌다. 국내 대표적인 제약사들에서 만든 어린이용 시럽형 감기약에 타르 색소가 포함된 것으로 나타나 충격을 주었다. 딸기색이나 포도색 등을 냄으로써, 약에 대한 아이의 거부감을 줄이기 위해 사용된 것이다.

형편없는 재료가 고급 음식으로

식품을 가공하는 세 번째 이유는 질 낮은 재료를 이용하여 그럴듯한 맛과 향을 내기 위해, 그리고 자연계에는 존재하지 않는 새로운 음식을 만들어내기 위해서라고 할 수 있다. 화학 조미료와 산미료 등과 같은 첨가물들이 동원되어 형편없는 재료를 고급 음식으로 변신시키

는 마술을 펼치는 것이다.

고급 음식점에서 질 좋은 소고기 등심, 갈비 등을 먹을 때 숯불에 그냥 구워 먹는 것이 선호된다. 굳이 화학 조미료로 양념된 것을 먹지 않는다. 그 자체로 맛이 좋기 때문이다. 다른 모든 음식도 마찬가지다. 신선한 재료에 시간과 정성이 최고의 음식을 만드는 기본적인 조건이다. 강한 양념이나 화학 조미료 없이도 충분히 훌륭한 맛을 낸다.

화학 조미료는 대개 고추장 등 강한 양념 속에 그 모습을 감추고 있다. 새빨갛고 홍건하고 걸쭉하고 찐득찐득한 양념으로 범벅된 음식은 가능한 먹지 않는 것이 좋다. 열에 아홉은 맛이 간 재료를 숨기는 꼼수일 뿐이다. 정육점에서 판매하는 양념된 돼지고기도 권하고 싶지 않다. 양념 돼지고기를 먹고 싶다면 고기를 구입해서 집에서 직접 양념을 해 보라. 레시피가 궁금하다면 인터넷만 두드리면 황금레시피가 기다리고 있을 것이다.

웬만한 가공 식품들에는 화학 조미료가 들어가 있다. 화학 조미료의 대명사로 꼽히는 글루탐산나트륨(MSG)의 위해성에 대한 논란은 지금도 진행 중이다. 정부에서는 'MSG는 먹어도 해롭지 않다'라는 공식 입장을 표명하고 있지만, 소비자들은 쉽게 믿지 못하고 있다.

글루탐산나트륨에 대해 1987년 2월 세계보건기구(WHO)에서는 '현재의 가능한 자료를 기초로 한 화학조미료(MSG)의 섭취 허용량을 원하는 기술적 효과를 달성하기 위해 필요한 수준만큼의 양을 사용하면 건강에 해롭지 않다. 그러나 최소한의 양을 사용해야만 한다'고 밝힌 바 있다. 국내의 식품의약품안전청은 화학조미료(MSG)는 '평생 먹어도 해롭지 않다'고 발표했다.

반면 다른 전문가들은 화학조미료(MSG)를 유해한 식품 첨가물이라고 주장하고 있다. 화학 조미료를 많이 먹을 경우 신경조직에 흡수되어 세포막을 파괴해 두통, 구토, 메스꺼움 등의 증상이 나타난다고 주장했다. 어린이의 경우에는 아토피, 천식, 구토, 두통을 유발할 수 있다는 주장도 있다.

국제 글루타메이트 기술위원회(IGTC) 회장인 앤드류 에버트 박사는 글루탐산나트륨에 대해 "딱히 인체에 유해하다는 과학적 근거가 없어 하루 섭취량 같은 것도 정해 놓지 않았다"고 밝혔다. MSG는 글루탐산염에 나트륨이 붙어 있는 염 형태의 물질로, 글루탐산염 자체는 체내에서 만들어지거나 식품 속에 들어 있는 아미노산의 일종이라는 것이다. 또 음식물로 섭취한 글루탐산염은 장내 대사 작용에 의해 94% 이상이 에너지원으로 사용된다는 것이 실험 결과로 확인됐다고 한다.

그런데 흥미로운 것은 에버트 박사가 실험에 사용한 것은 '글루탐산염'이라는 점이다. 자연의 물질인 글루탐산염과 화학 처리 과정을 거친 MSG는 근본적으로 다른 물질임에도 불구하고, 마치 동일한 물질인 것처럼 말하고 있다.

안병수 후델식품연구소장도 "MSG는 천연 아미노산에 나트륨을 결합해 정제한 것으로, 천연 식품 상태인 글루타민산과는 전혀 다르다"고 주장한다. 안 소장은 러셀 블레이록 미국 미시시피대 신경외과 교수의 연구 결과를 근거로 들었다. 자연 식품에서 MSG 성분은 항상 다른 아미노산이나 당류 등과 결합된 형태, 즉 '복합체' 형태로 존재한다. 이런 천연 MSG 성분은 우리 몸에 들어가면 정상적인 대사 과정을 거쳐 적재적소에서 잘 활용된다.

반면 인공적으로 만들어진 MSG 성분은 전부 따로 떨어져 있어 몸속으로 들어가면 곧바로 혈액으로 흡수돼 혈액 내 농도가 평소보다 20~40배나 높아지며, 이 고농도의 MSG 성분은 지체 없이 뇌세포를 공격한다는 것이다.

첨가물의 칵테일 효과

미국 신경외과 전문의 러셀 블레이록은 글루탐산나트륨(MSG)을 '죽음을 부르는 맛', '흥분 독소'라고 부른다. 음식의 감칠맛을 내는 조미료로 쓰이는 MSG의 치명성을 줄곧 폭로해 온 블레이록은『죽음을 부르는 맛의 유혹』에서 뇌가 얼마나 MSG에 취약하고 어떤 뇌병변을 일으키는지 생생히 보여 준다. 이들 MSG는 겉으로는 아무런 증상을 보이지 않는다. 독성을 일으킬만한 용량의 MSG를 투여한 동물 실험에서도 정상적인 행동을 한다.

하지만 실험 동물의 뇌를 현미경으로 들여다보면, 시상하부의 핵심적인 뉴런들이 영구 손상된 걸 확인할 수 있다. 사람의 혈중 글루탐산 농도는 원숭이보다 20배, 쥐보다 5배나 높다. 이 실험은 세인트루이스 소재 워싱턴 대학 정신의학부에 근무하던 신경과학자 존 올니 박사에 의해 수행됐는데, 실험쥐들은 단 한번의 MSG 투여로 뇌가 손상된 것으로 나타났다.

러셀 블레이록은 "만약 누군가가 당신에게 음식에 첨가된 화학 물질이 자녀들의 뇌를 손상시킬 수도 있다는 말을 했다고 하자. 그리고 이 화학 물질이 성장기 자녀들의 신경계를 형성하는 데 악영향을 끼쳐 훗날 학습 능력이나 감정 조절 능력이 떨어질 수도 있다고 한다면 어떨까?"라고 묻는다.[60] 이쯤 되면 엄마들은 마트에서 'MSG무첨가'를 외치는 대기업 상품에 손이 갈 수밖에 없다. 그렇지만 그것은 여우 피하려다 호랑이를 만나는 격이다. MSG 무첨가라고 해도 사실 MSG만큼이나 위력적인 첨가물을 넣는 경우가 대부분이기 때문이다.

백 번을 양보하여 'MSG는 먹어도 해롭지 않다'라는 정부의 공식 입장을 믿어 준다고 해도 찜찜함은 감출 수 없다. 뭐 까짓 것! 정부 말대로 MSG가 안전하다고 가정해 보자. 식품 첨가물은 일일이 독성 테스트를 거친 뒤 일정한 기준을 충족시켜야 사용 허가를 받는다. 문제가 되지 않을 정도의 허용 기준치까지 정해 놓고 있다. 그것만 지키면 문제가 되지 않는다는 것이다.

정부가 규제하는 대로 화학 첨가제 하나하나는 먹어도 괜찮을지 모른다. 그러나 수많은 첨가제가 혼합되어 있는 음식물을 먹을 때, 그것이 인체 내에서 어떤 효과를 발휘할지에 대해서는 아무도 모른다. 이 물질이 수십 종의 다른 첨가물과 섞여 일으킬 수 있는 반응에 대해서는 예측할 수 없다. 칵테일 효과라고 부르는 이 위험한 반응에 대해서는 거의 연구된 바가 없는 실정이다.

개별적으로 식품 첨가물의 안전성이 검증됐다 하더라도 다양한 첨가물이 함께 사용되는 과정에서 새로운 유해 성분이 만들어질 수 있다는 것이다. 2006년 비타민 음료에서 벤젠이 검출된 사건이 좋은 사례가 된다. 벤젠은 국제암연구센터(IARC)에서 규정한 대표적인 발암물질(그룹I)이다. 음료 회사에서 벤젠을 일부러 넣었을 가능성은 전혀 없다. 조사 결과 음료 속에 들어간 합성비타민C와 보존료인 안식향산나트륨이 결합하여 벤젠을 생성한 것으로 드러났다.

일부 첨가물의 경우에는 안전성에 대해 현 시점에서 충분한 시간을 두고 검증이 되지 않거나 추후 문제가 발견될 수도 있는 것이다. 실제로 식약처의 관리 대상 품목은 고정되어 있지 않다. 안전성에 문제가 있거나 자주 사용되지 않는 첨가물은 삭제되거나 일부 첨가물은 새롭게 추가되기도 한다.

일일 허용 기준치라는 기준도 모호하다. 독성이나 발암성 테스트를 할 때 현실적으로 인체를 대상으로 할 수 없으며, 절대 그래서도 안된다. 따라서 당연히 동물 실험에 의존할 수밖에 없다. 사용량 기준도 동물 실험 결과를 보고 판단한다. 그러나 사람과 동물은 생리 체계가 서로 다르다. 어떤 물질에 대한 분해 흡수 능력이 서로 같을 수 없다. 물론 어쩔 수 없는 한계라는 점은 인정하더라도 정부의 발표를 100% 신뢰하기는 어렵다. 영국 리버풀 대학의 독극물 전문가인 하워드 박사는 "우리를 당장 죽게 하지 않기 때문에 안전하다고 가정할 뿐"이라고 말한다.

단맛을 내는 설탕이나 과당도 심각한 문제가 있다. 일부에서는 열량이 매우 낮은 합성 감미료인 아스파탐을 사용해 왔다. 아스파탐은 설탕과 열량이 같지만 200배의 단맛을 낸다고 하여 다이어트 식품에 많이 이용되어 왔다.

아스파탐은 1983년 FDA로부터 승인을 받아 청량 음료 제작에 널리 이용되고 있다. 초기에는 칼로리가 없다는 장점 때문에 건강 생활에 필요한 식품으로 선전되었다.

그런데 아스파탐은 인체에 들어가면 아르파르트산, 페닐알라닌, 메타놀로 바뀐다. 페닐알라닌을 많이 먹게 되면 근육에 이상이 생기고, 심할 경우 뇌와 신경계통에 이상이 생길 수 있다. 특히 주의해야할 점은 임산부가 아스파탐을 먹었을 경우, 뇌에 이상이 있는 아이를 출산할 확률이 높아진다는 점이다. 생후 6개월 안에 아스파탐을 먹은 아기 역시 뇌에 이상을 일으킬 가능성이 높다고 한다.

인류 최대의 문명을 형성했던 로마가 단맛에 빠져 내리막길을 걸었다는 역사적 사실은 오늘날 우리를 돌아보게 한다. 로마인들이 즐기던 포도주는 천연효소를 사용하여 만들었기 때문에 신맛이 강했다. 이 문제를 해결하기 위해 로마인들은 단맛을 내는 사파(sapa)를 첨가했으며, 이것은 포도주스를 납주전자에서 끓여 만들었다. 이렇게

참고

◉ 유해 첨가물로 인한 우리나라의 피해 사례 1호

1916년 우리나라 최초의 근대적 화장품인 백분 '박가분'이 나왔는데, 여기에 들어간 성분이 바로 초산납이었다. 초산납으로 만들어진 박가분은 조선팔도를 떠들썩하게 만들 정도로 화제가 되었다. 전국의 방물장수들이 물건이 없어 팔지 못할 지경이었다고 한다. 순수 국내 자본과 기술력(?)으로 만

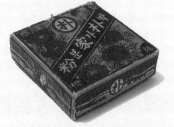

초산납으로 만들어진 '박가분'은 조선 팔도를 떠들썩하게 만들 정도로 화제가 되었지만, 피부를 괴사시키는 납의 독성 때문에 내리막길을 걸었다.

들어진 박가분은 당시 일본 제품조차 조선에 발을 붙이지 못할 정도로 인기를 끌었다. 하루 1만 갑 이상이 팔려 나갔다고 하니 그 인기를 가늠할 수 있을 것이다.

그렇지만 납으로 만들어진 박가분의 끝이 좋을 리 없었다. 1934년 한 기생이 박가분을 사용하다가 얼굴을 망쳤다며 고소하는 사태까지 벌어졌다. 결국 박가분은 납 중독에 걸리면 피부가 괴사한다는 사실을 인정할 수밖에 없었다. 유해 첨가물로 인한 인체의 피해는 100년 전부터 시작되었던 것이다.

하면 맛있는 포도주가 만들어지겠지만, 납과 산이 결합하여 초산납이 된다는 것까지는 로마인도 몰랐다. 납덩어리에 식초를 넣고 하룻밤을 방치하면 납덩어리 주변에 흰 가루가 생기는데 이 흰 가루가 바로 초산납이다. 맹독성 초산납 포도주를 즐긴 대가는 너무도 컸다. 로마제국의 근간을 흔들어 놓은 것이다.

포도주를 마신 황제를 비롯한 관리들은 정신적인 불안정 증세를 보였고, 정사를 제대로 펼칠 수가 없었다. 황제들은 특이한 정신질환 등을 보였는데, 이는 납중독에 의한 것으로 밝혀졌다. 물론 당시에는 로마의 지배 계급조차 통치자들을 괴롭혔던 정신적 불안과 여성들의 불임이 단맛(사파) 때문이라는 것을 알지 못했다. 결국 로마는 사파가 선물한 달콤함에 빠져 스스로 무너져 갔던 것이다.

화학 반응으로 탄생한 인공 감미료

설탕 대용품으로 사용되는 것은 포도당 시럽, 콘 시럽 등도 있다. 이들은 가공 과정을 거친 것이긴 해도 천연 물질에서 유래된 것은 사실이다. 하지만 설탕보다 단맛이 8천 배나 강한 네오탐은 화학 반응을 통해 생성된 인공 감미료이다. 칼로리가 전혀 없으며, 적은 양으로도 단맛을 낼 수 있다는 점 때문에 식품 업계에서 선호되고 있다.

인공 감미료에 칼로리가 없다는 점은 소비자의 시선을 끌기에 충분하다. 열량이 없다면 혈당 수준을 높이지 않을 것이라는 생각 때문에 다이어트 식품으로 선택돼 왔다. 그런데 인공 감미료는 당뇨병과 같은 대사 장애를 예방하는 것이 아니라 오히려 악화시킬 수 있다.

2014년 9월 과학지 『네이처』에 게재된 연구 결과에 따르면 '인공 감미료는 장 속의 미생물들과 작용해 쥐와 인간 모두에게서 혈당 수준을 높이는 것'으로 나타났다. 혈당 수치 상승은 2형 당뇨병과 대사장애의 초기 증상으로 간주되고 있다. 또 인공 감미료가 비만과 당뇨병을 촉발시킨다는 사실도 밝혀졌다. 열량이 없다는 이유로 비만과 당뇨병을 예방한다는 생각 때문에 인공 감미료를 찾지만 오히려 비만과 당뇨병을 유발한다는 것이다.

단순히 높은 칼로리가 비만을 유발하는 것은 아니다. 과일 등에서 유래한 천연당은 오히려 체중을 감소시키는 것으로 드러났다. 2014년 서울 백병원 강재헌 교수팀의 연구 결과 "어린이들이 과일에서 얻은 당, 즉 과당(果糖)을 먹으면 체중이 줄어드는 등 전반적인 건강 상태가 좋아지지만, 탄산음료 등에 단맛을 내려고 일부러 넣는 첨가당은 비만을 유발한다"고 발표했다.

서울백병원 가정의학과 강재헌 교수는 2008년부터 4년간 경기 과천 지역 초등학교 4학년 800여 명을 추적 조사했다. 강 교수팀의 조사에 따르면 과일에서 유래한 당(천연당) 섭취는 체중을 줄여 주었지만, 탄산음료를 통한 당(첨가당) 섭취는 비만과 혈당 상승을 유발한 것으로 나타났다.[61]

비만을 걱정하면서 먹은 음식이 오히려 비만을 불러오는 결과를 낳을 수 있음을 보여 주는 사례이다. 다이어트를 위해서는 인공 감미료가 첨가된 음료를 찾을 것이 아니라 자연에서 태어난 음식을 찾는 것이 현명할 것 같다.

천연 첨가물은 어떨까? 천연의 물질에서 얻은 만큼 화학 첨가물보다는 안전할 수 있겠다는 생각이 든다. 그렇지만 이 역시 화학 첨가물

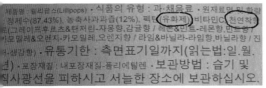

천연 향료의 '천연'이라는 말에 현혹되어서는 안 된다. 천연 향료도 인공 향료와 크게 다르지 않으며, 해로운 성분들이 더 많이 들어 있을 수 있다고 한다.

에 비해 안전할 수 있다는 것이지, 해롭지 않다는 것은 아니다. 천연 첨가물을 만들 때에도 역시 화학 반응을 일으켜 추출하는데, 이 과정에서 해로운 물질들이 의외로 많이 발생한다고 한다.

특히 식품 소재 외에서 뽑아내는 첨가물은 화학 물질에 비해 그 유해성이 결코 뒤지지 않는다고 한다. 식품 저널리스트 에릭 슐로서(Eric Schlosser)는 "천연 향료의 '천연'이라는 말에 현혹되어서는 안 된다. 만드는 방법만 다를 뿐, 천연 향료도 인공 향료와 크게 다르지 않다. 경우에 따라서는 오히려 천연 향료에 해로운 성분들이 더 많이 들어 있을 수 있다"고 하였다. [62]

인공 버터향은 폐에 치명상

어쩌면 식품회사들은 자신들이 사용하는 향료들에 대해 정확한 정보가 없을지 모른다. 향료 회사들이 알려 주지 않는다면 말이다. 향료 회사들은 자신들이 공급하는 제품 속에 무엇이 들어 있는지 결코 밝히지 않는다. 기업 비밀이라는 측면도 있겠지만, 논란의 여지를 처음부터 만들지 않겠다는 의지가 더 강한 것이 아닌가 한다. 기술적으로도 향료에 사용되는 원료들을 일일이 확인하는 일은 가능하지 않다고 한다. 하나의 향료에도 수백 가지의 화학 성분들이 들어가는데, 이를 공개할 회사도 없을뿐더러, 그것을 밝혀 낼 정부기관도 없다는 것이다.

미국 역시 이런 점에서는 다른 나라와 다르지 않다. 미국도 첨가물에 들어가는 성분에 대한 표시조차 의무화하지 않고 있다. 덕분에 첨가물 회사들은 향료의 성분을 비밀로 할 수 있고, 특정 성분들에 대해서는 감출 수도 있다. 국민의 건강은 언제나 뒷전으로 미뤄 놓고 있는 듯 보인다.

그런데 미국은 간혹 법적 소송이 전개되면 천문학적인 배상을 평결하기도 한다. 지난 2010년 미국 법원은 전자레인지용 팝콘의 인공 버터향에 장기간 노출돼 폐 질환을 겪는 환자에게 향료 업체가 3천만 달러(약 350억 원)를 배상해야 한다는 평결을 내렸다.

팝콘 공장에서 20여 년간 일한 뒤 폐쇄성 기관지염, 이른바 '팝콘 폐' 질환을 앓고 있는 제라르도 솔리스(45세)가 팝콘 향료 제조

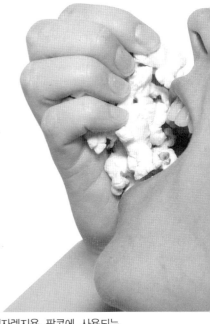

전자렌지용 팝콘에 사용되는 버터향은 디아세틸이라는 화학 물질이 만들어 내는 것인데, 이 물질에 장기간 노출될 경우 폐에 치명적 손상을 줄 수 있다고 한다.

업체 바스프사를 상대로 낸 소송에서 이 같은 결과가 나왔다. 이 사건을 통해 전자렌지용 팝콘에 사용되는 고소한 버터향이 진짜 버터에서 만들어진 것이 아니라 인공적으로 만들어졌다는 것이 일반에 알려지게 되었다.

인공 버터향이 인체에 치명상을 줄 정도의 독성 물질이라는 사실도 놀랍지만, 바스프사가 1993년 쥐 실험을 통해 디아세틸이 폐 손상을 가져올 수 있다는 결과를 알고 있었으면서도 일반 소비자에게 판매해왔다는 사실은 더욱 충격적이다. 팝콘과 아이스크림 등에 버터향

을 내기 위해서는 디아세틸이라는 화학 물질이 들어가야 하는데, 이 물질에 장기간 노출될 경우 폐에 치명적인 손상을 줄 수 있다고 한다.

미네랄 파괴의 주범 식품 첨가물

가공식품을 먹으면 인체에서는 어떤 반응이 일어날까? 정부에서 이야기하는 것처럼 허용 기준치 내에서 먹으면 건강에는 상관없는가? 주위에는 "지금까지 가공식품 가리지 않고 아무거나 먹어도 건강하기만 하다. 너무 깐깐하게 따질 필요 없다"는 사람들도 있다. 이런 사람들의 말처럼 가공식품 몇 번 먹는다고 해서 당장 건강에 문제가 생기는 것은 아니다.

그런데 문제는 최근 그 역치점을 넘어서고 있다는 데 있다. 역치점은 생물이 외부 자극에 반응하는 데 필요한 최소한의 자극 크기를 말하는데, 대부분의 독성 성분은 70~80%까지는 활동하지 않다가 역치점을 넘어가면 활동을 하기 시작한다.[63] 인체에 유해한 성분이 들어오면 몸의 방어 시스템에 교란이 생기고 장애가 발생한다. 간, 신장, 장 등에서 열심히 중화시키고 배설하지만 모든 물질을 걸러 줄 수 있는 것은 아니다.

식품 첨가물이 들어간 가공식품들을 즐겨 먹는다면 몸속에는 지속적으로 독성 물질들이 쌓인다고 봐야 한다. 인체에 축적된 유해 물질은 건강에 치명적인 중독을 유발할 수 있다. 하나하나의 제품으로 볼 때는 허용 기준치를 넘어서지 않아 안전하다고 생각할지 모르지만 이는 오산이다.

우리가 음식을 먹을 때 한 가지만 놓고 먹지는 않는다. 예를 들어 부대찌개를 끓일 때 들어가는 햄, 소시지, 치즈, 라면, MSG 등은 각각의 음식물로 볼 때는 허용 기준치를 넘지 않았더라도 이것들이 모두 모였을 때는 상황이 달라진다. 이런 첨가물들이 많이 들어간 종류의 음식들을 자주 먹게 되면 예상보다 훨씬 빠르게 역치점에 도달할 위험이 있는 것이다.

이승남 교수에 따르면 화학 첨가물이 역치점을 넘어서게 되면, '가볍게는 두통이나 소화 불량에서부터 면역력 저하, 발육 장애 등은 물론 난폭함, 인내력 약화, 집중력 저하 등 몸과 마음에 고루 부정적인 영향을 미친다'고 한다. 인체에 해로운 물질이 들어오면 우리 몸은 박테리아나 바이러스에 감염됐을 때와 같은 반응을 일으킨다고 한다. 그래서 피로, 의욕 저하, 관절 통증, 두통 등 감기와 비슷한 증상이 나타난다는 것이다. 화학 첨가물이 들어간 음식을 지속적으로 먹게 되면 감기와 같은 일시적인 증상을 넘어서 생명에 지장을 줄 정도에까지 치명적인 결과로 이어진다고 한다.

이 교수에 따르면 몸에 들어온 첨가물은 자연 식품과는 달리 최고 80% 정도만 배출되고, 나머지는 고스란히 몸속의 지방이나 뇌, 뼈 속에 쌓인다고 한다. 이 중 일부는 몸에 남아 있는 다른 첨가물과 결합하여 또 다른 독성을 지닌 새로운 화학 물질로 거듭나기도 한다는 것이다.

햄이나 소시지에 숨어 있는 인산염의 경우 칼슘과 같은 미네랄의 흡수를 방해하는 것도 모자라 뼈나 치아 속에 있는 칼슘까지 빼앗아 인산칼슘으로 변신한 후 몸 밖으로 빠져나가는 놈이다. 칼슘과 나트륨의 균형이 깨지게 된 인체는 신진대사에 문제가 발생한다. 신경안정제 역할을 하는 칼슘이 부족함으로써 성격이 거칠어지게 되고, 뼈와 치아도 부실해진다.

미국 상원 영양문제특별위원회가 국립건강통계센터로부터 제출받은 보고서에도 가공식품의 미네랄 부족과 파괴에 대해 언급하고 있다.[64] 이 보고서는 18~44세의 백인 여성을 조사한 결과로서 "비타민 미네랄의 부족이 현저하다. 특히 칼슘은 56%, 철분은 92%, 비타민A는 65%, 비타민C는 49%나 부족하다"고 기록하고 있다.

영양문제특별위원회는 '식생활 지침'을 통해 "비타민과 미네랄원인 야채와 해조를 많이 먹을 것, 그것도 가공도가 낮은 것을 먹을 것, 설탕의 섭취량을 줄일 것"을 강조했다. 쌀이나 밀을 정제하면 비타민이나 미네랄은 현저하게 줄어든다. 보통 소맥분을 정제하면 인은 1/3, 칼슘은 1/2, 아연은 1/3로 줄어든다. 정제하는 것만으로도 미네랄은 현저하게 줄어드는 것을 확인할 수 있다. 여기다 다양한 첨가물을 넣고 가공 과정을 거치게 되면 대부분의 미네랄은 파괴되고 만다.

그렇다고 가공식품을 전혀 먹지 않고 살 수는 없다. 따라서 먹더라도 피해를 최소화하는 방안을 찾아볼 필요가 있다. 다소 귀찮더라도 내 아이를 위한 일이라 생각하자. 아이들이 즐겨 찾는 햄, 소시지 등 육가공 식품은 끓는 물에 2~3분 정도 데치면 좋다. 이 과정에서 아질산나트륨 등의 첨가물을 제거할 수 있다. 다양한 첨가물에 있어 햄에 결코 뒤지지 않는 어묵도 조리하기 전에 미지근한 물에 5분 정도 담갔다가 헹군 후 조리한다.

대한민국에서 가장 인기 있는 국민 간식 라면도 문제다. 라면은 처음 면을 삶은 물은 버리고, 다시 끓는 물을 부은 후 스프를 넣어 조리하면 면을 쫄깃하게 만들기 위해 넣은 '인산나트륨'을 제거할 수 있다.

물론 스프에 들어간 MSG 등 다양한 첨가물은 감수할 수밖에 없다. 이 것도 찜찜하다면 스프를 반만 넣고, 김치를 넣어 맛을 조율하는 것도 한 방법이 될 것 같다.

통조림 제품 역시 가급적 먹지 않는 것이 좋다. 자연의 음식을 두고 굳이 먹을 필요는 없지만, 먹을 수밖에 없는 상황도 생길 수 있다. 통 조림에 담긴 음식물에는 방부제와 산화방지제가 들어 있다. 내용물을 찬물에 한두 번 헹궈 먹는 것이 좋다.

건강 식품으로 알려진 두부도 알고 보면 만만치 않은 첨가물이 들 어가 있다. 두부에는 응고제와 소포제, 살균제 등이 들어있는데, 찬물 에 여러 번 헹궈 사용하면 두부에 들어 있는 이들의 잔존량을 줄일 수 있다. 색소가 들어 있는 단무지는 찬물에 5분 정도 담갔다가 색소를 어느 정도 제거한 뒤 먹으면 된다.

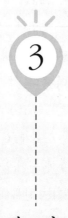

식용유와
트랜스지방

부슬부슬 비가 내리는 날 저녁이면 꼭 먹어 줘야 할 것 같은 음식이 있다. 식용유에서 자글자글 익어가는 부침개. 바삭바삭한 식감과 고소한 냄새는 거부할 수 없는 유혹이다.

비오는 날 기름에 튀긴 부침개가 당기는 이유는 무엇일까? 부침개 부치는 소리가 빗소리와 진폭이나 주파수가 거의 흡사해 비 오는 날 부침개가 더 먹고 싶어진다는 분석도 있지만, 그것보다는 진화의 산물로 보는 것이 좀 더 타당해 보인다.

원시시대 인류의 생존에 가장 중요한 것은 식량과 체온 유지였다. 현대 인류에게 있어 가장 중요한 의식주 문제도 따지고 보면 원시 인류가 부딪쳤던 문제와 다르지 않다. 영화 〈웰컴 투 동막골〉에서 뛰어난 지도력을 발휘하는 촌장은 그 비결에 대해 "등 따시고 배부르게 해 주는 것"이라고 한마디로 정리한다.

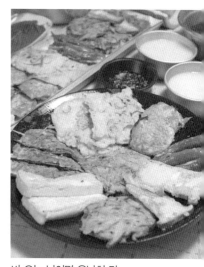

원시 인류에게 비 오는 날은 위기의 순간이나 다름없었다. 비가 오면 인체는 스스로를 지키기 위해 추위와 공복감의 신호를 보낸다. 체온을 일정하게 유지하기 위해 신진대사 작용이 활발해지고, 소화 기능도 활성화되면서 쉽게 공복감을 느끼게 된다. 모든 것이 부족했던 시절이었기 때문에 인간은 먹을 수 있을 때 많이 먹어 두어야 했다.

우리 몸은 수백 만 년 동안 진화를 거듭해 오

비 오는 날이면 유난히 당기는 고소한 부침개와 막걸리 한 사발. 인류는 체온 유지를 위해 지방질 음식을 몸속에 축적시키도록 진화해 왔다.

면서 가능한 한 당분이 많이 든 열매를 찾아 먹으려 했고, 지방질이 많은 음식을 좋아하게끔 적응해 온 것이다. 기근에 시달리던 인간은 어려울 때를 대비하여 지방을 축적시켜 왔는데, 위기의 순간에 기근으로부터 어느 정도 방어할 수 있었던 것이다.

진화의 기억은 무의식중에도 우리를 지배하고 있다. 비 오는 날 비교적 열량이 높은 기름에 부친 부침개 종류의 음식과 쌀을 발효한 막걸리가 당기는 것이 그 증거이다. 그런데 기름진 음식을 기가 막히게 좋아하도록 진화해 온 몸과 달리 오늘날 우리 주변엔 달고 기름진 음식이 너무 많다. 과다한 지방 섭취에 의한 동맥경화는 현대인들의 가장 큰 사망 원인 중 하나인 심장마비나 뇌졸중의 직접적인 원인이 되고 있다.

마트에 가면 올리브유, 포도씨유, 카놀라유, 해바라기유 등 다양한 종류의 식용유가 즐비하다. 이런 다양한 종류의 식용유들을 어떤 방식으로 추출했는지, 건강에는 문제가 없는지, 궁금한 것이 한두 가지가 아니다.

저온 압착법으로 만든 올리브유, 포도씨유, 해바라기유, 현미유, 참기름, 들기름 등은 트랜스지방이 거의 함유돼 있지 않다고 하여 많이 찾고 있다. 올리브유는 심장병, 암 예방에 도움을 주는 효과가 있는 것으로 알려져 있다. 올리브유가 콩기름이나 옥수수기름보다 더 좋다고 하는 것은 무엇보다 기름을 추출하는 과정이 다르기 때문이다.

올리브유는 열을 가하지 않고 압착해 제조하고 정제 과정을 거치지 않기 때문에 영양분이 풍부할 뿐만 아니라 콩기름이나 옥수수기름처럼 쉽게 산화되지도 않는다. 실제로 이탈리아인 5,000명을 대상으로 연구한 결과 올리브유를 많이 먹은 사람일수록 혈당치, 혈중 콜레스테롤, 수축기 혈압 등이 낮은 것으로 나타났다. 또 올리브유는 노화로 인한 인지 능력 감퇴를 막아 준다는 연구 결과도 발표된 바 있다.

물론 화학 처리를 통해 기름을 추출하는 업체들에서도 할 말은 많다. 옥수수기름이나 포도씨기름 등에는 필수지방산인 리놀레산이 풍부해서 콜레스테롤의 수치를 낮춰 주어 동맥경화를 예방해 준다고 주장한다. 그들의 주장대로 리놀레산은 땅콩, 호두 등 견과류에 많이 함유돼 체내에 있는 콜레스테롤을 제거하는 역할을 해 심장병과 비만, 고혈압, 동맥경화를 비롯한 각종 성인병을 예방하고 치료하는 효과가 있다.

또한 식용유는 식물성 기름이라 동물성 기름에 비해 안전하고 건강에도 도움이 된다고 믿는 소비자도 적지 않다. 불포화지방산이 많은 옥수수기름, 콩기름은 콜레스테롤이 혈관벽에 달라붙는 것을 막아 준다는 믿음이 그것이다.

아토피의 원흉, 하이드록시노네날

과연 그럴까? 식용유 업체의 주장을 액면 그대로 믿어도 될까? 물론 그들의 주장도 어떤 측면에서는 타당하다. 옥수수, 콩, 포도씨 등은 불포화지방산의 함량이 많고, 콜레스테롤과 관련해서 유익한 활동을 하는 것도 사실이다.

그렇지만 그것은 순수한 식물 상태로 있었을 때 해당되는 말이다. 추출 과정으로 들어가면 이들은 과거의 순수했던 곡물 시절은 까맣게 잊고 전혀 새로운 물질로 변신한다. 식용유는 과거 곡물이었던 시기를 기억하지 못할 뿐 아니라 그 때 가졌던 영양소도 잃어버린다.

미국 상원 영양문제특별위원회 보고서에도 '식용유는 그것이 순수한 식물성 기름을 소재로 하였더라도 이미 비타민, 레시틴, 셀레늄과 같은 좋은 영양 성분은 거의 제거되어 있다'고 기록되어 있다. 특히 항산화제로서 역할을 하는 비타민E와 셀레늄도 제거되어 있다.

식물유에 포함되어 있는 불포화지방산은 시간이 흐름에 따라 과산화지질을 생성하게 된다. 이런 기름으로 튀긴 음식을 먹는 것은 독을 먹는 것과 같은 결과를 가져온다.[65] 과산화지질은 단백질과 결합하여 리포푸신이라는 물질로 변하는데, 이 물질은 노화 물질로서 노인 반점 즉, 검버섯의 주요 성분이기도 하다.

문제는 식물의 열매나 씨앗에서 기름을 추출해 정제 과정을 거치는 동안 리놀레산에서 생겨난 '하이드록시노네날'이 뇌세포를 파괴시키고 각종 염증을 유발하는 원흉이 된다는 것이다. 우리가 식물성 기름이 몸에 좋다고 믿게 된 데에는 원재료의 영양소만을 내세워 홍보해 온 식용유 업체의 책임이 크다.

콩이나 옥수수를 식용유로 제조할 때는 유기 용매인 핵산(등유 성분)을 이용한다. 먼저 식물을 가루로 만든 뒤 핵산을 투입, 가루에 들어 있는 기름 성분을 녹여낸다. 이 용제는 인체에 유해하며 독특한 냄새를 풍긴다. 그래서 섭씨 250℃로 가열하여 용제를 휘발시켜버린다.

이 과정에서 식물유에 포함된 리놀렌산의 일부가 하이드록시노네날이 되어버리며, 토코페롤, 셀레늄 등 천연 항산화제도 함께 제거되어버린다. 가정에서 개봉하는 순간부터 공기와 결합하여 산화되기 시작하는 식용유는 암, 백혈병, 심장병, 동맥경화, 고혈압, 류머티스 관절염, 아토피성 피부염 등을 유발하는 활성산소를 만든다.

더욱 심각한 것은 이들 기름이 가정의 프라이팬에서 가열되는 동안 하이드록시노네날을 발생시킨다는 점이다. 섭씨 180℃에서 5분 만에 버터보다 2~3배나 많은 하이드록시노네날을 발생시켰다. 미네소타대학 사리 살라니(Saari Csallany) 박사는 자신의 논문에서 '식용유를 가열하면 생기는 하이드록시노네날은 독물이며, 동맥경화와 뇌졸중, 알츠하이머 등의 원인 물질'이라고 밝히고 있다. 뇌과학 전문의 야마시다 데쓰모리는 여기서 한발 더 나아간다.[66]

"식용유에는 처음부터 하이드록시노네날과 트랜스지방산이라는 두 종류의 독물이 들어 있다고 해도 과언이 아니다. 식용유를 애용하는 사람은 피부가 쉽게 거칠어지고, 아토피나 알레르기에도 잘 걸린다. 피부가 거칠어져 걱정이라면 식용유의 과잉 섭취가 우울증, 정서 장애, 기억 장애, 집중력 저하를 부른다는 사실에 대해 관심을 가져야 할 것이다."

식용 플라스틱 트랜스지방

임산부들도 많이 즐기는 커피에는 카페인 성분이 함유돼 있어 많이 마시면 위험하다. 과도한 카페인은 자궁으로 가는 혈류를 방해해 임신 초기 유산율을 높일 수 있기 때문이다. 토론토 어린이 병원 독물학 교수인 기드온 코렌의 연구에 따르면 "커피를 마시는 여성들이 더 자주 유산을 하고, 하루 6잔 이상의 커피가 태아의 기형 위험성을 두 배로 높이는 것으로 나타났다"고 한다.[67]

물론 임산부 가운데 하루 6잔 이상의 커피를 마시는 사람은 없을 것이다. 인체의 자정 시스템도 입덧을 통해 카페인을 막는다고 한다. 뉴욕 코넬 대학의 조사에 따르면 임산부들이 입덧을 느끼는 식품 가운데 커피가 1순위를 차지했다. 임산부의 몸은 과다한 카페인들이 몸으로 들어오는 것을 막기 위해 자체적으로 방어 시스템을 가동하는 셈이다.

임산부의 하루 카페인 권장량은 커피 전문점에서 파는 레귤러 커피 한두 잔 정도다. 커피가 사망률을 낮추거나 암 위험성을 감소시킨다는 연구들 모두 설탕이나 프림 같은 첨가물은 빼고 원두 커피만 마셨을 때의 얘기다.

인스턴트 커피에 포함된 설탕이나 프림같은 첨가물은 비만을 유발하는 원인이 된다. 비만은 당뇨병, 고혈압, 뇌혈관 질환을 일으킬 뿐만 아니라 유방암, 대장암의 위험 요소이다. 인스턴트 커피에 많이 사용하는 프림은 임산부라면 반드시 피해야 할 대상이다.

국내의 유명 커피믹스 회사가 자신들이 만든 커피믹스에서 카제인나트륨을 뺐다고 하는 광고를 본 적이 있을 것이다. 카제인나트륨 논란으로 인지도를 크게 올린 이 회사는 얼마 뒤 인산염을 뺐다는 신제품을 출시했다. 한국인이 인을 과잉 섭취해 칼슘 흡수에 방해되는 문제가 있다며 커피믹스에서라도 인을 줄였다고 목소리를 높였다.

카제인나트륨과 인산염을 제거한 이 회사의 커피믹스는 아무런 문제가 없을까? 문제의 핵심은 이 둘이 아니다. 프림을 구성하는 첨가물 가운데는 카제인나트륨, 제이인산칼륨, 실리코알루민산나트륨, 향료, 색소 등이 포함되어 있다.[68]

그런데 카제인나트륨이 미국, 호주, 유럽 등에서 식품으로 분류될 정도로 유해성이 크지 않으며, 인산염은 첨가물 중에서도 가장 독성이 적고 양에 상관없이 허용될 정도의 식품 첨가물이다. 전문가들도 인의 독성은 설탕과 소금과 같은 수준이며 커피믹스의 인이 건강에 영향을 줄 만큼의 양도 아니라고 한다.

프림에서 가장 큰 문제가 되는 것은 트랜스지방이라 할 수 있다. 프림을 보면 우유나 생크림으로 만들었을 것같은 착각이 든다. 프림에 대한 실체가 알려지지 않은 20~30년 전에는 마치 우유를 타서 먹이듯이 프림에 설탕을 타서 아이에게 먹이기도 하였다. 지금 생각해 보면 아찔한 일이다.

엄마들은 색이나 맛을 보고 프림이 분말 우유로 만든 것이라는 착각을 했을 수 있다. 그렇지만 프림에는 한 방울의 우유도 없다. 프림은 식물성 유지가 주요 물질이다. 식물성이면 좋은 것 아니냐는 물음이 있을 수 있지만, 이 역시 착각이다.

문제는 이 식물성 기름이 트랜스지방이라는 점이다. 트랜스지방은 플라스틱 지방으로 불릴 정도로 유해하며, 체내에서 정상적으로 대사가 이루어지지 않는 악성 기름 덩어리라 할 수 있다. 트랜스지방과 함께 제기되는 또 다른 문제는 유화제이다. 물과 기름이 섞이지 않는다는 것은 세 살배기 아이도 아는 사실이다. 현대의 첨가물 기술에 이 정도는 문제도 아니다. 물과 기름의 경계를 없애는 유화제는 놀랍게도 우유처럼 보인다. 유화제라는 부드러운 말로 표현해서 우리가 그 심각성을 모르고 있는데, 이는 우리 주변에서 흔히 사용하는 말로 표현하면 계면활성제를 말한다. 주방 세제, 샴푸, 세탁 세제 등에 사용되는 바로 그 계면활성제[69] 말이다.

우유처럼 만들어 주기 위해서는 색깔만으로는 부족하다. 약간 걸죽한 점성이 있어야 한다. 점성을 높여 주기 위해 추가하는 첨가제가

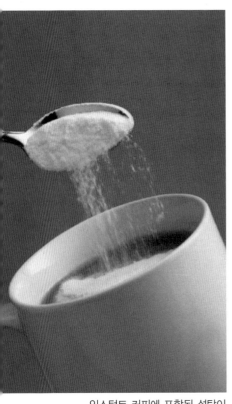

인스턴트 커피에 포함된 설탕이
나 프림같은 첨가물은 비만을 유
발하고 당뇨병, 고혈압, 뇌혈관
질환의 원인 물질이 된다.

증점제이다. 증점제가 들어가면 약간의
끈적함이 생기고, 진짜 우유와 분간하기
어려워진다. 더 진한 우유처럼 느끼도록
색소를 넣고, 보존기간을 늘리기 위한 pH
조정제, 우유 맛을 내기 위해 향료 등이 줄
줄이 투입된다. 물과 기름, 화학 물질이
마침내 프림으로 화려하게 탄생한다.[70]

엄마의 몸으로 들어간 물질은 거의 대
부분 아기에게 전해진다고 해도 틀린 말
이 아니다. 산모에게 포도당을 투여한 결
과 태아의 심장박동수와 태동수가 크게
증가했다는 연구 결과가 있다. 태아가 임
산부의 혈액을 타고 흘러들어 온 포도당
을 느끼는 것이다. 이런 태아의 뛰어난 감
각 능력은 미각과 후각이 동원된 결과라
고 볼 수 있다.

태아는 자궁 안에서 느꼈던 냄새도 기
억하는 능력이 있다. 분만 때 자궁에서 양수를 채취하여 산모의 양쪽
젖꼭지 가운데 한쪽에 묻힌 뒤 신생아가 어떤 젖꼭지를 선택하는지
관찰한 결과 77%가 양수가 묻은 젖꼭지를 물었다는 연구 결과가 있
다. 신생아가 양수 냄새를 기억하는 것이다.

바퀴벌레도 안 먹는 마가린

여기서 문제 하나 풀어 보고 가자.

'실온에서 포장되고 판매되는 거의 모든 가공식품에 들어간다. 과자나 빵, 초코바 등에는 무조건 들어 있다고 봐야 한다. 인기 있는 패스트푸드(감자튀김, 후라이드 치킨, 치킨 너깃)와 정크 푸드에 빠지지 않고 들어 있다. 일일 섭취 기준량이 정해져 있지 않다.'

어떤 물질일까? 정답은 트랜스지방이다. 아이들이 즐겨 먹는 쿠키, 크래커, 도넛 등 거의 모든 과자에 들어 있다. 몸에는 나쁘지만 트랜스지방을 이용하면 음식이 더욱 고소해지고 바삭해지는 느낌을 주기 때문에 대부분의 스낵, 빵, 튀김, 도넛 등에 광범위하게 활용되고 있다. 트랜스지방을 많이 함유한 대표적인 식품은 쇼트닝과 마가린이다. 값이 싼 데다가 이것을 사용한 제품은 쉽게 상하지 않아 장기간 진열대에 올려 놓을 수도 있다.

일상에서 흔하게 접하는 마가린과 팻스프레드 등에도 들어 있다. 이 두 가지는 같은 물질인데, 유지 함유량이 80% 이상이면 마가린, 그 미만이면 팻스프레드라고 부를 뿐이다. 유지는 본래 액체 상태인데, 반고체 상태로 변신한 것은 수소첨가라는 화학 과정을 거쳐 시스형 결합을 트랜스형 결합으로 바꿨기 때문이다.

수소첨가란 탄소의 이중 결합 부분에 수소를 붙여 분자 구조를 안정되게 하는 방법인데, 액체 상태인 석유를 플라스틱으로 만드는 과정을 연상하면 쉽다. 식용유 자체는 불포화지방이지만, 화학 처리 과정을 거친 뒤에는 불포화지방과 포화지방의 절반씩 닮은 기형적인 모습으로 변신하게 된다.

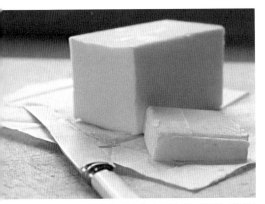
옥수수기름에 수소를 첨가하면 기름이 고체화된다.

마가린은 전쟁터에서 만들어졌다. 1869년 나폴레옹 3세는 참전 병사들을 위해 변질되지 않는 버터를 만들 것을 명령했다. 당시 유럽에서는 장교들만이 버터를 먹을 수 있었으며, 일반 병사들은 꿈도 꿀 수 없었다. 황제의 명령을 받은 화학자들이 쇠기름 등 동물성 유지를 이용하여 버터의 대용품을 만들어냈는데, 그것이 바로 마가린이다.

뒤이어 프랑스 매주무리에서는 수소첨가법으로 식물성 액체 유지를 고체로 만드는 방법을 고안했으며, 1950년대 들어 대량으로 생산되었다. 마가린은 식물성이라는 점 때문에 마치 건강 식품으로 오해받기도 했다. 포화지방, 콜레스테롤의 섭취가 심장질환의 원인이라는 것이 알려지면서 식물성 유지로 만들어진 마가린 섭취가 장려되기도 했다.

필자도 어렸을 때 마가린에 밥을 비벼 먹기도 했던 기억이 있다. 우유 맛이 감도는 마가린은 이전까지 맛보지 못했던 고소함이 있었고, 당시에는 특별한 기회에 맛볼 수 있는 특식이었다.

사실 마가린의 유해성이 알려진 것은 얼마 되지 않았다. 1970년대에 마가린이 혈중 콜레스테롤을 증가시킬 수 있다는 연구 결과가 발표되고, 트랜스지방이 원인 물질이 될 수 있다는 가능성이 제기되었다. 물론 마가린 제조 업체에서는 강력하게 반발했다. 1987년 마가린에 함유된 트랜스지방에 대한 우려가 구체화된 이후, 1992년 '포화지

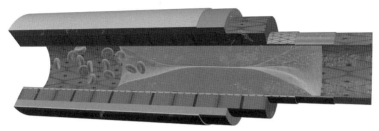
트랜스지방이 혈관 벽에 쌓이면 혈액 순환에 장애가 생겨 우리 몸은 산소와 영양분을 제대로 공급받지 못하게 된다.

방보다 트랜스지방이 심장질환에 더 위험하다'는 결론에 도달했다.

식용유가 유해하다는 것은 식용유 자체에 문제가 있다는 것이 아니다. 식용유를 화학 처리하여 마가린이나 팻스프레드를 만들면 반고체 상태의 트랜스형으로 변화한다. 당초 불포화지방산이었던 식용유는 화학 처리 후 포화지방산의 특징을 띠게 되는 것이다. 포화지방산이 되면 녹는점이 높아지기 때문에 몸속에서 쉽게 분해되지 않고 덩어리 상태로 남게 된다. 끈적끈적한 상태가 된 혈액은 혈관과 뇌 표면에 쌓이게 되어 혈액 순환에 장애를 일으키게 된다. 자연스럽게 아이들의 면역력과 두뇌 기능은 떨어지게 된다.

트랜스지방의 폐해가 밝혀지면서, 전 세계는 지금 트랜스지방과의 전쟁을 벌이고 있다. 트랜스지방이 많은 패스트푸드를 자주 먹을 경우, 심각한 복부 비만이 초래된다. 5년간 원숭이에게 트랜스지방과 일반 지방을 먹인 결과, 트랜스지방군에서 체중이 7.2% 증가했고 복부지방은 다른 집단에 비해 30%나 늘어난 것으로 나타났다.

하지만 FDA가 영양 표시에 트랜스지방 표기를 의무화한 것은 2006년이 되어서였다. 이 과정도 순탄하지 않았는데, 이른바 '오레오 사건'이 표기 의무화의 토대가 되었다. 2003년 미국의 조지프라는 변호사가 오레오 비스킷을 생산하는 크래프트사를 상대로 소송을 제기했다. 오레오 비스킷에 트랜스지방이 함유되어 있다는 사실을 공개하지 않았다는 것이다.

그 결과 크래프트사는 소송 제기 2달 만에 자사 제품에서 트랜스지방을 모두 제거하겠다고 발표했다. 이 사건을 계기로 FDA 식품업체들에 트랜스지방 함유량을 영양 표시 항목에 추가할 것을 요구한 것이다.

그렇다면 트랜스지방은 우리 몸에 어느 정도 영향을 미치기에 그렇게 위험하다고 하는 것인가? 간단하게 말하자면 '불포화지방처럼 생긴 녀석이 몸속에서 포화지방처럼 행동'하기 때문에 문제가 발생하는 것이다.

트랜스지방이 불포화지방이 있어야 할 자리를 차지하고 주인 행세를 하면서 인체는 교란이 벌어지기 시작한다. 우리 몸은 수백 만 년 동안 진화를 거치는 동안에도 이런 놈은 접해 본 적이 없다. 인체의 미토콘드리아는 트랜스지방을 분해할 능력이 없다. 트랜스지방은 합성 물질의 특성상 쉽게 분해되지 않으며, 인체에 유입된지 50일이 지나야 겨우 분해된다고 한다.

포화지방보다 더 나쁜 기름

여기서 잠깐. 일부 업체들에서는 트랜스지방(쇼트닝이나 마가린) 대신 팜유(포화지방산)를 대체하고 있는데, 포화지방과 트랜스지방 가운데 어떤 것이 더 나쁜 놈일까? 식품의약품안전청에서는 '트랜스지방이 포화지방보다 2~4배 정도 나쁘다'고 말하고 있다. 포화지방의 경우 자연에 존재하는 지방이며, 일반 음식을 통해서도 섭취할 수 있는 것이다.

반면 트랜스지방은 자연 상태에서는 존재하지 않았던 인공 물질이다. 운동을 해도 자연 상태의 지방처럼 소모되지도 않으며, 인체의 혈관 등에 고스란히 자리잡고 앉아 있다. 야마시다 데쓰모리는 "사람들은 흔히 동맥경화에는 콜레스테롤이 큰 영향을 미친다고 생각한다. 하지만 실제로는 식용유 섭취로 인해 생기는 활성산소의 역할이 크다. 혈액 중 나쁜 콜레스테롤이 많다 해도 이것을 산화시키는 활성산소가 혈액 중에 적으면 동맥경화는 진행되지 않기 때문"이라고 한다.[71]

야마시다 데쓰모리에 따르면 악성 콜레스테롤을 증가시키는 주범은 '마가린이나 쇼트닝 등의 주성분인 트랜스지방'이라고 한다. 즉, 인간의 뇌 질병과 두뇌 활동의 저하, 혈관 질환 등의 주요 원인이 우리가 일상에서 자주 먹는 식용유라는 것이다. 트랜스지방은 혈관 속 지방질 플라크의 양을 증가시키고, 혈관을 굳게 만들 수 있다. 트랜스지방은 위장에서 플라스틱처럼 변하기 때문에 우리 몸이 소화시키려면 사투를 벌여야 한다.

그렇기 때문에 트랜스지방을 많이 섭취할 경우 비만은 물론 생명을 위협하는 심각한 심혈관 질환이나 암에 걸릴 가능성도 높아진다. 특히 지속적으로 먹게 되면 뇌세포에 영향을 주어 기억력을 약화시키고, 체내에 나쁜 콜레스테롤을 증가시켜 고혈압을 유발할 수가 있다.

뇌는 다른 신체 기관에 비해 우리가 먹는 식품 성분으로부터 영향을 적게 받는다고 알려져 왔으나 최근의 새로운 연구 결과에 따르면 뇌가 의외로 식품의 화학 물질에 대해 예민한 반응을 보인다는 점이 속속 드러나고 있다. 우리가 먹는 음식이 뇌의 활동에 직접적인 영향을 끼친다는 말이다.

뇌의 활동에 가장 심각한 타격을 안겨 주는 주범이 바로 트랜스지방이다. 포화지방에 많이 들어 있는 트랜스지방산이 뇌세포에 가서 자리 잡게 되면, 만성적 피로 증후군이 나타나고 학습 능력에 있어서도 장애를 초래하게 된다. 인체 에너지의 절반을 사용하는 뇌의 활동으로 생겨나는 엄청난 노폐물과 유해물질을 뇌세포가 제대로 배출시키지 못하게 되어 나타나는 현상이다.

뿐만 아니라 트랜스지방은 주로 복부에 축적돼 비만 중에도 가장 나쁜 복부 비만을 일으키기 때문에 더욱 위험하다. 이 놈은 우리 몸에 한번 들어오면 상당히 오랜 시일(약 50일)이 지나기 전에는 없어지지 않는다. 먼저 섭취한 트랜스지방이 없어지기도 전에 또 다시 트랜스지방을 섭취하게 되면 몸속의 트랜스지방은 점점 늘 수밖에 없다. 하버드대학교 연구자들은 매년 최소한 3만 명의 미국인들이 트랜스지방 때문에 사망한다고 보고 있다.

트랜스지방은 우리가 건강 음식으로 알고 있는 치즈나 버터에도 숨어 있다. 일반적으로 치즈는 크게 발효 치즈와 가공 치즈, 그리고 모조 치즈가 있다. 유산균과 효소를 이용한 것이 발효 치즈이며, 이것이 소위 진짜 치즈이다. 우리 머릿속에서 떠올려지는 치즈는 바로 이 발효 치즈이다.

그러나 우리의 기대를 악용하는 치즈가 있다. 약간의 자연 치즈에 많은 식품 첨가물을 섞어 치즈처럼 인공적으로 제조한 것은 가공 치즈라 부른다. 엄마들이 아이들에게 즐겨 먹이는 소위 체다 슬라이스

·제품명:체다슬라이스치즈 ·유통기한:앞면 표기일까지 ·원재료명 및 함량:
자연치즈 80%(뉴질랜드, 호주, 네덜란드산:원유, 유산균주, 식염,
우유응고효소), 정제수, 산도조절제, 파프리카추출색소 0.07% ·살균제품(82℃ 이상,
1분 이상) / 탄산, 질소충전 ·포장재질:EVA+PB+PE 또는 PP+PE ·반품 및 교환장소:각 영업지점 및 구입처

자연 치즈 80%라고 표기된 가공 치즈. 나머지 20%는 대체로 식용유 등과 함께 첨가물들
이 들어간다.

치즈도 가공 치즈이다.

대략 40~80% 정도의 자연 치즈에 나머지는 식용유 등과 함께 첨
가물이 들어간다. 가공 치즈는 뜨거울 땐 별 차이가 없어 보이지만 식
으면 제 모습을 드러낸다. 가공 치즈는 치즈의 풍미를 흉내 낸 것으로,
주재료가 우유가 아닌 식용유이다. 영양적 가치는 물론 식물성유지
덩어리라고 조롱을 받을 정도이다. 그나마 모조 치즈보다는 낫다.

모조 치즈는 치즈라는 이름 빼곤 모두 가짜다. 모조 치즈는 식용유
등에 첨가물을 더해 치즈와 비슷한 모양만 내는 제품이다. 가격은 둘
다 자연산 치즈보다 30~50% 저렴한 편인데, 싼 게 비지떡이라는 점
을 명심해야 한다.

독일의 파울 트룸머(Paul Trummer)는 "토스트 피자나 피자 치즈 등
과 같은 냉동 제품 중에서 속임수 제품들을 발견할 수 있다. 식물성 지
방과 단백질 분말로 이루어진 믹스 제품은 진짜 숙성 치즈의 반값이
면 구입할 수 있다. 식물성 지방을 얻는 과정에서 열대림이 사라지는
일도 적지 않다. 독일에서는 연간 10만 톤에 이르는 가짜 치즈가 생산
되고 있다"고 밝혔다.[72]

가공 치즈나 모조 치즈는 물성을 좋게 하기 위해 유화제를 넣고, 맛
을 좋게 하기 위해 MSG나 향을 넣고, 맛있어 보이도록 인공 색소를 넣

고, 보관성을 좋게 하기 위해 보존료를 넣는다.

　가공 버터도 비슷하다. 약간의 천연 버터에 치즈와 비슷한 각종 첨가물을 섞어 만든다. 가급적이면 가격이 약간 비싸더라도 천연 제품을 골라 먹는 것이 좋다. 마트에서 천연 제품을 찾기 어렵다면 경남 사천의 가나안목장(가나안목장체험.com)이나 임실치즈농협(www.ischeese.co.kr) 같은 곳을 이용하는 것이 좋겠다. 이런 곳들은 우유로 직접 치즈를 만들어 보는 체험 행사도 진행하기 때문에 아이들과 함께 방문해 보는 것도 좋을 것이다.

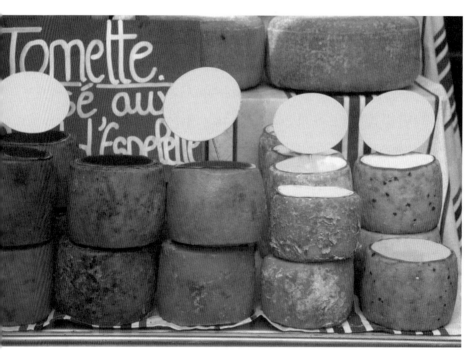

유산균과 효소를 이용하여 만들어진 치즈가 진짜 치즈이다.

4

악마의 유혹,
설탕

단맛 중독의 메커니즘

한국 사회에서 공부 잘 하는 아이를 둔 부모는 어깨에 힘이 들어간
다. 자식 덕분에 '살맛'이 난다는 부모도 많다. 다른 어머니들과 이야
기를 할 때면 마치 자신이 훈장이라도 두른 것처럼 기분이 들뜬다.

그런데 그토록 공부 잘하고 착하기만 하던 아이가 어느 날 갑자기
성적이 떨어지고, 성격도 거칠어지는 일이라도 생기면 부모는 어쩔
줄 몰라 한다. 어머니들이 하는 위대한 착각 가운데 하나가 '우리 아이
는 착하다'이다. 엄마들은 자신의 딸이나 아들만큼은 담배도 피울 줄
모르고 술도 마실 줄 모른다고 생각한다. 이성친구도 없고 사귈 줄도
모른다고 생각한다. 그러던 아이가 성격이 거칠어지고 성적도 떨어
지면 멀쩡한 친구를 도마 위에 올려 놓는다. 우리 애는 착한데, '친구
잘못 사귀는 바람에…'라고 말하는 엄마들을 보는 것은 어렵지 않다.

부모들은 자기 자식만큼은 착하다고 생각한다. 물론 우리 아이들
은 과거에 착했고, 지금도 착하다. 다만 눈을 돌려 아이의 문제에 대해
친구탓만 하지 말고 다른 측면에서 생각해 볼 필요가 있지 않을까 싶
다. 이 책에서 끊임없이 제기하는 '먹을거리' 문제 말이다. 아이의 난
폭함이 심성이 비뚤어져서 생긴 일이거나 친구의 유혹에 넘어가서
생긴 일이 아니라, 잘못된 음식물 때문이라는 의심은 충분한 근거가
있다.

트랜스지방과 식품 첨가물 등은 아이들의 건강 체계를 위협할 뿐
만 아니라 뇌 활동에까지 영향을 준다. 먹는 음식이 몸의 상태뿐만 아
니라 정신 활동 상태까지 관장한다는 얘기다. 최근 들어 기억력이 감
퇴하고 지능 저하 현상이 나타나며 행동 장애 증상을 보이는 아이들

이 증가하게 되었던 것도 아이들 식생활에 원인이 있다고 생각된다.

일차적으로 의심되는 물질이 설탕이다. 스트레스를 받으면 폭식으로 해결하려는 사람들이 있다. 이들은 '배가 부르면 스트레스가 풀린다'고 한다. 하지만 이렇게 눌러 놓은 스트레스는 얼마 안 가 다시 솟구친다. 다음에 생긴 스트레스

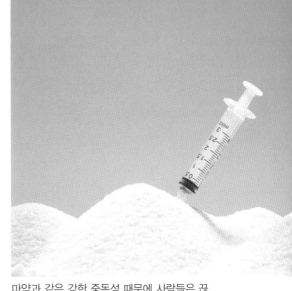

마약과 같은 강한 중독성 때문에 사람들은 끊임없이 단맛을 좇게 된다.

는 더욱 심한 짜증과 더불어 온다. 단 것을 먹은 뒤 순간적으로 기분이 좋아지지만 장기적으로는 더 나빠지고 성격도 안 좋아진다.

이런 과정은 과학적으로도 입증되었다. 인간의 뇌세포와 신경세포는 혈당만 에너지원으로 쓴다. 그리고 스트레스는 주로 뇌의 활동과 관련된다. 스트레스를 받게 되면 뇌의 에너지 소모가 많아지고, 에너지를 보충해 줄 수 있는 탄수화물을 필요로 하게 된다. 뇌에서 필요로 하는 에너지가 많아지면 단맛(포도당)을 자꾸 찾게 되는 것이다. 당분(포도당)을 섭취하면 세로토닌이라는 신경전달 물질이 분비된다. 세로토닌은 사람의 기분을 좋게 해 주는데, 당분을 과다 섭취하면 세로토닌 과다 분비 상태에 맞춰 좋은 기분이 유지된다. 이런 이유 때문에 끊임없이 당분을 섭취해 주지 않으면 오히려 우울증이 더 심해진다.

당분이 과도하면 세포를 손상시키기 때문에 인슐린은 세포에 몸속 당분을 채워 넣을 것을 명령한다. 그러면 혈액 속 당분이 뇌가 필요로

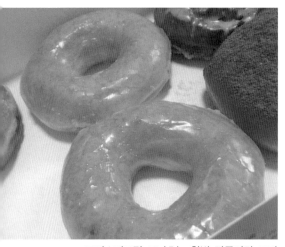
크리스피크림 도너츠는 한번 맛들이면 도저히 못 끊는 '악마의 음식'으로 불린다.

하는 만큼 충분하지 않게 되고, 뇌는 다시 당분을 요구한다. 동시에 신경전달 물질의 흥분이 끝나면 또 다시 음식을 탐닉하게 되는 것이다. 이것이 바로 당분 중독 메커니즘이며, 마약과 같은 강한 중독성 때문에 사람들은 끊임없이 단맛을 좇게 된다는 것이다.

중독은 한번 빠지게 되면 계속 더 자극적인 것을 요구하게 되어 있다. 단맛 중독도 마찬가지다. 미국에 본사를 둔 크리스피크림 도너츠는 한번 맛들이면 도저히 못 끊는 '악마의 음식'으로 불린다. 도너츠를 집으면 표면이 0.2mm쯤 주저앉는데, 그 두께만큼 묻어 있는 게 시럽이다. 설탕과 물에다 식용 고착제만을 섞어 만든 순도 100% 설탕시럽이다. 순수 설탕 덩어리 도너츠를 입에 넣으면 그 맛은 가히 충격적이다. 혀가 얼얼하고 입천장이 벗겨지는 듯한 단맛이 머리를 멍하게 만든다. 한입 삼킬 때 목구멍이 타는 듯한 느낌마저 드는 이 단맛은 그야말로 끔찍한 단맛이다. 이 끔찍한 도너츠가 국내에서도 매장당 하루 1만 개 꼴로 팔려 나갈 정도로 인기를 끌고 있다. 다이어트에 관심이 많은 20대 여성이 최대의 고객이라 하니 그 유혹의 힘이 얼마나 큰지 짐작이 간다.

단맛은 아토피를 부른다

인간은 왜 이렇게 쉽게 단맛의 유혹에 넘어가는 것일까? 한마디로 '생존 본능' 때문이라 할 수 있다. 신경생물학자인 리즈 엘리엇은 『우리 아이 머리에선 무슨 일이 일어나고 있을까?』에서 "양수 내로 달콤한 맛을 내는 물질을 주입하면 태아가 양수를 더 많이 삼킨다는 보고들이 있다"며 단맛을 좋아하는 것이 인간의 본능이라고 말한다.

또 "동물 실험을 통해 단맛이 내재성 아편을 분비시킨다는 것을 알게 되었고, 아기들에게도 동일한 현상이 있는 듯하다"며 그 달콤한 본능의 원인을 적고 있다. 1장에서 살펴본 바와 같이 '태아는 자궁 속에서 자라면서 양수를 삼키게 되는데, 양수 속에는 엄마가 먹는 음식의 향미가 담겨 있기 쉽다는 것'을 알 수 있다.

여성들이 단맛만 찾다 보니 임산부의 양수가 단물로 바뀌고 있다고 한다. 양수는 본래 소금물이다. 자궁 속의 양수는 태아가 세균이나 질병에 감염되지 않도록 막아 주고, 건강하게 자라게 하는 역할을 한다. 요즘 임산부들이 아이스크림, 팥빙수 등 달콤한 음식만 찾다 보니 양수가 단물이 되고 있다는 것이다.

자연건강연구가 강순남 씨는 "소금물 속에서 자라야 할 태아가 단물에서 그 물을 먹고 자란다면 어떻게 되겠는가. 소금은 사람을 단단하게 만들지만, 설탕은 크고 허(虛)하게 만든다"고 강조한다. 그는 최근 급증하고 있는 "아이들의 아토피 피부염도 이와 무관하지 않다"고 주장하며, 계속해서 "아토피 피부염은 엄마로부터 물려받은 태변에 문제가 있지만, 열 달 동안 다디단 양수 속에서 자라온 아이들의 피부가 온전하리라고 생각한다면 그것이 문제"라고 말한다.[73]

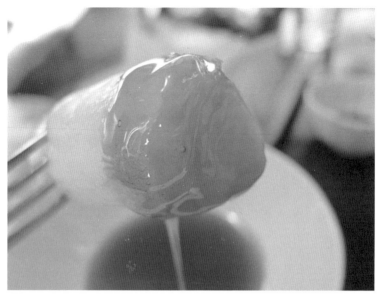

설탕대신 우리 전통의 조청을 먹게 되면 미네랄과 섬유질을 함께 섭취하게 되므로 문제가 없다.

설탕을 만드는 회사들에서는 당연히 반발한다. 100% 천연 원료로 만들었다는 사실을 강조하는 문구가 제품들 곳곳을 장식하고 있다. 설탕 제품에서 "가공을 위해 첨가된 것은 없습니다. 인공 감미료와 방부제를 넣지 않았습니다"라는 문구를 보기는 어렵지 않다. '천연 재료로 만들었다'는 말은 사람을 현혹시키기에 충분하다. 설탕은 분명 사탕수수와 사탕무라는 천연 재료로 만들어지기 때문이다. 최소한 화학 첨가물은 없지 않는가?

가공 과정에 첨가한 것은 물론 없다. 설탕에는 칼로리 외에는 아무 것도 남지 않는 것이 문제다. 이런 정제 설탕을 소화하고 독소를 해독하기 위해 몸속의 귀중한 비타민과 미네랄이 무제한으로 사용된다. 설탕을 소화하려면 많은 양의 미네랄과 비타민이 필요하다.

사탕수수나 우리 전통의 조청 등의 형태로 먹게 되면 미네랄과 섬유질을 함께 섭취하기 때문에 문제가 없다. 조청은 직접 만들기 어렵기 때문에 정직한 상품을 구입하는 것이 좋다. 조선시대부터 내려오는 전통 방식의 조청 생산을 고집하고 있는 대흥명가(www.chochung.com) 같은 곳을 이용하는 것도 좋을 듯하다.

비타민과 미네랄이 살아 있는 조청과는 달리 설탕은 오히려 몸에 저장된 것을 빼앗아 간다. 때문에 설탕을 많이 먹으면 우리 몸은 산성화가 된다. 이때 우리 몸은 항상성(항상 적정한 균형을 이루려는 특성)을 가지고 있어 산성화된 몸을 다시 적정 상태로 만들기 위해 다른 기관에 저장된 미네랄을 꺼내기 시작한다.

대표적인 미네랄이 칼슘이다. 처음에는 우리 몸에 저장해 놓은 칼슘을 사용하지만 그것이 고갈 상태에 이르게 되면, 신체 조직에 있는 칼슘을 꺼내 쓰게 된다. 뼈와 치아에서 칼슘을 꺼내 써야 하는 지경에 이르게 되면 골다공증이나 충치가 발생한다.

일본에서 쥐를 대상으로 실험을 했는데 사료는 똑같이 하는 대신 한쪽의 쥐들에게는 물, 다른 한쪽은 청량음료를 수었다. 일정한 시간이 지난 뒤 청량음료를 준 쥐는 이빨이 썩고, 뼈가 푸석푸석하게 되었을 뿐만 아니라 두개골이 얇아지고 뇌에도 이상 징후가 발견되었다고 한다. 이 실험은 설탕이 충치, 골다공증뿐만 아니라 뇌에도 직접적인 영향을 줄 수 있음을 의미한다.

신경안정제 역할을 하는 칼슘이 부족하면 성격이 예민해지고, 충동적이고, 신경질적인 특징이 나타난다. 설탕이 많이 들어간 청량음료 등을 지속적으로 먹게 되면 아이들이 거칠어지는 것도 이런 이유에서다. 아이들 중에서 참을성도 없고, 집중력도 떨어지며, 학업에 정

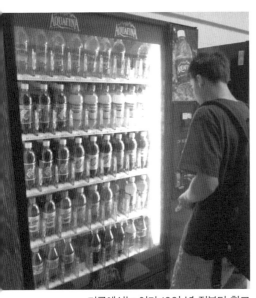
미국에서는 이미 10여 년 전부터 학교에서 설탕 음료를 추방하고 있다.

진하지 않는다면 한번쯤 의심해 볼 필요가 있다. 주의력 결핍, 과잉 행동 장애, 청소년 범죄의 증가와 식생활의 변화에 어떤 관련성이 있는 것은 아닐까 하는 추정은 충분히 가능하다.

미국에서는 이미 10여 년 전부터 학교에서 설탕 음료를 추방하고 있다. LA교육위원회에서는 2003년 학교 내 자판기 탄산음료 및 설탕 함유 음료 판매 금지를 결의했고, 일리노이주 교육위원회는 초등학교와 중학교에서 콜라를 비롯한 청량음료와 감자칩, 사탕 등 정크푸드 판매를 전면 금지하는 조례를 통과시켰다. 영국의 식품기준청(FSA)은 어린이의 TV 시청이 많은 오후 9시 이전에 지방, 당분, 소금기가 많은 음식에 대한 광고 금지를 요구하고 있다.

국내에는 비만 때문에 미국의 학교에서 청량음료를 추방했다고 알려졌지만, 그 이면에는 설탕이 폭력을 유발한다는 이유도 있었다. 미국 사회에서 가공 식품과 패스트푸드 산업이 급속도로 증가한 시기와 아이들의 폭력 증가가 일치하고 있다. 학생들의 폭력, 등교 거부 등의 소란 사태도 눈에 띄게 늘었다.

과거에 비해 교육 시스템은 현저히 좋아졌음에도 불구하고, 학습 부진아들이 증가하고 글자를 모르는 고학력 문맹자들이 속출하기 시작했다. 교육 환경은 더 좋아졌지만 교육적 성과는 오히려 퇴보하는 결과를 가져온 것이다. 미국 정부는 이런 문제의 원인으로 설탕을 지목하고, 최소한 학교에서만이라도 그 원인을 제거하고자 한 것이다.

침팬지 연구에 있어 세계적인 권위자인 제인구달(Jane Goodall)도 자신의 조카손자가 설탕만 먹으면 끔찍한 반응을 보였다고 털어놓았다. 귀엽고 영리하던 아이가 약간의 설탕만 섭취하면 몇 분 만에 도저히 통제할 수 없는 포악한 아이로 돌변했다는 것이다. 소리를 지르는 것은 예사고 심지어는 사람을 때리기까지 했다고 한다.[74]

아토피, 폭력성 저혈당과 연관

설탕이 우리 몸속에서 어떻게 작용하기에 이토록 위험한 결과로 이어질까? 일차적으로는 칼슘 등 미네랄을 빼앗아 가며, 좀 더 구체적으로는 저혈당을 유발하기 때문인 것으로 볼 수 있다. 아토피, 체온 저하, 척추 질환, 시력 저하 등 여러 가지 만성질환으로 고통받는 청소년들을 대상으로 혈당 곡선을 검사해 보면, 칼슘 부족과 함께 저혈당 증상이 공통적으로 나타나고 있다고 한다.

설탕(혹은 과당)과 같은 정제당이 많이 함유된 가공식품의 무분별한 섭취는 몸에 이상 반응을 가져온다. 설탕은 혈액 내에 빠르게 흡수되기 때문에 우리 몸도 늘어난 당분을 급속히 분해하기 위해 과도한 인슐린 분비를 촉진하게 된다.

그 결과 몸에 당분이 들어왔음에도 불구하고 오히려 저혈당증(혈액에 당이 부족한 증상)을 유발하게 된다. 설탕을 지속적으로 먹게 되면 인슐린의 과다 분비가 습관화되고, 그만큼 당분이 줄어들 수밖에 없기 때문이다. 저혈당증이 발생하면 우리는 집중력 감퇴, 무기력과 피로, 정서 불안과 우울증 등을 겪게 된다.

최근의 노인성 치매의 증가도 저혈당증과 관련이 있다. 저혈당증이 오랫동안 지속되면 뇌세포가 견디지 못하기 때문에 치매 현상이 나타날 수 있다는 것이다. 일본 노인전문병원 연구 결과에서는, 과자를 많이 먹는 사람, 과식하는 사람, 밤에 많이 먹는 사람들이 치매에 많이 걸린다는 것을 보여 주고 있다. 여러 연구들을 살펴보면 결과적으로 알츠하이머형 노인성 치매 환자 그룹에는 인슐린 분비가 많아서 혈당이 낮은 경향을 볼 수 있다고 한다.

습관적으로 설탕을 먹게 되면 만성적인 저혈당증 상황이 되고, 인체는 혈당치를 끌어올리기 위해 신경호르몬인 아드레날린을 분비한다. 아드레날린은 아침에 잠에서 깬 뒤 활력이 생기고 에너지를 생성하게 하지만, 이 때 나오는 아드레날린은 '분노의 호르몬'이라고도 불릴 정도로 맹독성을 자랑한다. 뱀독보다 무려 3배나 강한 것으로 알려진 아드레날린이 분비되면, 순간적으로 화가 치솟는다. 흔히 '우발적인 범죄'가 이럴 때 발생한다.

저혈당과 범죄율과의 인과관계는 이미 오래전에 내려진 상태다. 미국 상원 영양문제보고서에서도 "저혈당증은 신체와 정신의 양면에 걸쳐 여러 가지 복잡한 증상을 일으키는데, 이 병이 어느 정도로 죽음으로 몰아넣는가는 정확히 알 수 없으나 기분이 우울해지고, 자살 지향적이 되며, 돌발적으로 흉기를 휘두르게 되는 등의 경향이 나타는 것이 확실하다"고 지적하고 있다.[75] 대한민국이 자살률 세계 1위라는 문제도 식습관 측면에서 살펴보는 것이 의미 있을 것 같다.

미국에서 캘리포니아 산루이스오비스포의 청소년 교정원에서 어린 범법자들의 혈당치가 극히 낮다는 사실이 밝혀졌다. 조사 결과 수감된 10대 청소년 한 사람이 매년 거의 200kg에 달하는 설탕을 먹어 치우는 것으로 확인됐다. 교정원 책임자는 수감자의 부모와 협상을 통해 수감자를 조기에 풀어 주는 대신 2년 동안 '단 것은 먹지도 마시지도 못하도록 하라'는 조건을 제시했다. 결과는 대만족이었다. 청소년들의 재범 빈도가 70%나 줄어든 것이다.[76]

5

환경
호르몬이
아이를
공격한다

몇 년 전 MBC에서 〈메이드 인 차이나 없이 살아보기〉라는 다큐멘터리를 통해 재미있는 실험을 한 적이 있다. 한국과 미국, 일본 등 각기 다른 국적의 가정에서 실험한 결과는 충격적이었다. 중국 제품 없이 살기 며칠 만에 가정의 일상이 마비되고 말았다.

그런데 만약 '환경호르몬 없이 살아보기'라는 실험을 해 보았으면 어떤 결과가 나왔을까? 아마도 앞에서의 결과보다 더욱 충격적이었을 것으로 생각된다. 우리가 사용하는 거의 모든 공간, 생활용품에서 환경호르몬을 만날 수 있다. 우리가 먹고 마시고 입고 심지어 잠을 자는 중에도 우리는 24시간 내내 '환경호르몬'에 무방비로 노출되어 있다고 해도 과언이 아니다. 환경호르몬은 우리에게 '피할 수 없는 적'이 되어 버렸다.

우리가 일상생활에서 사용하는 식기나 화장품, 아이들이 뛰어노는 매트 위나 새집에 입주할 경우에도 환경호르몬은 어김없이 우리의 건강을 위협한다. 환경호르몬은 우리가 생각했던 것보다 훨씬 우리 삶 깊숙이 들어와 있다. 환경호르몬은 우리 몸속의 세포와 결합해 내분비계 기능을 교란시키는 물질을 통틀어서 말하는 화학 물질을 말한다.[77]

환경호르몬이 인체에 유입될 경우, 우리 몸의 면역 시스템은 교란을 일으키는 것으로 알려지고 있다. 면역 시스템은 이들을 호르몬처럼 인식하게 되고, 이들은 내분비선에서 호르몬 합성과 체내세포까지 호르몬 운반 과정을 교란시킨다. 인체 내에서 만들어지지 않는 '가짜 호르몬'인 환경호르몬이 우리 몸속에 들어오면 마치 천연호르몬인 것처럼 작용을 해 우리 몸속의 세포 물질과 결합해 비정상적인 생리 작용을 하면서 인체에 악영향을 끼치게 되는 것이다.

한림대 성심병원 피부과 박천욱·김혜원 교수팀은 2014년 「환경 호르몬과 아토피·건선 서로 연관 있다」는 내용의 연구 논문 결과를 유럽면역피부과학회지(Experimental Dermatology)에 발표했다. 박천욱·김혜원 교수팀은 정상 피부에 비해 아토피 피부염과 건선 피부 병변에서 환경호르몬 수용체인 AhR[78] 및 관련 유전자 발현이 증가했다고 한다.[79]

폴리염화비페닐, 다이옥신(Tetra Chlor Dibenzo Dioxine) 등의 환경 호르몬은 자동차 매연, 담배 연기, 환경오염 지역에서 나온 어류, 육류 등에 포함돼 있다. 아토피 피부염과 건선 피부에서 AhR 및 관련 유전자가 증가한 것으로 보아 환경호르몬이 아토피 피부염과 건선을 유발한다고 볼 수 있다. 이들의 연구 결과에서도 아토피 피부염의 주원인이 유해 화학 물질임이 드러난 것이다.

환경호르몬이 일으키는 내분비 장애 가운데 하나는 남성의 수정 능력 저하도 있다. 일부 국가에서는 최대 40%에 이르는 젊은 남성의 정액의 질이 낮은 것으로 나타났다. 남자 아이에게서는 생식기 기형 빈도수도 높은 비율을 유지하고 있다. 일부 국가에서는 갑상선 장애와 관련된 질환들도 증가하고 있으며, 세계적으로 지난 40~50년에 걸쳐 내분비 관련 암(유방암, 자궁 내막, 난소, 전립선, 고환 및 갑상선)이 증가하고 있는 것으로 드러나 충격을 주고 있다.

호르몬 수용체, 호르몬 합성이나 호르몬 전환을 방해할 수 있는 화학 물질은 무려 800여 개에 달하는 것으로 알려지고 있다. 이 가운데 유기체 내에서 어떤 영향을 미치는지 테스트가 이뤄진 물질은 소수에 불과한 반면, 대다수의 화학 물질들이 전혀 테스트를 거치지 않았다고 한다.

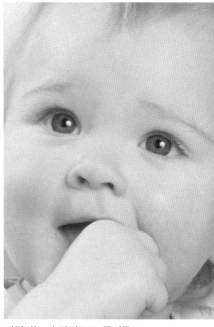

전 세계 인간과 야생동물군은 내분비계 교란 화학 물질에 무분별하게 노출되어 있는 셈이다. 문제는 어린이들이 이 같은 화학 물질 노출도가 성인에 비해 훨씬 높다는 사실이다. 어린이는 습관적으로 물건들을 입으로 가져가는 행동양식(hand-to-mouth)을 가지고 있고, 신진 대사율이 매우 높기 때문에 화학 물질 노출도가 높을 수밖에 없다.

세계보건기구(WHO) 자료에서도 최근 수십 년간 질병 증가 속도로 볼 때 유전적 요인이라기보다는 '영양, 화학 노출 등 환경이나 기타 비유전적 요인'을 언급하고 있다.

어린이는 습관적으로 물건들을 입으로 가져가는 행동양식을 가지고 있어 독소의 체내 유입이 용이하다.

이 같은 비유전적 요인은 증명하기가 어려운 것이 사실이지만, 몇 가지 명확한 연관성이 밝혀지고 있다고 한다. 남자 아이의 고환 이상은 내분비 교란 화학 물질과 농약이 주원인이 되며, 폴리염화 다이옥신(polychlorinated dioxins)은 유방암 위험을 초래하는 것으로 드러났다. 유기인계 살충제는 주의력 결핍 과잉행동장애(ADHD)의 주요 원인이 된다고 한다. [80]

2004년 미국에서 10명의 신생아를 무작위로 선발, 제대혈을 분석한 결과 평균 200가지의 합성 화학 물질이 검출되었다. 발견된 화학물은 식품 포장제 속의 화학 물질, 가정용 기구와 가전제품의 방염제, 퍼플루오로 옥탄산염(PFOA) 등인데, 이들은 암, 선천성 결손증, 발달 장애, 뇌와 신경조직 장애를 일으키는 물질들로 알려져 있다.

2013년에는 존스홉킨스 병원에서 신생아 300명의 제대혈을 조사한 결과 2명을 제외한 총 298명에게서 PFOA(과불화 화합물)가 검출됐다는 충격적인 보고가 전해져 놀라움을 안겨 주기도 했다. PFOA는 특히 임산부에게 유산을 일으킬 수 있는 위험한 물질이라고 알려져 있는데, 이는 프라이팬, 카펫, 반도체, 의류 등에 노출된 결과이다.

테플론 프라이팬

지금까지 발견된 물질 중 가장 미끄러운 물질인 테플론은 프라이팬 등 주방 용품에 많이 사용된다. 미국에서 유통되는 조리 용품의 54%가 테플론으로 코팅된, 들러붙음 방지 제품이다. 이 제품은 요리할 때 음식물이 조리 기구에 들러붙지 않는다는 점 때문에 주부들에게 엄청난 인기를 누리고 있다. 홈쇼핑에서 최고의 인기 상품 가운데 하나가 바로 들러붙지 않는 프라이팬이다. 쇼핑 호스트들은 기름을 두르지 않아도 음식물이 들러붙지 않는다며 기름도 없이 달걀지단을 만드는 모습을 보여 주기도 한다. 놀라운 상품이 아닐 수 없다.

그렇지만 한국의 엄마들은 미국의 3M이 PFOA 생산을 중단했다는 사실을 알아야 한다. PFOA를 먹인 엄마 쥐에서 태어난 새끼 쥐는 높은 사망률, 성장 부진, 저체중에 시달렸으며, 비정상적으로 빠르게 성적으로 성숙했고, PFOA가 면역 체계를 손상시킬 가능성이 있다는 사실이 스웨덴 과학자들에 의해 밝혀지기도 했기 때문이다.[81]

하늘 높은 줄 모르고 치솟던 코팅팬의 인기는 급기야 2005년 미국

환경청이 "코팅에 사용되는 테플론에 암을 유발하는 화학성분 PFOA가 발견됐다"고 밝히면서 추락하기 시작했다. 테플론을 발명한 업체는 소비자와 환경 단체로부터 집단 소송에 휘말려 벌금 1650만 달러(약 198억 원)와 친환경 프로젝트 지원비 625만 달러를 물기도 했다.

문제는 한국에서는 여전히 테플론 제품이 대량으로 팔려나가고, 이를 통해 음식물들이 조리되며, 이렇게 조리된 음식물이 아이들의 입으로 들어가고 있다는 사실이다. 신생아의 제대혈에서 PFOA가 발견된 것이 미국만의 일은 아니다. 국내에서도 모유에서 발암물질이 다량 검출됐다는 조사 결과가 있다.

식품의약품안전청에서 2009년 서울·부산·광주에 거주하는 산모 50명(출산 후 3~8주)을 대상으로 진행한 '산모 모유 중 잔류성 유기 오염물질(POPs) 모니터링'에서 POPs 11개 물질 중 6개 물질이 검출됐으며, 특히 발암 가능 물질로 지정된 농약 성분 'DDT'와 'HCH'는 전 모유 시료에서 검출됐다고 한다.

다이옥신, DDT, 폴리염화비페닐 등 12종의 농약 및 산업화학 물질을 포함하는 유기 오염 물질은 내분비계 장애, 출산 장애, 암 발생 등 다양한 독성 증상을 일으켜 국제적으로 '불검출'이 원칙이다. 모유에서 유기 오염 물질이 검출되었다는 사실은 환경오염과 잘못된 식습관 등으로 산모의 체내에 위해 물질이 축적되었음을 의미한다.

환경호르몬이 엄마 몸에 유입되는 통로는 매우 다양하다. 어린이들이나 엄마들이 즐겨 먹는 피자, 커피를 통해서도 체내에 들어온다. 종이로 포장된 피자나 랩으로 보관한 음식을 자주 먹는 엄마일수록 모유에서 환경호르몬 농도가 높았다는 분석 결과도 있다. 2014년 2월 한국보건산업진흥원의 '유해물질 노출 추이 분석을 위한 모유 수집 및 시료 분석 연구'에 따르면 수유 엄마 264명의 모유와 음식 습관을 분석한 결과 종이 포장된 배달 피자를 많이 먹는 엄마의 모유에서 '폴리에틸렌'(PFOs)의 농도가 높은 것으로 나타났다.[82]

랩을 자주 사용하는 엄마의 경우, 또 다른 과불화 화합물인 PFOA (Perfluorooctanoic acid) 평균값이 올라갔다.[83] 이 같은 결과로 볼 때 배달된 피자의 포장종이뿐만 아니라 컵라면과 팝콘 컵 등 코팅된 다른 소재에서도 환경호르몬이 검출될 가능성이 높음을 짐작할 수 있다.

사실 일회용 컵에서 환경호르몬이 검출되고 있다는 위험성은 오래 전부터 알려진 이야기이다. 종이로 만들어진 컵에 뜨거운 물을 부어 사용할 수 있는 것은 컵 내부를 플라스틱의 일종인 폴리에틸렌으로 코팅해 놓았기 때문이다.

문제는 폴리에틸렌의 녹는 온도가 불과 105~110℃에 불과하다는 점이다. 100℃에 가까운 뜨거운 물을 이용하는 커피의 경우 폴리에틸렌이 녹아 나올 가능성은 충분하다. 실제로 2013년 여성환경연대가 을지대학교 고영림 교수의 도움을 받아 시행한 조사에서 커피전문점의 종이컵 내용물에서 폴리에틸렌이 검출되기도 했다.

더욱 심각한 문제는 튀김과 순대 등 기름기가 많은 음식을 일회용 컵에 담아 전자레인지에 데우는 경우이다. 음식 속의 기름은 전자레인지에서 데워지는 동안 순간적으로 폴리에틸렌의 녹는 온도 이상으로 높아지므로 폴리에틸렌이 유출될 가능성은 뜨거운 물에 비할 바가 못 된다.

컵라면 용기도 마찬가지다. 컵라면에 뜨거운 물을 부은 뒤 전자레인지에 돌려서 조리하는 경우 폴리에틸렌이 녹아 나올 수 있다. 식품의약품안전처에서도 폴리에틸렌은 내열성이 낮아 전자레인지에 데우면 고온에서 녹을 수 있다고 경고하고 있다.

어린이가 있는 집에서는 종이컵이나 컵라면 등은 가급적 이용하지 않는 것이 좋겠다. 또한 프라이팬도 테플론 코팅이 되어 있는 제품보다는 스테인리스 제품을 사용하는 것이 바람직하다.

스테인리스 프라이팬은 음식이 눌어붙는다는 단점 때문에 주부들의 외면을 받아왔지만, 간단한 사용 방법만 숙지하면 아무런 문제가 없다. 5분 가량 예열한 뒤, 잠시 뜸을 들인 후 사용하면 눌어붙지도 않는다. 스테인리스 프라이팬에 대한 사용법이 궁금하다면 '스텐팬을 사용하는 사람들의 모임(www.susamo.com)'을 찾아 보면 좋은 정보들을 얻을 수 있을 것이다.

스테인리스 프라이팬은 약간의 예열 시간이 걸린다는 단점을 제외하고는 장점이 훨씬 많다. 기름이나 냄새가 배지 않아 항상 새것처럼 깨끗하다는 점, 코팅이 벗겨질 때마다 바꿔 줘야 하는 코팅팬과 달리 수명이 반영구적이라는 점, 유해성 논란이 전혀 없는 데다 기름을 덜 먹는 스테인리스 재질이라는 친환경적이라는 점 등이다. 음식을 해보면 이런 장점들은 확연히 알 수 있는데, 달걀 프라이 등에서 묵은 기름 냄새가 나지 않는다. 약간의 불편함은 자신은 물론 가족 모두의 건강을 위한 대가로 생각하면 어떨까?

3

입으로 들어오는 화학 물질보다 더 무서운 것이 있다. '피부로 들어오는 화학 물질'이다. 입으로 들어오는 화학 물질들은 그나마 인체의 방어 시스템이 가동되어 90% 이상 제거하는 데 비해, 피부로 들어오는 화학 물질들은 불과 10%만이 몸 밖으로 빠져나간다. 이는 동물실험을 통해 밝혀진 사실이다. 쥐에게 합성세제를 먹였더니 며칠 안에 약 90%가 빠져나왔는데, 피부에 발라 주었을 때는 10일이 지나도 10%만이 몸 밖으로 빠져나왔다고 한다. 나머지 90%의 독소는 피부에 그대로 쌓여 있었다는 것이다. 몸 안으로 들어간 독소는 도대체 어디에 쌓여 있는 것일까? 이 장에서는 고도의 방어 시스템을 가진 피부를 뚫고 들어가는 독소는 어떤 것들이 있는지에 대해 살펴보고자 한다.

피부로 들어오는
독소

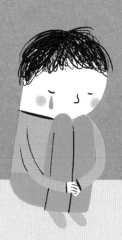

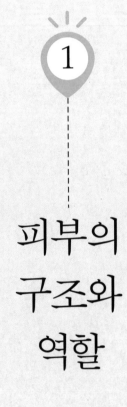

Part 3

피부의
구조와
역할

피부도 호흡을 한다

우리는 피부에 대해 너무 모르는 것이 많다. 피부가 하는 일도 잘 모르고, 특성도 알지 못한다. 피부는 인간 신체의 껍질, 즉 보호막 정도로 생각하는 경우가 많은데, 이는 오산이다. 피부만 잘 살펴도 병세를 관찰하여 알아낼 수 있고, 원인이 애매한 질환의 본질도 찾아낼 수 있다. 그것은 피부가 소우주인 인간과 대우주인 자연과의 교류(交流) 통로이기 때문이다.

예로부터 명의(名醫)는 피부를 관찰하고 다스리는 것만으로도 오장육부의 병의 원인과 상태를 진찰했다고 한다. 피부는 12경락의 통로로, 몸 안쪽에서 일어나는 변화를 밖으로 표현해 주는 역할을 하기 때문이다. 따라서 피부를 관찰하고 다스리는 것만으로도 인체 내부의 상태를 진찰해낼 수 있다. 몸의 어떤 부분이든 오랫동안 비정상적인 상태가 지속되면 필연적으로 혈액과 림프액의 건강에 영향을 미친다. 이것은 잡티나 변색, 피부 건조, 번들거림, 주름 등의 상태로 나타난다.

피부가 수행하는 가장 중요한 기능은 변화무쌍한 외부 환경의 변화에 대해 피부 안쪽에 있는 몸이 지속적으로 적응할 수 있도록 해 주는 것이다. 또한 외부의 미생물이나 유해한 물질에 대한 장벽 역할도 한다. 얼핏 보기에 인간의 피부는 매우 허술한 것으로 여겨진다. 조그만 충격에도 쉽게 벗겨지고 멍들고 베인다. 지나치게 연약해 다른 동물들처럼 몸을 지켜 주지도 못하는 것 같다. 왜 피부는 우리 몸을 좀 더 완벽하게 보호하지 못하는 것일까? 그것은 피부가 방어 기능 외에도 할 일이 많기 때문이다. 피부는 출입구 같은 문들로 가득하며, 이 문들은 엄청나게 다양한 기능들을 하고 있다.

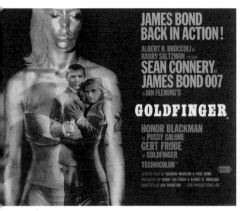

영화 〈007 골드핑거〉에서는 과장해서 표현되었지만, 최근 연구에서 피부가 우리의 생각 이상으로 많은 산소를 빨아들인다는 사실들이 밝혀지고 있다.

수분, 공기 등은 피부에 난 구멍들을 통해 몸속으로 드나든다. 그렇다고 해서 피부가 물을 무작정 통과시키는 것은 아니다. 피부에 수분을 공급해 주거나 영양 성분이 피부 깊숙이 침투한다는 화장품들도 많지만, 이는 진실이 아니다. 피부는 흡입보다는 배출을 주로 하는 기관이다. 피부를 통과하여 인체로 유입되는 물질은 분자 크기 이하의 전자, 이온이거나 계면활성제 등 피부 보호막을 파괴하는 물질들이어야 가능하다.

우리는 피부에 대해 잘 안다고 생각하지만, 의외로 모르는 구석이 많다는 것을 인정해야 한다. 피부가 호흡을 한다는 사실만 해도 그렇다. 제임스 본드의 영화 〈007 골드핑거〉에서 강철 모자를 쓴 오드잡(Oddjob)이 악당 오릭 골드필거를 위해 동료 배신자의 온 몸에 금칠을 하여 살해하는 장면이 있다. 배신자는 숨이 막혀 죽는다. 물론 007의 장면은 현실적으로 가능하지 않은 영화일 뿐이다.

이런 장면들은 망상이라고 취급받아 왔으나, 최근 연구에서는 피부가 우리의 생각 이상으로 많은 산소를 빨아들인다는 사실이 밝혀지고 있다. 2002년 독일 피부학자 마르쿠스 슈툭커와 그의 동료들은 대기 중 산소가 이전의 통계 수치보다 10배(0.25~0.5mm)나 더 깊이 피부에 침투한다고 보고했다.[84] 이것은 혈액 내 산소보다는 대기 중 산소가 전체 표피와 그 아래 진피에 공급된다는 얘기다.

피부에 대해 우리는 좀 더 구체적으로 이해할 필요가 있다. 피부의 두께는 고작 0.1mm에 불과하다. 그런데 피부는 하나의 층으로만 구성되어 있는 것이 아니다. 표면에서부터 차례로 표피, 진피, 피하조직의 3층으로 구성되어 있다. 표피는 다시 여러 층으로 나뉘는데 가장 바깥쪽부터 각질층(케라틴층), 과립층, 유극층, 기저층이다.

각질층은 피부의 가장 바깥쪽에 위치하며, 외부 환경으로부터 신체를 보호하는 역할을 주로 한다. 그 표면은 피지선에서 분비된 피지막이라는 기름막으로 덮여 있어 외부로부터의 자극을 막아 준다.

각질층은 각질 세포로 이루어져 있다. 보통 두께가 약 1/20mm이며 흔히 햇볕에 타서 '살갗이 벗겨진다'고 할 때, 바로 그 살에 해당되는 부분이라고 생각하면 쉽다. 이 각질층은 각질편이라고 하는 1/400mm의 얇고 납작한 모양의 케라틴(경단백질)이 20장 정도 겹쳐져 이루어진다. 각질층 아래에는 말피 기층이 있다.

각질층 가까이에서부터 차례로 과립 세포층, 유극 세포층, 기저 세포층 순서로 약 1/20mm의 두께를 이루고 있다. 과립 세포층은 평평한 과립 세포가 2~5중으로 겹쳐져 있고, 유극 세포층은 둥근 유극 세포가 세로로 5~10개 늘어서 있다.

기저 세포층에서는 새로운 세포가 만들어진다. 여기서 기저세포가 만들어져 세로로 긴 형태의 기저세포 하나하나가 분열과 생성을 반복하면서 그것이 말피기층부터 각질층까지 0.1mm의 거리를 28일 주기로 매일 쉬지 않고 여행하는 것이다. 생성된 순서대로 밀려 올라가 마지막에는 각질층에서 때가 되어 떨어져 나간다. 이 사이클을 '피부의 신진대사'라고 한다. 피부라 하면 동물의 가죽을 연상하기 쉬우나 실제로는 0.1mm에 불과하다.[85]

표피층 아래에 있는 것이 진피층이다. 진피층은 물 등으로 이루어진 젤리 상태의 물질과 단백질, 당질, 무기염류로 구성되어 있다. 피부에 산소와 영양분을 보내 주는 물의 나라이자 피부의 영양 공급원이라 할 수 있다.

진피의 가장 상층을 차지하고 있는 것이 유두층이다. 유두층은 표피의 바로 아래에 위치하면서 수분을 가장 풍부하게 저장하고 있다. 여기서는 동맥의 모세혈관과 정맥의 모세혈관이 붙어 있는데, 동맥의 모세혈관을 지나온 혈액은 여기서 피부에 필요한 영양분과 산소를 운반한 후 다시 정맥의 모세혈관 속으로 흘러들어 가는 시스템으로 이루어져 있다.

이 영양분은 후에 표피의 기저세포에 보내져 새로운 세포를 만들 때 그 원료가 된다. 진피에는 망상층이라고 하는 수분과 망으로 이루어진 조직이 있다. 표피를 위해 유연한 층을 만드는 곳일 뿐 표피에 물을 공급하지는 않는다.

진피의 아래쪽에 진피에서 하강한 섬유에 의해서 그물 모양으로 결합되어 있는 피하조직이 있다. 이 조직은 인체의 양분을 저장하는 기능을 갖고 있다. 기본적으로 지방세포로 구성되어 있으며, 기온과 습도의 차이로부터 신체를 보호해 준다.

흥미로운 사실은 독성 물질이 쌓이는 곳도 바로 이곳이라는 점이다. 독성 물질은 제일 먼저 진피 아래쪽에 있는 결합 조직에 쌓인다. 이 노폐물 창고가 가득 차면 피부 질환이 생기면서 발진이 일어난다. 그런데 이 피부 질환을 무조건 나쁜 것으로 볼 일도 아니다. 피부 질환이라 부르는 것도 사실은 몸이 자신을 스스로 보호하려는 노력의 일부분으로 볼 필요가 있다.

그렇다면 피부 질환의 형태가 매번 달라지는 이유는 무엇일까? 그것은 피부에 있는 면역 체계가 독성 물질의 종류에 따라 다른 방식으로 반응하기 때문이다. 가공 식품, 화장품 등을 통해 수만 가지의 독성 화학 물질이 몸속으로 유입되고 있다. 인체의 면역 체계는 독성 물질에 따라 매번 다른 방식으로 반응해야 한다. 어떤 독성 물질이 들어오느냐에 따라 피부 질환의 형태가 서로 다르게 나타나는 이유가 여기에 있다.

각질의 기능과 역할

각질은 제거되어야 할 존재인가? 피부 전문가를 자처하는 사람들 가운데서도 일부는 각질이 마치 피부의 원흉인 것처럼 주장하고 있다.

"각질이란 얼굴에 노폐물이 생기면서 만들어지는 더러운 피부층으로 제거하지 않을 시엔 모공이 막혀 피부 트러블이 일어납니다."

과연 그럴까? 각질은 단지 제거되어야 할 대상일까? 결코 아니다. 각질은 섬유성 구조 단백의 일종으로 피부, 모발, 손톱의 상피세포를 구성하는 주요한 구조 물질이다. 각질의 가장 주요한 기능은 외상에 견딜 세포의 능력을 향상시키는 것이다. 이외에도 세포 신호 전달, 세포 증식 조절 등의 기능을 담당하고 있다.

그런데 왜들 각질을 못마땅하게 생각하는 걸까? 당장 보기에 좋지 않고, 피부가 좋지 않다고 여기기 때문이다. 그렇다면 각질을 제거하면 어떻게 될까? 피부가 좋아지는 것일까? 결론부터 말하자면 단연코 NO!

예를 들어 발뒤꿈치나 팔꿈치의 굳은살을 제거한다고 뽀얀 속살이 그 자리를 채워 주지 않는 것과 같다. 거친 돌 같은 것으로 굳은살을 제거하게 되면, 제거 순간에는 깨끗해지는 것처럼 느껴진다. 하지만 시간이 흐른 뒤 어떻게 되는가? 각질층은 부드러워지기보다는 시간이 흐를수록 두껍고 팍팍하게 변해버린다.

자기 치유 능력은 자극, 압박, 마찰 등에 민감하게 반응하는 성질을 가지고 있다. 속돌 등으로 밀게 되면 그 부분의 각질층은 시간이 흐를수록 딱딱하게 되어버린다. 부드러웠던 손에 펜을 쥐어 손가락 굳은 살이 생기는 현상을 경험해 보았을 것이다. 피부의 자기 치유 능력이 지나치게 작용하여 각질층이 두꺼워진 것이다.

그렇다면 아름답고 각질 없는 피부가 되려면 어떻게 하는 것이 좋을까? 각질이 자연스럽게 떨어져 나가도록 해 주는 게 가장 좋은 방법이다. 구체적인 방안을 설명하기 전에 앞서 각질과 피부의 자기 치유 과정에 대한 이해가 필요하다.

우리의 신체는 스스로의 힘으로 항상 건강한 상태로 유지할 수 있도록 만들어져 있다. 이것이 자기 치유 능력이다. 이것이 없었다면 인류는 지금까지 생존을 유지할 수 없었을 것이다. 피부도 마찬가지이다. 우리의 피부는 표피 밑에서 끊임없이 새로운 세포가 분열한다. 피부 표면에는 항상 새로운 각질 조각을 보내 매일 새로운 상태로 만든다. 이것은 항상성(호메오스타시스)에 기초한 피부 생리와 다름없다.

피부는 외부의 도움 없이도 스스로의 힘으로 정상적인 상태를 유지하는 것이 가능하다. 피부 의학에서는 표피에 대해 "인간의 피부 표면은 피지막으로 뒤덮여 있으나, 이 막은 곧 아래의 각질층과 함께 물과 유지를 함유한 피부를 보호하는 가능을 가지고 있다"고 말하고 있다. 이 보호막은 외부의 화학적·물리적 자극에 대한 방어벽이 된다. 또 표피에 함유되어 있는 멜라닌 색소는 자외선의 자극으로부터 피부를 지켜 준다. 즉 인간의 피부는 주변 환경이 나빠져도 스스로 잘 조정할 수 있는 구조로 되어 있는 것이다.

물론 죽은 각질이 계속해서 피부 표면에 달라붙어 있으면 여러 가지 피부 트러블의 원인이 되는 것도 일정 부분 사실이다. 그렇다면 죽은 각질을 목욕할 때 세게 밀어버리면 피부가 아름다워지지 않을까?

인체의 재생 능력은 우리가 생각하는 것보다 훨씬 놀라울 정도이다. 피부의 각질층도 마찬가지다. 무리하게 각질을 떼어 내거나 각질층을 얇게 하면 오히려 두꺼워진다. 외부 자극에 노출된 피부는 자극을 막기 위해 표면의 각질층을 급속히 두껍게 만든다. 각질층이 두꺼워지는 것을 '각질 비후'라고 부른다. 각질 비후가 발생하면 땀샘이나 피지의 출구까지 좁아져 수분과 피지의 부족을 초래한다. 각질 비후는 피부를 지켜 주는 방어벽 역할을 하는 동시에 기미, 주근깨, 건성 피부 등의 원인이 되기도 한다. 이런 현상 때문에 피부의 항상성은 자기 치유 능력, 자기 복제 능력이라고도 불린다.

약품 등을 사용해 한꺼번에 표면의 각질을 제거한다거나 때수건 등으로 세게 때를 미는 것은 오히려 피부를 손상시키는 어리석은 행동이다. 피부의 자기 치유 능력이 강력한 외부 자극에 대응, 무리하게 낢아진 각질층의 부족분을 채우기 위해 이전보다 더욱 두꺼운 각질층을 만들어낸다.

이것을 매일 계속하면 어떻게 될까? 서울대 피부과 정진호 교수팀이 수분 손실을 측정하는 기계를 사용하여 때를 민 후 피부를 통해 일어나는 수분 손실 정도를 측정한 결과는 놀라웠다.[86] 실험 결과 피부를 통해 손실되는 수분의 양은 때를 민 후 급격히 상승하는 것으로 나타났다. 피부는 물을 머금고 있어야 촉촉해지고, 탄력이 생긴다.

각질층을 제거하면 피부의 수분 손실이 10%, 탄력 감소는 무려 20%에 달하는 것으로 나타났다. 진정으로 때를 밀고 싶다면 피부 건조와 탄력 감소는 각오해야 한다. 목욕 후 몸을 닦을 때도 자극을 주어서는 안 된다. 몸을 닦을 때는 타월로 누르듯이 하면서 물기를 흡수시키는 것이 좋다.

피부 표면의 각질층은 매우 얇은데, 땀에서 수분을 공급받아 각질 중량의 20~25% 수분을 함유하고 있는 상태가 가장 이상적인 피부인 것이다. 그러나 나이가 들어감에 따라 각질은 스스로를 보호하기 위해 본래의 두께보다 두꺼워진다. 각질층이 두꺼워지면 필연적으로 수분 함량이 감소하게 되므로 피부는 수분 부족 상태가 되어 본래의 촉촉함과 매끄러움을 잃게 된다.

그렇다면 방법은 없는가? 물론 방법이 있다. 우리의 피부는 28일을 주기로 매일 생성되고 소멸되는 과정을 반복한다. 새로운 세포가 생겨나 14일째에 각질이 되고 7일 후에 피부의 표면으로 나와 거기서 일주일 동안 머문 뒤 떨어져나가는 것이다. 28일 동안의 이 과정을 매일 반복한다.

28일의 메커니즘을 각질대사(케라티니제이션)라고 한다. 각질층을 구성하는 각질 조각인 케라틴(경단백질)에서 나온 용어이다. 이 각질 대사가 끊임없이 활발하게 이루어지게 되면 우리의 피부는 촉촉하고 윤기 나는 피부를 유지할 수 있다.

하지만 안타깝게도 성인의 피부에서는 어렵다. 점점 두꺼워진 각질에서는 각질 대사의 속도가 느려지기 때문이다. 속도가 느려지면 점점 각질 비후를 조장하고 최악의 경우 기미나 주근깨, 건성 피부의 원인이 되기도 한다.

그에 비해 아기 피부는 각질 비후가 일어나지 않아 각질 대사가 원활하게 작용하여 28일이라는 이상적인 주기를 유지하게 된다. 따라서 항상 피부가 촉촉하고 부드러운 것이다. 여기서 중요한 것은 우리의 피부도 28일의 정상적인 각질 대사 상태로 회복만 된다면 피부 미인이 되는 것이 가능하다는 것이다. 이것이 피부의 생리이며 메커니즘이다.

우리가 흔히 피부라고 하는 것은 각질층을 두고 하는 말이다. 그러므로 피부가 좋다라는 말은 각질층이 예쁜 상태라는 것이다. 그렇다면 각질층을 아름답게 유지하기 위해서는 어떻게 해야 할까? 매일 보는 자신의 피부는 언제나 똑같아 보이겠지만 사실은 28일을 주기로 날마다 미묘하게 변하고 있다. 각질 대사가 이루어지는 과정을 정리하면 다음과 같다.

① 표피 가장 아래쪽에 있는 기저세포에서 기저세포가 두 개로 분열된다. 여기에 필요한 시간은 단 1분이다.

② 두 개로 분열된 기저세포는 약간 둥근 모양의 유극세포로 변한다. 이 세포가 활동할 유극세포층은 5~10층으로 이루어져 있다. 세포는 이층을 따라 아래에서부터 밀려 올라간다.

③ 밀려 올라간 유극세포는 과립세포층으로 들어가 과립세포로 변해간다.

④ 과립세포층은 2~5층으로 이루어져 있으며 상층의 과립세포는 평평한 각질 조각이 되는데, 이때 내부의 지방이 물같은 상태로

세포의 밖으로 나가 각질 조각들을 묶어 주는 접착제 역할을 하게 된다. 한편 지방을 배출하고 남은 세포의 껍질은 경단백질인 케라틴으로, 이것이 각질이 된다.

※ ①에서 ④까지 소요되는 기간이 14일이다.

⑤ 새롭게 탄생한 각질은 맨 위에 있는 각질층의 가장 밑부분이 되어 이 각질층을 7일에 걸쳐 올라가게 된다.

⑥ 피부 표면으로 나온 각질 조각은 7일 동안 머물게 되고, 이것을 피부라고 부른다.

⑦ 7일 후 수명을 다한 각질 조각은 피부에서 떨어져 나간다. 흔히 말하는 때가 이것이다.

피부 세포가 피부 저층부에서 표면까지 도달하는 데 28일이나 걸리지만, 그 두께는 불과 0.1mm에 지나지 않는다. 표면의 각질 조각이 떨어져 나가도 밑에서부터 차례대로 새로운 과립세포가 보충되고, 기저세포층에서는 활발하게 기저세포가 분열을 계속한다. 피부는 매일 생성되고 소멸되는 것이다.

그렇다면 아름답고 각질(때) 없는 피부가 되려면 어떻게 하는 것이 좋을까? 각질이 피부 표면에 7일 동안 머문 뒤 때가 되어 자연스럽게 떨어져 나가도록 해 주는 게 가장 좋은 방법이다. 이것이 피부가 가진 자연적인 아름다움을 되찾는 최선의 방법이다.

문제는 구체적인 방법에 있다. 일반적으로 알려진 방법으로 각질 대사를 원활하게 하는 것은 쉽지 않다. 자연 미인이 되기 위해서는 각질 대사가 원활해야 하고, 그것을 도와 주는 가장 좋은 방법을 찾아야 한다. 그 답은 여러 곳에 있겠지만, 그 가운데 하나가 천연 미네랄 이온수를 활용하는 것이다. 구체적인 것은 6장에서 소개하겠다.

피부를 열 받게 하지 말라

북반구 전체의 고온화 현상과 길어진 일조 시간도 피부에 좋지 않다. 이것들은 피부에 있어 커다란 외부의 적으로, 이들에 의해 피부가 혹사당하고 있다고 해도 과언이 아니다. 이런 이유 때문에 피부의 '항상성'이 정상적으로 작동되지 않는 것이다.

기미나 여드름 등 피부 트러블은 온도 상승과 깊은 관계가 있다. 겨울보다는 여름에 이런 현상이 많이 생기는 것만 봐도 알 수 있다. 여기에 건조함까지 보태진다면 건성 피부가 될 확률 또한 높아진다. 현대 여성들의 피부가 아주 위험한 상태에 놓여 있다는 것을 말해 주는 것이다. 특히 우리가 살고 있는 지구 북반구는 최근 100년 동안 5~6℃ 정도가 상승한 매우 심각한 상황이라 할 수 있다.

지구 온난화는 인간의 피부에 많은 영향을 미칠 수밖에 없다. 일조 시간이 길어짐에 따라 피부 표면의 각질 대사에 이상이 생겨 피부가 트거나 각질 비후, 잔주름, 기미 등의 트러블이 생길 위험이 커지게 된다. 각질층이 두꺼워지면서 피부의 수분 함량을 떨어뜨려 건성 피부나 여드름 피부가 되기도 쉽다. 동남아시아 여성들이 까무잡잡한 피부색을 가진 것도 이런 이유에서이다.

뜨거운 물건을 다루는 일을 하는 사람들의 피부는 더 빨리 늙는다고 한다. 뜨거운 열 자극이 얼굴에 직접 작용하기 때문이다. 겨울에도 방의 온도를 너무 높이거나 스토브 근처에 가까이 있지 않도록 하는 것이 좋다.

한국인들이 지나치게 좋아하는 찜질방은 어떨까? 한국인들은 뜨거운 목욕물(42~45℃)에서 몸을 담그고, 사우나에서 땀을 내는 것을 즐긴다. 피로 회복, 혈액 순환 등에는 좋은 효과가 있을런지는 몰라도 피부 건강에는 좋지 않다. 피부의 온도가 올라가면 피부 노화가 촉진된다는 것은 서울대 정진호 교수팀의 연구 결과로도 입증된 바 있다.

뜨거운 열기는 기미의 원인이 되기도 한다. 멜라닌의 기능은 피부색을 정하는 것만이 아니다. 가장 중요한 역할은 외부의 자외선이나 열기로부터 몸을 지켜 주는 것이다. 햇볕을 쬐면 표피에서 대량의 멜라닌이 만들어져 열기를 차단하고, 자외선을 흡수하거나 산란시키거나 해서 몸 안으로 들어오는 것을 막아 준다. 또 선번(Sun burn, 햇볕에 의한 염증)을 막아 주기도 한다.

선번은 피부가 빨갛게 되어 따끔거리는 일종의 화상이다. 이 염증은 4일에서 일주일쯤 지나면 까맣게 된다. 이것을 '선탠(Suntan)'이라고 하며 '이 이상 태우는 건 안 된다'는 피부로부터의 신호라 생각해도 좋다. 늘어난 멜라닌이 주위의 세포를 필사적으로 껴안고 자외선으로부터 보호하고 있는 것이다. 대량으로 만들어진 멜라닌은 각질층의 세포와 함께 자연스럽게 벗겨져 떨어진다.

젊을 때는 햇볕에 탄 후에도 기미가 되는 일이 별로 없으므로 신경 쓰지 않아도 된다. 벗겨지거나 찢어진 것 같은 상처가 아문 자국이 검게 남는 수가 있는데, 이것은 멜라닌 생성 기능에 이상이 생겨 일어난 일이다. 담뱃불 등에 의한 상처 자국이 없어지지 않는 것도 마찬가지다.

그런데 미네랄은 이런 자국도 지워 준다. 서울 중곡동의 한 할머니

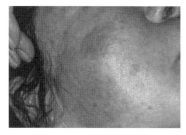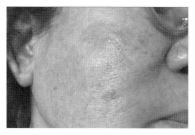

얼굴 가운데 부분의 검은 반점은 젊었을 시절 담뱃불에 입은 화상 자국이다. 두달 만에 현저하게 옅어지고 있으며, 주위의 잡티들도 없어지고 있다. 셀레늄이 화독을 제거하기 때문에 일어난 현상이 아닌가 한다.

는 젊었을 때 가구공장을 운영하던 중 직원의 실수로 담뱃불이 볼에 닿아 화상을 입었다고 한다. 화상 자국은 세월이 가도 조금도 줄어들지 않았다고 한다. 병원에서도 일시적으로는 좋아질 수 있지만, 결국 원상태로 돌아간다며 시술을 권하지 않았다고 한다. 그런데 자미원 겔과 미스트, 미네랄 디톡스 팩 등을 사용한 결과 현저히 좋아졌다. 미네랄의 어떤 작용으로 화상 자국을 없앴는지는 알 수 없지만, 할머니의 얼굴은 몰라보게 좋아지고 있다.

열에 의한 피부 노화를 제어할 수 있는 방법은 간단하다. 피부의 온도를 내리면 된다. 만약 뜨거운 사우나를 즐기고 싶다면 미스트를 준비하는 것이 좋다. 미네랄이 듬뿍 든 미스트를 얼굴에 뿌려 준 후 사우나에 들어가고, 사우나에서 나와서도 곧장 얼굴 등 신체 부위에 미스트를 뿌려 피부 온도를 낮춰 주는 것이 노화를 막을 수 있는 방법이다.

수분이 서서히 증발할 때의 흡열 작용(기화열)으로 인해 피부는 오랫동안 차가운 상태를 유지할 수 있다. 또한 천연 미네랄 가운데 게르마늄, 셀레늄 등은 피부의 열기를 제거하는 데 탁월한 효과가 있다.

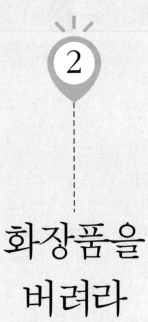

화장품을
버려라

끔찍한 어린이 화장품

아름다워지고 싶은 욕망은 남녀노소를 가리지 않는다. 100세 할머니도 예쁘다고 하면 좋아한다. 대형 마트나 학교 앞 문방구에는 어린이 색조 화장품 놀이 세트가 즐비하다. 여자아이들이 좋아하는 립스틱과 매니큐어 제품까지 구색을 갖추고 있는 화장품 세트는 아이들의 눈길을 사로잡고 있다.

초등학교 고학년 정도가 되면 장난감 수준을 넘어선다. '학교 가기 전 화장법', '틴트 예쁘게 바르는 법' 등 다양한 화장품과 예사롭지 않은 손놀림까지……. 인터넷에서는 어린이를 유혹하는 화장품 마케팅들이 범람하고 있다.

그렇다면 과연 우리 아이들의 화장은 안전한 걸까? 오늘날 초등학교 3학년 여학생들의 90% 이상이 화장을 경험했다고 하니 어른들이 생각하는 이상으로 아이들은 화장품과 친숙하다. 틴트와 립글로스는 여학생이라면 누구나 소지해야 할 '머스트 해브 아이템'이 됐다.

이런 제품들의 안전성은 어떨까? 물건을 구입하는 부모들은 "설마 어린이들이 사용할 물건인데, 안전하게 만들겠지"라고 기대하겠지만, 그것은 바람일 뿐이다. 어린이 화장품은 안전하게 만들어진 것이라고 생각할 수 있지만 실상은 그렇지 않다. 문구점이 아닌 백화점에서 구입한 어린이 색조 화장품조차 타르 색소가 존재한다. 타르 색소는 어린이의 피부에 직접적인 자극을 주어 가려움이나 따가움을 유발한다.

게다가 침과 함께 삼키게 되는 립스틱 제품에 함유된 타르 색소는 어린이들에게 치명적일 수 있다. 일부 어린이용 색조 화장품에는 중금속이 검출되기도 한다. 어린이는 어른보다 피부가 얇기 때문에 어른에 비해 흡수율이 높아 소량의 중금속이라도 위험하다. 예를 들어 독한 매니큐어를 자주 바르게 되면 연약한 손톱이 숨을 쉬지 못해 색깔이 변할 수 있다.

어린이 장난감용 화장품은 장난감으로 취급되어 식약처의 규제에서 벗어나 있다. 국내에선 아이들을 대상으로 한 장난감 화장품 안전 기준이 없다. 어른들의 화장품 속 독성 화학 물질은 물론, 그보다 더 심한 물질들에 아이들이 그대로 노출되고 있다는 뜻이다.

2014년 2월 여성환경연대에서 시중 판매 중인 어린이용 립스틱을 수거해 성분 검사를 한 결과 80%의 제품에서 알루미늄, 코발트, 크롬, 망간 등의 중금속이 검출됐다. 향수와 매니큐어의 성분 검사에서는 4종류 이상의 '프탈레이트' 계열 유해 화학 물질이 검출됐다. 내분비계 교란물질인 프탈레이트는 어린이의 몸에 노출되면 아토피를 유발하거나 성조숙증, 생리 불순과 불임을 불러올 수 있다.

어린이의 피부는 연약하기 때문에 문구점에서 파는 화장품을 지속적으로 바를 경우 자극성 피부염이나 접촉성 피부염 등이 생길 수 있으며, 피부 질환의 직접적인 원인이 될 수 있다. 화장품을 바른 후 피부가 빨갛거나 따갑게 부어오르면 당장 사용을 중지하고 깨끗한 물에 씻어내야 한다. 화장품은 가급적이면 바르지 않는 것이 제일 좋다.

영양 덩어리 크림(?)

홈쇼핑 프로그램을 보면 쇼핑 호스트들이 "이 쫀득쫀득한 것들이 모두 영양 덩어리"라며 영양크림을 들고 광고하는 것을 본 적이 있을 것이다. 정말일까? 그것들이 모두 영양 덩어리일까? 그 영양 덩어리가 전부 피부에 침투할 수 있을까?

메마른 대지에는 물이 필요하다. 한 여름 뙤약볕에 노출되어 쩍쩍 갈라지는 논바닥은 한줄기 빗물을 갈구한다. 농민들의 가슴은 논바닥만큼이나 갈라지고 타들어간다. 마른 논에 시원하게 쏟아 붓는 빗줄기는 생각만 해도 촉촉해지는 것 같다.

건조해서 논바닥처럼 갈라지는 피부도 수분을 갈구한다. 특히 겨울로 대표되는 건조한 계절에는 피부가 푸석푸석해져서 화장도 잘 받지 않는다. 원인은 두말할 필요도 없이 수분 부족. 피부에 수분을 줄 수 있다고 강조하는 화장품들이 주목받는 시점이다. 수분 충전, 수분 100%, 물광 피부, 꿀광 피부…… 그 이름도 다양하다.

과연 그럴까? 외부에서 물을 들이붓는다고 피부가 그걸 받아 마실 수 있을까? 단순히 생각하면 건성 피부에 수분을 공급할 수 있을 것으로 믿어진다. 그러나 실제로 수분을 공급했다고 해서 건성 피부가 한 번에 해결되는 것은 아니다. 이에 대한 답을 하기 전에 먼저 확실히 짚고 넘어가야 할 부분이 있다.

우리의 신체는 스스로의 힘으로 몸의 이상을 해결하고 항상 건강 상태로 유지할 수 있도록 만들어져 있다는 점이다. 이런 점에 있어서는 피부도 마찬가지이다. 우리의 피부는 표피 밑에서 끊임없이 새로운 세포가 분열하고 피부 표면에 항상 새로운 각질 조각을 보내 매일 새로운 상태로 만든다.

피부는 외부의 도움 없이도 스스로의 힘으로 정상적인 상태를 유지하는 것이 가능하다. 의학적으로 인간의 피부는 주변의 환경이 나빠져도 스스로 조정할 수 있는 구조로 되어 있다고 한다.

그러나 현실로 들어가 보면 '과연 그럴까' 하는 의문이 드는 것이 사실이다. 자연 상태의 피부는 언제나 건조하다. 화장품을 발라 주지 않으면 곧장 피부가 땅긴다. 뿐만 아니라 외부에서 물을 공급한다고 해도 피부는 수분을 흡수하지 못한다. 물의 증발 속도는 빠르며, 물이 마른 뒤에는 피부가 더 땅기는 결점도 있다. 그럼 잘 증발하지 않도록 유분도 같이 공급하면 되지 않을까?

좋은 생각이다. 실제로 활용되고 있는 부분이다. 하지만 이것도 효과는 없다. 물과 기름은 상극이다. 본래부터 둘 사이는 가까워질 수 없는 사이다. 이 둘을 한 곳에 묶어 두기 위해서는 계면활성제가 들어가야 한다. 계면활성제가 피부에 좋지 않다는 것은 설명할 필요가 없는 것이고, 아무튼 '물+기름' 화장품이라고 하더라도 피부 밖에서 공급하는 것은 쓸모가 없다. 만약 화장품이 피부에 스며든다면 그 피부는 고장난 것이다.

그래도 효과가 있다고 하는 사람도 있을 것이다. 그것은 물의 효과가 아니라 유분의 효과라고 보면 된다. 유분이 피부에 막을 형성함으로써 촉촉한 느낌을 주는 것이다. 피부에 막을 형성하면 피부가 호흡하는 데 어려움을 겪을 것이라는 것은 당연지사다.

가장 좋은 방법은 피부가 본래의 힘을 되찾는 것이다. 앞에서도 언급했지만 피부는 이미 땀과 피지를 분비하고 있다. 피부 표면에서 땀과 피지를 혼합한 일종의 에멀전 상태를 만들어 피부가 건조해지는 것을 막아 준다. 피지가 부족하면 피부나 모발은 칙칙하고 윤기가 없어진다. 피부에서 피지는 자연스럽게 미생물의 침입을 막는 살균제와 항진균제 역할을 한다. 피부가 건조해지거나 갈라지는 것도 막아 준다.

그런데 외부에서 인위적으로 유분을 공급하게 되면, 피부의 기능은 점차 퇴화된다. 물론 하루아침에 스킨케어를 안 할 수는 없다. 다만 가장 순한 것으로, 가장 자연에 가까운 것으로, 피부가 가진 본래 기능을 강화시켜 주는 방향으로 하는 것이 좋다.

우리의 피부는 여러 가지 트러블을 겪게 되는데 그 원인은 유분, 계면활성제, 온도 상승으로 정리된다. 유분이 많은 영양크림 등 화장품을 과다하게 사용하는 것은 좋지 않다. 영양크림이 피부에 좋은 역할을 한다는 것은 이해하기 어려운 부분이다.

피부의 대원칙은 '피부는 배설을 주로 하는 기관이지 흡수를 주로 하는 기관이 아니다'라는 것이다. 피부가 하는 본래의 역할은 땀과 피지를 배출하는 동시에 외부로부터 물과 기름, 영양분 등이 침투하는 것을 막는 일이다.

만약 피부가 흡수 기관이라면 목욕을 하거나 해수욕을 할 때 온몸에 물이 침투해 부풀어 오르게 될 것이다. 수영 선수들이나 해녀들은 온 몸이 부풀어 올라야 한다. 하루 종일 물속에 살아도 물은 피부에 한 방울도 침투하지 못한다는 것을 떠올릴 필요가 있다. 물론 계면활성제와 호르몬 등은 피부로도 흡수가 된다.

피부 깊숙이 영양을 공급한다고 목소리를 높이는 영양크림은 결코 피부 진피층까지 도달하지 못한다. 굳이 도달한다면 계면활성제나 호르몬의 도움을 받아야 한다. 벼룩 잡겠다고 초가삼간을 태우는 격이나 다를 바 없다.

그렇다면 영양크림이란 것이 과연 무엇일까? 쉽게 말하면 영양크림은 물과 기름을 보충해 주는 존재에 지나지 않으며, 설령 그것이 여러 가지 영양분을 포함하고 있다 해도 정작 피부에는 흡수되지 않는다. 영양크림은 항문같은 배설 기관에 영양을 넣겠다고 억지를 부리는 것이나 다름없다.

또한 유분 성분이 많은 유액이나 크림의 과다 사용은 각질 대사를 방해함으로써 피부의 건강을 해친다. 실례로 '건성 피부'는 일부분은 딱딱하게 붙고 일부분은 덜렁 덜렁한 상태, 즉 각질 불균형 상태의 피부를 가리킨다. 그런데 종래의 미용법에서는 이것을 피부의 피지선 노화로 인해 피지량이 부족해졌기 때문이라고 해석해, 그것을 보충하기 위해 유액이나 크림 등의 유분 화장품을 바르면 좋다고 주장해 왔다.

그러나 유액이나 크림에 의해 유분을 공급받은 각질층은 일시적으로 촉촉함을 되찾는 듯 보이지만 오히려 죽어서 떨어져야 할 각질을 무리하게 붙여 놓아 각질 대사의 정상적인 기능을 방해하는 결과를 초래하게 된다. 외부에서 영양을 공급하는 미용법이 피부의 기본적인 생리에 맞지 않음을 말해 주는 결과라 할 수 있다.

피부의 생리에 맞는 미용법은 피부에 뭔가를 집어넣으려 하는 기존의 미용법에서 벗어나야 한다. 오히려 피부의 독소를 제거해 줌으로써 자연의 상태로 되돌리는, '디톡스 미용법'이 피부의 생리에 적합하다.

유분 화장품은 기미의 원인

영양크림에서 영양의 정체는 물과 기름이라는 것은 알게 되었다. 여기서 두 가지 의문에 부딪치게 된다. 영양크림을 구성하고 있는 기름에 '영양'이라고 부르기에 걸맞은 효능이 있는 것일까? 또 하나는 물과 기름이 어떻게 뒤섞여 있는 것인가? 도저히 어울릴 수 없는 사이를 두고 흔히 '물과 기름 사이'라고 할 정도인데 말이다.

먼저 기름의 영양가에 대해 한번 살펴보자. 영양크림에 있는 기름은 피지의 분비가 매우 적은 사람을 제외하고는 오히려 피부에 역효과를 일으킨다. 영양은 음식으로 섭취하는 것이며 피부로는 흡수되지 못한다는 것은 상식이다. 화장품이 해야 하는 역할을 각질 대사를 원활하게 할 수 있도록 도와 주는 데 집중해야 한다는 것이다.

유분 화장품은 자외선을 2배나 흡수한다. 유분 화장품을 피부에 바르고 햇빛을 받으면 바르지 않았을 경우와 비교해 2배나 많은 자외선을 흡수하는 것으로 나타났다. 적당한 자외선은 피부에 좋은 역할을 하지만 과도하면 탈이 날 수 있다. 피부는 자외선에 오랫동안 노출될수록 각질층을 두껍게 만드는 성질을 가지고 있으므로 그 결과는 확실하다. 유분 화장품을 바르고 있는 시간이 길어질수록 피부는 점점 자외선을 흡수하고, 그로 인해 각질 비후도 빨리 진행될 수밖에 없다. 또한 유분 화장품이 피부 온도를 높인다는 점도 빠뜨릴 수 없다.

유분 화장품은 기미의 주요 원인이 되기도 한다. 유분을 많이 사용하면 각질 대사의 속도가 늦어지므로 그만큼 멜라닌이 쌓이기 쉬워져 기미가 많이 생기게 된다. 잠자리에 들기 전에 바르는 나이트크림이나 영양크림에는 유분이 40%나 된다. 이들 크림은 피부 온도를 낮추기는커녕 오히려 보온 효과가 있어 피부 온도를 높인다.

피부 온도가 높아지면 멜라닌의 생산이 왕성해진다. 멜라노사이트 세포에서 계속 멜라닌을 만들어 낸다. 그 결과 건조한 피부에 효과를 보려고 바른 크림이 오히려 기미나 주근깨, 심한 경우에는 흑피증까지 불러일으키는 역효과로 나타나게 된다. 게다가 유분 화장품의 유분이 압력으로 작용해 피지선에도 악영향을 미친다.

원래 피지는 피부 표면의 피지 압력이 약해질 때 활발히 분비되어 피부의 표면으로 나오는 성질을 가지고 있다. 그것이 땀과 섞여 피부를 촉촉하고 부드럽게 해 주는 것인데, 피부 표면에 항상 기름이 발라져 있으면 피부 표면의 압력이 강해져서 피지는 나오려고 해도 나올 수가 없게 되는 것이다.

이런 상태가 반복되는 사이에 피지선의 기능은 저하되고 피부에도 나쁜 영향을 미치기 시작한다. 즉, 피부가 노화되는 것이다. 유분 화장품은 편리한 반면 부작용도 많다. 유분 화장품은 일시적 효과가 매우 뛰어나지만 길게 본다면 득보다 실이 훨씬 많다.

오랫동안 많은 양의 크림을 사용해 온 사람들의 피부를 현미경으로 보면 대부분 모공 주위에 염증이 있다고 한다. 가능하면 크림은 사용하지 않는 것이 좋은데, 사용하더라도 최소한으로 줄이는 것이 좋다. 얼굴이 번들거릴 정도로 크림을 바르고 잠을 자는 여성들도 있다. 이들은 영양크림, 나이트크림, 아이크림 등 다양한 이름을 붙인 화장품들을 바르면서 '듬뿍 발라 주면 영양 성분이 피부 깊숙이 들어갈 것'이라는 기대를 갖고 있을 것이다. 그렇지만 이는 피부에 독을 바르는 것과 같은 짓이다.

화장품에 대해 무지했을 때 전문가에게 던졌던 질문이 있다.

"화장품 광고들을 보면 피부 깊숙이 영양 성분이 침투한다고 하는데 그게 사실입니까?"

화장품학과 교수였던 그 분은 한마디로 어불성설이라고 잘라 말했다.

"만약 그렇다면 큰일 나지요. 피부 보호막을 통과해서 진피까지 영양 성분이 들어간다면 어떤 일이 벌어질지 모릅니다."

이해가 되지 않아 되물었다.

"무슨 말씀이신지?"

"화장품 성분이 진피까지 들어가게 된다면, 그것은 피부 보호막을 인위적으로 뚫었다는 말이 됩니다. 피부 보호막을 뚫는 것은 호르몬이나 계면활성제 등입니다. 그것만으로도 인체에 해롭다는 것이죠. 또 그렇게 해서 특정 화장품 성분을 진피까지 침투시킨다고 할 때, 화장품 성분뿐 아니라 유해 세균도 함께 들어갈 가능성이 높습니다. 화장품 성분 역시 진피에서 긍정적인 역할을 할 것으로 기대하기는 어렵습니다."

충격적인 내용들이었다.

화장품에 대해 약간의 지식이 쌓인 뒤 다시 한 번 질문을 했다.

"화장품을 지속적으로 바르면 피부를 망치게 되는데, 화장품 회사들은 왜 그런 상품들을 만들어서 광고를 하지요?"

돌아온 대답은 의외로 단순했다.

"그래야 많이 팔죠"

"그건 또 무슨 말씀이신지?"

"화장품 회사들이 언제나 새로운 제품을 만들어 내는 데는 이유가 있습니다. 좋다고 한 제품을 사용한 소비자가 불만이 생길 즈음, '이 제품을 사용하면 좋아진다'는 또 다른 마케팅을 펼치는 것이죠. 문제를 만들어야 문제를 해결해 주는 다른 물건을 팔 것 아닙니까?"

병 주고 약 주는 격이 아닐 수 없다.

유분 화장품의 죄악 가운데 하나는 주로 밤에 발라 줌으로써, 밤 시간에 활발하게 진행되는 세포의 재생을 방해하고, 분비되어야 할 찌꺼기 배출을 가로막는다는 점이다. 밤에는 피부 호흡이 낮보다 2배나 많아진다. 피부의 찌꺼기도 주로 밤에 배출된다. 때문에 밤 시간에는 피부의 호흡이 원활해야 한다.

피부 호흡은 전체 호흡의 1% 정도에 불과하지만 피부의 컨디션에 직접적으로 작용한다. 피부 호흡이 왕성하려면 피부가 폐 세포처럼 촉촉해야 한다. 피부를 통과하는 혈액량이 풍부할 때 피부 호흡은 원활해진다. 피부에 분포된 혈관이 가스 교환을 하기 때문이다.

그런데 영양크림이니 나이트크림이니 하는 유분 화장품들을 발라주게 되면, 모공이 막히게 된다. 모공 속에는 유분을 배출하는 피지샘이 있고, 혈관도 연결되어 있다. 모공 속이 화장품 찌꺼기로 가득 차게 되면 피부를 통과하는 혈액 순환이 자연스럽게 진행되지 않게 되고, 나아가 피부 호흡도 원활하지 않게 된다. 매일 밤 이런 일을 되풀이하다 보면 피부 내부에는 미처 배출되지 못한 찌꺼기들이 겹겹이 쌓이게 된다.

또한 과다한 유분을 바르게 되면 피부에 마치 비닐로 씌워 놓은 것 같은 효과가 발생한다. 피부는 호흡을 통해 일정한 피부 온도를 유지하게 되는데, 유분막으로 인해 방해를 받게 된다. 피부는 비닐하우스 내부에 있는 것과 같이 온도가 올라가게 된다. 피부 내부의 온도가 올라가면 자연스럽게 멜라닌이 분비된다. 이런 일이 지속되면 기미로 자리잡게 되는 것이다. 피부를 좋아지게 하겠다는 일념으로 쏟아 부은 돈과 시간에 대한 대가치곤 너무 가혹할 뿐이다.

스테로이드 화장품

화장품 회사들은 물건을 파는 회사가 아니다. 꿈을 파는 회사다. 자신들의 제품을 사용하면 그 순간부터 피부는 다시 태어날 수 있다고 말한다. 홈쇼핑에서는 제품 사용 전의 칙칙한 모습과 사용 후 기적적으로 변화된 모습의 모델을 보여 준다. "이래도 안 사고 배길 수 있냐"고 비아냥거리듯이 말이다. 이쯤 되면 '설마'하던 마음은 어느새 '혹시'하는 마음으로 바뀌고, 구매 버튼을 누르게 된다. 물론 구매 후 사용해 보면 '역시'하지만, 매번 실망하면서도 매번 속는 이유는 그것이 소비자의 '꿈'이기 때문이다. 절대 포기할 수 없는 그 꿈 말이다.

늙어가는 것만큼 두려운 것도 없다. 팽팽하고 곱던 피부도 나이를 먹어가면서 쪼글쪼글해지고 거칠어진다. 모든 사람들이 영원한 젊음을 꿈꾼다. 인류의 가장 강력하고 지속적인 환상은 불멸의 생명과 젊음의 연장이라는 것은 신화를 통해서 알 수 있다. 인간들 중에서 용감한 자들은 불멸을 찾아 세상의 끝으로 여행을 떠나곤 했다. 그렇지만 전 세계의 영웅 신화에서도 한결같이 불멸의 젊음을 추구하던 영웅의 몰락을 노래하고 있다.[87]

메소포타미아의 점토판에 기록된 서사시의 주인공 길가메시(Gilgamesh)도 그랬고, 동방의 영웅 예(羿)도 불사의 약은 구했지만 마지막 순간에 먹지 못하여 지금 우리와 함께 하지 못하고 있다. 그것은 단 한명의 영웅도 청춘의 샘물을 마시지 못했다는 것을 의미한다.

화장품 회사의 입장에서 '트러블 없이, 기적적으로 피부를 좋아지게 만들 수 있는 물질'이 있다면 얼마나 좋을까? 하지만 그게 가능할까? 세월의 힘을 거슬러 다시 청춘을 돌려 줄 수 있는 기적의 물질이

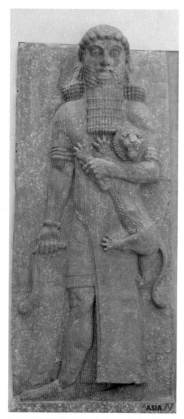

불멸의 젊음을 추구하던 고대의 영웅 길 가메시도 불사의 약을 먹지 못했다.

있을까? 기적의 물질은 존재하지 않는다는 것이 역사적으로 입증되었지만 인간의 꿈은 포기를 모른다. 인간은 '혹시 과학은 그것을 만들어 낼 수 있지 않을까?'하는 기대를 지니고 있다.

경이로운 과학의 발달은 신(神)의 영역까지 침입하고 있기 때문이다. 줄기세포를 이용해 복제 동물들을 탄생시키는 것은 신만이 할 수 있는 일이었다. 이런 과학이 젊음을 선물할 수 있지 않을까 하는 기대는 충분히 할 수 있다. 실제로 줄기세포를 컨셉으로 내세운 화장품들이 줄이어 등장한 것도 이를 잘 말해 준다.

스테로이드라는 물질이 발견되었을 때도 사람들은 불사의 꿈을 실현시켜 줄 물질이 등장했다고 믿었다. 1920년대 '물질 X'라는 이름으로 처음 등장한 스테로이드는 1950년에 노벨 의학생리학상까지 받았다. 스테로이드는 본래 우리 체내에서 만들어지는 부신피질 호르몬으로서, 스트레스에 대항하여 신속하게 반응할 수 있도록 몸의 상태를 조절하는 역할을 한다. 인체 내의 콜레스테롤과 동일한 성분이며, 우리가 이용하는 스테로이드제 역시 콜레스테롤을 합성하여 만든다.[88]

남성호르몬인 테스토스테론도 스테로이드 호르몬의 일종으로, 운동선수가 근육 및 근력 강화를 위해 스테로이드를 복용해 논란이 되곤 한다. 스테로이드는 스포츠계에서 대표적인 금지 약물의 일종이다.

스테로이드는 거의 모든 동물이나 식물의 몸속에서 스스로 만들어 내는 호르몬으로, DNA에 직접 작용하는 것으로 알려지고 있다. 이 호르몬 물질은 인체의 호르몬과 동일한 성분이기 때문에 피부 보호막을 간단히 통과한다. 심지어 세포막까지 쉽게 통과해 세포 안으로 들어가 이 물질만을 받아들이는 단백질과 결합한다. 이 둘의 결합물은 DNA상의 유전자를 조절함으로써 몸을 환경에 빠르게 적응시킨다.[89]

이 같은 특성 때문에 화장품 업체들은 스테로이드에 대한 유혹을 쉽사리 버리지 못하고 있다. 2013년, 바르기만 하면 피부가 놀랄 만큼 좋아진다고 해서 '기적의 크림'이라고 불렸던 미국 마리오 바데스쿠사의 힐링크림도 스테로이드를 사용한 것으로 드러나 충격을 주었다. 더구나 검출된 스테로이드 용량은 약용 연고 함량의 3분의 1이나 되는 엄청난 양이었다.

스테로이드의 놀라운 치료 효과로 인해 피부 치료뿐 아니라 관절 치료, 염증 치료 등 다양한 곳에 쓰이고 있는데, 심한 부작용 때문에 우리나라는 물론 대부분 국가에서 화장품에 넣지 못하도록 하고 있다. 이를 지속적으로 바를 경우 피부에 심각한 문제를 일으킬 수 있는 위험한 물질이다.

특히 기초 화장품류의 경우 여성들이 하루 평균 3~4번, 한 달이면 수십 번을 피부에 바르게 된다. 그렇게 되면 화장품에 함유된 스테로이드를 수십 번 바르게 되는 것이고, 그 부작용의 위험은 몇 배로 커질 가능성이 있다.

화장품 업체가 스테로이드의 위험에 대해 몰랐을 리는 없다. 스테로이드만큼 놀라운 효과를 나타내는 물질이 없기 때문에 위험을 무릅쓰고라도 사용한 것이다. 피부에 가벼운 생채기나 염증이 생겼을 때 스테로이드를 바르면 하루 만에 염증이 누그러들고, 3일이 지나면 새로운 피부가 재생된다고 한다. 아토피, 천식, 류머티즘, 만성 통증과 식욕 부진, 백혈병, 장기 이식 후의 면역 억제 등 의료 현장에서 스테로이드제는 없어서는 안 될 약품이다.

그런데 스테로이드제는 다른 약들과 약간 다른(?) 약이다. 스테로이드는 호르몬으로, 우리 몸에 원래 갖추어져 있는 기능을 이용해 병의 증상을 억제하는 대증요법제라 할 수 있다. 병의 근원을 해결하는 것이 아니라 증상만 잠시 누그러뜨리는 것이다. 또한 지속적으로 사용하면 심각한 부작용과 의존성을 초래할 위험이 있다. 2~3주 동안만 사용해도 의존성이 나타난다고 할 정도로 강력하다.

스테로이드는 본래 뇌에서 부신에 명령을 내려 분비하는 물질이다. 스테로이드제를 사용하면 혈액 속에 스테로이드 호르몬이 충분히 존재하게 되고, 뇌는 스테로이드를 분비할 필요가 없다고 판단한다. 스테로이드를 지속적으로 사용하게 되면 부신은 스테로이드 생성 능력이 저하될 수밖에 없다. 스테로이드 사용 기간이 길어지면 길어질수록 부신의 능력은 저하된다. 마치 사용하지 않는 근육이 약해지듯이 말이다.

더욱 심각한 문제는 아토피 등에 대증요법으로 스테로이드가 주로 처방되어 왔다는 점이다. 최근에는 스테로이드를 기피하는 환자들이 많아 최소량으로 줄었지만, 과거에는 연고뿐만 아니라 먹는 약까지 있었다. 몸속으로 들어온 스테로이드는 충분한 소염 효과를 발휘한다.

아토피 피부염의 경우 스테로이드 외용연고를 바르면 금새 가려움증이 가라앉고 일시적으로 피부가 깨끗해진다. 스테로이드를 바르게 되면 혈관이 수축하여 가려움증이나 통증 등이 일시적으로 멈추게 되는 것이다. 병증이 근본적으로 치유되어서 가려움증이 가라앉는 것이 아니라 스테로이드에 의한 혈관 수축 작용으로 증상만 멈추었을 뿐이다. 약효가 떨어질 즈음이면 다시 병증이 나타날 수밖에 없다. 또한 몸속에 흡수된 스테로이드는 일부 소변으로 배출되지만, 일부는 체내에 축적된다. 체내에 축적된 스테로이드는 산화콜레스테롤로 변화되고, 이 산화콜레스테롤이 주변 조직을 산화시켜 새로운 염증을 유발한다.[90]

과거 아토피 피부염이 스테로이드에 의해 중독되어 증상이 점점 악화될 수밖에 없었던 구조를 정리해 보면 다음과 같다. 먼저 아토피 피부염이 발생하여 병원을 찾게 되면 기본적으로 스테로이드제가 처방되었다. 환자가 스테로이드제를 먹거나 바르게 되면 일시적으로 증상을 누그러뜨릴 수 있지만, 근본적인 치유는 되지 않는다. 약효가 떨어질 즈음이 되면 다음에는 더욱 심한 증상이 발생하게 되고, 더욱 많은 양의 스테로이드제를 처방받게 된다. 스테로이드를 분비하는 부신의 능력도 시간이 갈수록 저하되어 상황은 악화일로를 걷게 된다.

환자는 스테로이드 중단을 심각하게 고민하게 된다. 스테로이드 사용을 중단하게 되면 인체는 극심한 고통을 받게 된다. 인체 내에서 스테로이드 고갈 상태가 일어나므로 몸은 안정 상태를 유지할 수 없게 되고, 염증은 더욱 악화된다. 피부가 갑자기 빨갛게 부풀어 오르거나 환부에서 고름이 나오게 된다. 이런 현상을 일반적으로 리바운드 현상이라고 한다. 환자의 비장한 각오도 이쯤에서 대개 포기하게 된다.

그렇지만 리바운드 현상에 대해 생각을 달리할 필요가 있다. 상황이 악화된 것이 아니라 나아지는 과정이라고 말이다. 몸에 침착된 산화콜레스테롤과 유해 독소들을 체외로 배출하려는 생체 반응이 그런 증상으로 나타난 것으로 생각하는 것이 현명하다. 오랫동안 스테로이드제를 사용해 왔다면 부신의 기능은 상당 부분 저하되어 있을 것이다. 스테로이드제 투여를 중단해도 부신의 기능은 곧장 회복되지 않는다. 스테로이드제의 양을 줄여 가면서, 산화콜레스테롤과 유해 독소를 체외로 배출시키고, 부신의 기능이 회복되기를 기다려야 한다.

일본 국립나고야병원 피부과 의사 후카다니 모토쓰기는 『스테로이드 의존 - 스테로이드를 중단하려는 아토피성 피부염 환자를 위하여』라는 책에서 다음과 같이 말하고 있다.[91]

"아토피성 피부염에 관하여 피부과 의사는 벌거 벗은 임금님이 되어버렸다. 많은 환자들은 이제 더는 피부과 의사를 찾지 않는다. 그리고 환자들은 고독하고 불안한 이탈을 결단한다. 이 책은 불안하며 당황하는 환자들과 동시에 탈(脫) 스테로이드의 경험이 없는 피부과 의사들도 읽어 주기를 바라고 쓴 것이다."

피부과 의사들도 아토피 환자들을 구하려고 노력하고 있지만 스테로이드에 대한 미련을 버리지 못하는 이상 모든 노력은 허사가 될 것이다. 환자들도 스테로이드에 의존하기보다는 체내에 유입된 독소를 어떻게 배출하고, 새로운 독소 유입을 어떻게 막을 것인가에 대해 고민하고 실천하는 것이 현명할 것이다.

피부의 재생력을 믿어라

우리의 피부는 스스로 피지를 만들어낸다. 피지와 땀으로 이루어진 피지막에는 '전이성 에멀전'이라는 천연 유액이라 불릴 만한 요소가 포함되어 있다. 실제로 그것이 매우 훌륭하게 피부를 보호한다.

먼저 우리의 피부가 정상적으로 유지되고 있는 상태에서 이 천연 유액은 피부를 보호해야 하는 W/O형의 상태로 되어 있다. W/O라는 것은 기름 속에 물방울이 떠 있는 상태를 가리키는 것이다. 수분이 쉽게 증발되지 않도록 기름으로 확실하게 조절해 주어 피부가 촉촉해지는 것이다.

운동을 하면 몸에서는 땀이 많이 나온다. W가 증가한 상태이다. 여러 번 언급했듯이 우리의 신체는 나가려고 하는 땀을 계속 내보내지 않으면 체온이 올라가며 젖산 요산이 체내에 축적되므로, 땀은 나올 때 내보내야 한다.

이때 천연 유액이 W/O형에서 에멀전으로 민감하게 전이된다. 물속에 기름의 입자가 떠 있는 상태로 변화되어 솟구쳐 나온 땀을 몸 밖으로 내보냄으로써 우리의 신체와 피부를 지킨다. 천연 유액은 무해한 계면활성제의 역할을 하며 땀과 결합해 피지막을 만든다. 우리의 피부를 지켜 주는 활동을 쉴 새 없이 계속하고 있는 것이다. 이렇게 훌륭한 기능을 가진 '전이성 에멀전'은 신체 내부에서만 생성된다. 이 품질 좋은 천연 유액의 원료가 되는 피지의 양은 하루에 2g, 한 달에 60g으로 결코 적은 양이 아니다.

그러므로 굳이 외부에서 유분을 공급받거나 인공 에멀전을 찾아내려 하는 것보다는 이 천연 유액의 혜택을 충분히 활용할 수 있는 피부로 되돌리는 방법을 생각해 보는 것이 훨씬 바람직하다. 그러기 위해서는 기본적으로 각질 비후를 피하고 정상적인 두께의 각질층으로 유지하는 방법을 게을리하지 않는 것이 우선이다.

일본에서 노화 예방 전문병원을 운영하고 있는 우츠기 류이치는 '화장품을 끊고 자연의 에멀전을 생성시켜라'는 다소 과격한 주장을 한다. 그는 "조사 결과 대부분의 화장품에 포함된 오일과 계면활성제 등이 피부의 보호막을 파괴한다는 사실을 알게 됐다. 화장품만 사용하지 않아도 세안 후의 피부 당김 현상이 사라지고, 피부는 시간이 지날수록 깨끗해진다. 이러한 일련의 과정을 통해 이상적인 피부 관리는 화상 피부를 재생시키는 치료법과 같다는 것을 깨달았다"고 밝힌다. 그는 클렌징이나 화장수, 미용액, 크림 등 일체의 화장품을 사용하지 않고 물로만 세안하는 '우츠기식 피부 관리법'을 제안하고 있다.[92]

문제는 우츠기식 피부 관리법을 실행하기가 너무 어렵다는 점이다. 어느 날 갑자기 화장품을 끊고 살 수가 없다. 빠른 결과를 가져오기 위해서는 피부가 뒤집어지는 등의 혹독한 대가를 치러야 하기 때문이다.

그렇다면 손쉽게 실천할 수 있는 방법은 없는가? 화장품 사용을 서서히 줄이면서 모공에 찌들어 있는 화장품 찌꺼기 등 유해 물질과 묵은 각질이 자연스럽게 녹아 나올 수 있도록 도와 주면 된다. 이른바 피부 디톡스를 실천하면 된다. 피부 디톡스에 대해서는 5~6장에서 설명하고자 한다.

3

피부
보호막을
파괴하는
계면활성제

클렌징 오일은 주방세제와 동일

유분 화장품의 치명적인 약점은 계면활성제에 있다. 유아 전용 화장품이나 천연 화장품이라고 표방하는 화장품도 계면활성제가 들어간다. 물과 기름이 마치 아무 일 없었던 것처럼 친하게 지낼 수 있는 것은 계면활성제가 있기 때문이다. 계면활성제는 다양한 이름과 종류를 갖고 있다. 기름과 물을 섞어 화장품을 만들 때는 유화제라 불리고, 기름때를 제거할 때에는 세정제라고 불린다. 친수성과 친유성을 둘 다 가졌고 액체와 기체, 고체와 액체 등 두 경계면을 활성화한다고 해서 '계면 + 활성제'라고 불린다.

피부나 모발에 붙어 있는 오염 물질을 기름으로 감싸고 물로 씻어내 세정을 돕는가 하면, 화장품을 바를 때 미끄러지는 듯한 느낌 즉, 발림성을 좋게 해 주기도 한다. 또한 화장을 지우거나 머리를 감을 때 오염물질의 기름기를 분리했다가 물에 씻겨 내리도록 하는 기능도 한다. 이들 계면활성제는 인간이 살아가는 데 없어서는 안 될 물질이기도 하다.

공기 중에 떠돌아 다니고 있는 먼지, 그리고 먼지에 흡착되어 있는 자동차 배기가스, 또는 미생물 오염 등은 피부를 괴롭히는 요인이 된다. 공기 중에 부유하고 있던 것이 얼굴이나 옷, 그리고 얼굴의 피지나 화장품 등에 흡착되면 쉽게 떨어지지 않는다. 얼굴이나 신체의 내부에서 유래되는 여드름균이나 화농성 구균 녹농균 등도 적지 않으며, 흙먼지에서 오는 일반 세균이나 곰팡이 포자 등도 많다. 이들을 효율적으로 제거하기 위해서는 계면활성제의 도움이 필요하다.

계면활성제에는 자연에서 얻어지는 성분으로 만든 천연 계면활성제와 석유에서 추출한 합성 계면활성제 두 종류가 있다. 계란 노른자나 콩 기름에 많이 들어가 있는 레시틴이나 코코넛, 야자 등 식물의 오일에서 얻는 지방산 등을 천연 계면활성제라고 부른다. 자연에서 얻는 천연 계면활성제는 피부에 자극이 적다는 장점에도 불구하고, 제2차 세계대전 후 천연 유지가 부족해지면서 그 원료 가격이 합성 계면활성제보다 5~10배 더 비싸졌다.

합성 계면활성제는 석유에서 추출해 화학적으로 합성한 것으로, SLS(Sodium Lauryl Sulfate), SLES(Sodium Laureth Sulfate), ALS(Ammonium Lauryl Sulfate) 등이 대표적이다. 문제는 합성 계면활성제의 세정력이 너무 강해 피부의 보호막까지 제거해버린다는 점이다. 피부 보호막이 파괴되면 피부 속 수분이 증발하게 되고, 피부는 빠르게 건조해지며, 주름이 생기고 노화가 급속도로 진행된다.

그럼에도 불구하고 화장품 회사들은 계면활성제의 두 가지 기능을 포기하기 어렵다. 물과 기름을 결합시켜 주며, 피부 보호막을 제거함으로써 침투 기능을 갖는 기능 말이다. 화장품 판매를 위해 주입하는 다양한 화학 첨가물과 향료, 타르 색소 등을 피부 속에 침투시키기 위해서는 계면활성제가 반드시 필요하다.

물론 대부분의 화장품들은 과다하게 지속적으로 바르지 않는 이상 계면활성제로 인한 피해가 거의 없다. 계면활성제의 폐해는 화장품으로 인한 것이라기보다는 클렌징오일이 원인일 가능성이 높다. 최근의 화장품은 미세한 안료 덕분에 땀이나 물에도 쉽게 지워지지 않아 세정력이 강력한 클렌징 오일을 써야 한다.

클렌징 오일은 주방세제와 동일한 것이다. 클렌징 폼, 샴푸, 거품 목욕제, 바디클렌저 등 세정제의 공통점은 풍성한 거품이다. 이 거품을 만드는 것은 세제의 거품을 만드는 것과 같은 계면활성제이다. 합성 계면활성제 30~40% 정도를 물에 녹인 것이 주방 세제라면, 클렌징 폼이나 클렌징 오일은 이보다 약간 적은 10~20%를 오일에 녹인 것이라고 보면 된다.

화장을 지우는 클렌징 폼이 얼마나 강력한지는 설거지를 해 보면 알 수 있다. 기름이 묻은 접시를 클렌징 폼으로 닦아 보자. 세제를 사용한 것 못지않게 깨끗하게 설거지할 수 있을 것이다. 인공 향료와 고운 색상으로 포장된 외모에 속으면 안 된다. 클렌징 폼은 주방세제가 가면을 쓰고 위장한 것이라고 보면 된다. 클렌징 폼의 위장술에 속게 되면 그 피해는 고스란히 피부가 부담해야 한다.

상제균의 역할

청결한 삶을 싫어할 사람은 없다. 세균이라는 말만 들어도 벌레들이 온 몸에 스멀스멀 기어 다니는 것 같다는 사람들도 많다. 소독, 항균 제품 하나쯤 없는 가정이 없다. 그런데 현대인들에게 아토피와 같은 알레르기가 급증한 것은 이들 제품들도 적지 않은 역할을 했다. 목욕하는 습관이 없는 유목민들이나 에스키모 등은 아토피 같은 질환이 없다는 것이 그것을 말해 준다. 표피를 덮고 있는 피지가 두껍고 수분량도 아주 많아 인체에 유해한 세균 같은 항원은 인체 스스로 막아내기 때문이다.

사실 인간의 몸 자체가 세균 덩어리다. 입속에 있는 세균만도 100억 개에 이를 정도다. 장 속에는 300종의 100조 개에 달하는 엄청난 양의 세균이 있다. 우리 몸의 세포 수보다 세균 수가 10배나 더 많다. 아무리 깨끗한 척하는 사람도 따지고 보면 세균으로 뒤덮여 있다는 이야기다.

세균과의 전쟁? 한마디로 웃기는 소리다. 지구가 멸망하지 않는 이상 세균은 결코 몰아낼 수 없다. 지구의 주인은 인간이 아니라 세균이다. 지구 최초의 생명 형태에 가까운 세균은 용암이 치솟는 화산 분화구, 뜨거운 온천, 얼어붙은 남극 대륙 등 지구의 어느 곳에서든 존재한다. 세균은 지구상에서 가장 종류가 다양한 생물이다. 400만〜600만 가량의 종(種)이 있을 것이라고 추산되고 있으며, 이 중 4000종만 겨우 확인되었을 뿐이다. 세균의 전체 생물량은 다른 모든 생물을 합친 생물량보다 커서 지구 전체 생물량의 60%에 이른다.

세균과의 전쟁에서 결코 승리할 수 없으며, 만약 승리한다면 인간은 곧 죽음을 맞이할 수밖에 없다. 인간은 세균의 도움 없이는 하루도 생존할 수 없다. 세균은 엄청난 쓰레기들을 먹어치우고, 땅을 기름지게 하여 인간에게 영양분을 공급하며, 심지어 사람이 먹은 음식물을 비타민으로 변환시키는 일까지 하기 때문이다.

인간의 피부도 세균의 도움 없이는 아토피와 같은 재앙을 맞을 수밖에 없다. 피부에는 여러 종류의 세균들이 살아가고 있다. 뜨거운 물로 샤워를 해도 세균들이 어디로 도망가지 않는다. 이들은 자신들이 확보한 영토(피부)를 양보할 생각이 전혀 없다. 피부의 주인인 인간과 타협도 하지 않는다. 그저 자신들의 영역을 확보하고, 확보한 영토에 대해서는 확실하게 지켜내려 한다. 흔히 병원균이라고 하는 유해한 세균들은 이미 자리잡은 세균들 때문에 끼어들 여지가 없게 된다.

인체 내부도 마찬가지다. 세균들은 인체 곳곳에서 고유의 화학 물질들과 협업으로 음식물을 분해하고, 그것을 유용한 비타민과 미네랄로 변환시키며, 장이 영양 성분을 흡수하여 혈액을 통해 순환시키도록 돕는다. 세균이 없으면 인간은 소화도 시킬 수 없다. 아이들이 음식물을 소화시키는 능력이 약한 것은 세균이 적기 때문이다.

아이들의 소화력과 면역력을 높이기 위해서는 세균에 노출시켜야 한다. 무균 상태는 결코 이롭지 못하다는 것이 실험 결과에서도 드러났다. 무균 쥐와 정상 쥐를 똑같이 살모넬라 티피뮤리움에 감염시킨 후 비교해 본 결과, 정상 쥐를 병들게 하는 데에는 100만 개체의 세균이 필요한 데 반해, 무균 쥐의 경우에는 단 10개체만으로도 충분했다. 정상적인 쥐를 죽게 하려면 세균을 1억 개체로 증가시켜야만 된다는 것을 관찰할 수 있었다.

아이들도 마찬가지다. 아이들의 세균 저항력을 길러 주는 것이 항균보다 더 중요하다. 아이들을 세균에 접촉시켜 항체를 형성하게 하는 것이다. 백신의 원리와 마찬가지로 말이다. 아토피나 알레르기도 지나친 항균의 결과로 볼 수 있다. 인체에서 세균의 숫자가 줄어들게 되면, 아이들은 병원균을 만나도 항체를 만들지 못한다. 특히 알레르기에 대항하는 T-세포군을 만드는 능력이 떨어지게 된다.[93]

피부에 상존하고 있는 세균들은 흔히 상재균이라 부른다. 우리 피부에는 보통 1cm^{2}마다 10만 개체의 세균이 있다. 온몸으로 확대 적용하면 1cm^{2}마다 100만 개체에 이를 것으로 추정된다. 이들은 자외선과 유해 물질로부터 자극을 완화시켜 주고, 질병을 일으키는 병원균이 몸 안으로 침입하는 것을 막아 준다. 피부 표면에 항상 존재하고 있는 포도상구균은 땀 냄새를 일으키기 때문에 나쁜 균으로 생각되지만, 피부를 보호하고 유해균이 몸에 침투하는 것을 막아 주는 역할을 한다.

상재균은 태초부터 인간과 공존을 선택했다. 이들은 피부에서 나오는 기름(피지), 지방산, 탄화수소, 콜레스테롤, 낙설(표피 각질층이 쌀겨처럼 얇은 파편이 되어 떨어지는 현상) 등을 먹으며 살아왔다. 상재균은 피지와 땀 등을 먹은 뒤 산을 배설하는데, 이 산은 약산성을 띠고 있다.

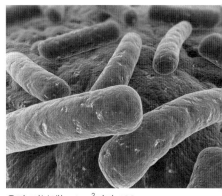

우리 피부에는 1cm^{2}마다 100만 개체의 박테리아가 자리 잡고 있다. 이들은 자외선과 유해물질로부터 자극을 완화시켜 주고, 병원균의 침입을 막아 준다.

피부를 보호하는 최전방 각질층(stratum corneum)이 약산성(pH 5.5)을 띠고 있는 것도 상재균의 역할이다. 상재균이 만들어 내는 산성 지방막(피부 보호막)은 살균 작용을 지녀서 세균 등으로부터 화학적으로 피부를 지켜 준다. 유해 세균들은 상재균이 배설하는 산 덕분에 피부에 접근할 수 없고, 침입할 수도 없다. 이것이 피부의 최전선에서 보습 기능을 하는 피지막이다.

크림, 폼 클렌징, 샴푸, 항균 비누 등 계면활성제가 들어가 있는 제품을 과다하게 사용하게 되면 피지막이 손상을 입게 된다. 피부 보호막이 파괴되면 자연스럽게 피부도 피해를 입게 된다. 크림이나 폼 클렌징 등을 사용하게 되면 계면활성제, 미용 성분 등이 모공으로 조금씩 침투하게 된다. 침투한 성분들은 산화되어 유해한 산화물로 변하며, 염증으로 이어진다. 미세한 염증이라도 만성이 되면 멜라닌이 증가해 피부가 칙칙한 갈색으로 변하고, 결국 기미가 생긴다.

항균 제품이 더 위험하다

상재균이 만들어 내는 피부 보호막(산성 지방막)의 두께는 $0.5\mu m$(미크론·$1\mu m$은 1000분의 1㎜)에 불과하다. 만약 크림 등 다양한 종류의 화장품을 여러 번 사용하거나, 항균 비누, 샴푸, 폼 클렌징 등을 사용하는 것은 피부 보호막을 여러 번 제거하는 효과를 가져 온다. 인체가 지니고 있는 자정 작용이나 저항력은 점점 약해져서 건조하고 약한 피부가 되고 만다.

피부 보호막은 한번 벗겨지면 건강한 피부도 재생될 때까지 3~4일이 걸린다. 많은 여성들은 클렌징하면서 문지르고, 세안하면서 문지르고, 다시 크림을 바르면서 문지르는 행위를 반복한다. 피부 보호막이 재생되기가 무섭게 벗겨내는 것이다. 이런 상태가 계속되면 피부는 얇아지고, 곱던 결도 사라지면서 급격히 노화된다.

비누로 씻은 후 아무 것도 바르지 않으면 통증이 생길 정도로 피부가 땅긴다는 사람들은 피부 보호막이 심하게 파괴되어 있다고 생각해야 한다. 아토피 피부염을 앓고 있는 사람들의 피부도 논바닥처럼 쩍쩍 갈라지는데, 이 역시 피부 보호막이 파괴되어 있다고 보면 된다.

하지만 이 경우는 외부의 자극에 의해서 발생한 것이 아니라, 내·외부의 복합적인 문제라고 보는 것이 옳을 것 같다. 내부적으로는 우리 몸속에 들어온 다양한 유해 물질을 피부로 배출하기 위해 피부 보호막이 스스로 파괴된 것이다. 견딜 수 없을 정도의 가려움을 겪게 되면, 피부를 긁게 되고, 피부 보호막은 파괴될 수밖에 없다. 외부적으로는, 그것을 질환으로 보고 발라 준 스테로이드 연고나 보습을 위해 발라 준 크림 등에 들어 있는 계면활성제가 자행한 것으로 볼 수 있다.

자신의 피부 보호막이 어느 정도로 유지되고 있는지는 세수할 때 확인해 볼 수 있다. 건강한 피부일수록 물을 강하게 튕겨낸다. 피부를 통해 수분이 흡수되지 않는 피부가 건강한 피부다. 보습 화장품은 대개 유분이 많이 포함되어 있기 마련이고, 유분이 많이 포함되게 되면 유화제(계면활성제)가 빠질 수 없다. 바르는 그날은 촉촉해도 결과적으로 피부 보호막은 약해지고, 피부는 점점 더 건조해진다.

피부 보호막을 건강하게 유지하기 위해서는 크림, 폼 클렌징, 샴푸, 항균 비누 등을 사용하지 않는 것이 좋다. 아이의 건강을 위한다는 명목으로 균을 없애는 것은 오히려 건강을 해칠 수도 있다. 항균 비누의 경우 항균력 자체에도 문제가 있지만, 유익한 상재균까지 제거하는 역효과가 적지 않다.

한 방송사에서 시중에서 가장 많이 팔리는 항균 비누 2종과 일반 비누의 항균 효과를 실험해 본 결과 항균력 자체에 문제가 있는 것으로 드러났다. 식중독 세균인 대장균과 황색포도상구균에 각각 비누액을 넣고 남은 세균을 비교했더니 한 항균 비누는 대장균은 많이 없앴지만 황색포도상구균 제거 효과는 일반 비누보다 떨어졌다. 다른 항균 비누는 황색포도상구균은 거의 제거한 반면, 대장균에는 별 영향을 끼치지 못했다.

항균력이 약한 경우는 그나마 낫다. 항균력이 강할 경우 유익한 세균까지 없앤다는 문제가 발생한다. 유산균을 넣고 실험한 결과 일반 비누에는 유산균이 상당수 남아 있었지만 두 항균 비누에서는 모두 제거된 것이다. 이런 비누를 사용할 경우 피부에 그나마 남아있는 상재균을 멸종시켜버리게 되고, 피부 보호막은 완전 해체될 수 있다.

결국 항균 비누는 부정적인 효과는 있는 데 비해 긍정적인 효과는 없다는 것을 알 수 있다. 일반 비누보다 비싼 비용까지 지불하면서까지 항균 제품을 사용해야 할 이유는 전혀 없다. 더구나 항균 비누에 들어간 화학 성분이 내분비계 교란을 일으키고, 세균의 내성을 강화할 수 있다는 연구 결과까지 있다.

2014년 미국 애리조나주립대학의 롤프 핼덴 박사의 조사 결과 많은 사람들은 항균 비누를 잘못 사용하고 있는 것으로 나타났다. 병원이나 공공장소, 집 등지에서 항균 비누를 사용할 때, 손에 있는 세균을 확실하게 씻어내기 위해서는 적어도 20~30초 정도를 투자해야 한다. 하지만 사람들이 손을 씻는데 걸리는 평균 시간은 불과 6초. 항균 비누의 효과를 보기에는 턱없이 짧은 시간이라는 것이다.

핼덴 박사는 "시중에 판매되는 항균 제품 중 70% 이상에는 트리클로산(Triclosan)이라는 항생제 성분이 포함돼 있다. 이 성분이 미생물 등 유해 세균을 씻어 내리면 적어도 20~30초가 필요하지만 사람들은 손을 씻는데 이렇게 많은 시간을 들이지 않는다"고 지적했다. 항균 비누의 주료인 트리클로산은 파라벤 등 다른 화학 물질과 같이 호르몬 교란과 항생제 내성에 영향을 미치는 것으로 알려져 있다.

FDA는 2013년 항균 제품에 든 항균 화학 성분을 일반 생활용품에서 제외해야 하며, 그렇지 않을 경우 이를 생산하는 업체가 직접 화학 성분이 무해하다는 것을 입증해야 한다고 발표한 바 있다.

항생제는 언제나 내성균의 등장이라는 위험을 안고 있다. 항균 비누를 즐겨 사용할 경우, 세균이 트리클로산에 내성을 획득하면 항균 효과는 곧 사라진다. 손을 씻을 때마다 항균하는 것이 사실이라면, 이는 오히려 내성을 부추기는 더욱 위험한 일이 될 수 있다.

주방에서 흔히 사용하는 항균 도마도 마찬가지다. 항균 효과도 의

심스럽지만, 만약 항균이 제대로 된다고 하면 더욱 큰 문제에 부딪치게 된다. 항균에 살아남은 세균들은 내성을 갖게 되고, 그런 내성균들이 음식물 조리 과정에 들어갈 수 있다.[94] 항균 제품을 이용하는 것은 돈 들여서 더 위험한 물건을 사용하는 격이다. 아토피로 고생하고 있다면 항균 비누와 샴푸 사용을 중단하는 것이 좋다. 청결함이 도리어 해가 된다.

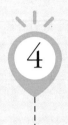

인간을
위협하는
헤어 제품

개보다 못한 사람

동물 가운데 개는 유독 사람을 따른다. 사랑해 가까이 두고 기르는 동물에서 삶의 반려자로 격상되고 있다. '반려동물'이라는 말의 의미 그대로 내 편이 돼 주고, 나의 외로움을 달래 주는 자식 같은 애완동물에게 주인은 뭐든지 해 주고 싶을 뿐이다. 세상에 가장 좋은 것을 먹이고 싶고, 입히고 싶고, 원하는 것은 뭐든지 사 주고 싶은 게 주인의 마음이다.

그런데 주인의 사소한 실수가 동물에게는 큰 고통이 되기도 한다. 개 전용 샴푸가 없어 가족들이 사용하는 샴푸로 목욕을 시켜 주었다가 낭패를 당했던 지인의 이야기가 생각난다. 이 분은 '사람이 사용하는 샴푸니까 당연히 개 샴푸보다는 좋거나, 최소한 비슷하지 않겠느냐'하는 생각에 사람이 사용하는 샴푸로 개를 목욕시켰다고 한다. 며칠이 지나자 개가 이상한 행동을 하기 시작했다. 바닥에 몸을 문지르거나 뒷발로 온 몸을 긁어 대면서 낑낑거렸다는 것이다. 몸을 자세히 살펴보니 피부에 작은 종기 같은 것들이 오돌토돌 솟아 있었다고 한다. 병원을 찾은 지인은 충격적인 말을 들었다고 한다.

"개에게 무슨 샴푸를 사용했어요?"

"개 전용 샴푸가 떨어져 우리 가족이 사용하는 샴푸로 목욕을 시켰을 뿐인데요"

"사람이 쓰는 샴푸를 개에게 사용하면 어떻게 합니까?"

"아니, 사람이 쓰는 샴푸가 어때서 그래요? 사람과 개의 피부가 그렇게나 달라요?"

샴푸의 문제일거라고는 상상하지도 못했던 지인은 수의사의 대답

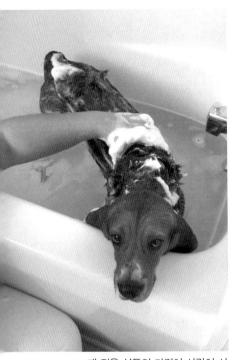

개 전용 샴푸의 가격이 사람이 사용하는 샴푸에 비해 10배나 더 비싼 것은 그만한 이유가 있다.

을 듣고는 아연실색할 수밖에 없었다고 한다.

"인간이 사용하는 그런 유독한 샴푸를 연약한 개에게 사용하다니요? 개 피부는 얇고 부드러워 사람이 쓰는 샴푸를 사용하면 자극을 받아 개 피부가 손상을 입는단 말이에요."

이분은 그 때부터 샴푸에 대해 다시 생각하게 되었다고 한다.

"혹시, 우리 가족의 탈모의 주범이 샴푸에 있는 것은 아닐까 하고 의심해 보기 시작했어요. 성분표를 자세히 살펴보고, 자료들을 찾아보니 샴푸의 독성이 얼마나 심각한지 알게 되었어요."

지인은 당장 집에서 샴푸를 치워버렸다. 그리고 온 가족이 비누로만 세안을 하고, 머리도 감는다. 비누로만 머리를 감자 처음에는 머리칼이 뻣뻣하고 불편함을 느꼈다. 그럴 때는 샴푸가 놓였던 자리에 식초를 놓고, 비누로 머리를 감은 후 행굼 물에 식초를 조금 넣자 머리칼이 부드러워졌다. 2개월이 지나자 머리를 감을 때마다 뭉텅이로 빠지던 머리칼이 자리를 지키기 시작했다. 6개월이 지나자 식초 물로 행구지 않아도 머리칼은 부드러워졌고, 머리숱도 눈에 띄게 풍성해졌다. 도대체 이 가족들에게 무슨 일이 있었던 것일까?

샴푸를 버려라

인간이 사용하는 샴푸가 개 전용 샴푸보다 조악하다는 것은 가격으로도 알 수 있다. 애견 용품점에서 판매하는 개 전용 샴푸의 가격은 사람이 사용하는 샴푸에 비해 10배나 더 비싸다. 사람이 사용하는 샴푸는 보통 물, 합성 계면활성제, 점도 조절제, 실리콘 등이 주 성분이다. 전형적으로 '병 주고 약 주는 방식'으로 구성되어 있다.

합성 계면활성제는 세정 작용이 아주 강해서 머리카락의 표면을 덮고 있는 큐티클이라고 하는 모발 세포를 변형, 파괴한다. 샴푸 속의 합성 계면활성제는 세정 효과도 갖지만, 이 과정에서 필요 이상으로 모발의 단백질을 녹이기 때문에 큐티클도 손상을 입는다. 실리콘은 합성 계면활성제에 의해 파괴된 큐티클층에 랩과 같은 막을 형성해 광택을 내는 역할을 한다. 업체들은 "샴푸로 부족한 광택과 찰랑거림은 린스로 얻을 수 있다"며 또 다른 판매로 연결시킨다. 린스에는 샴푸보다 더 많은 실리콘이 들어가 있다고 보면 된다.

실리콘(Silicone)은 유기성과 무기성을 겸비한 독특한 화학 재료로, 대부분의 산업 분야에서 필수적인 재료이다. 실리콘은 낮은 표면장력, 비이온성 및 비극성, 소수성 및 발수성, 내열성 및 산화 안정성, 저온 안정성, 가스 투과성, 화학적 불활성 등이 있다.

이러한 실리콘은 의학·화장품 분야에서도 널리 쓰이고 있는데, 특히 의료관계에는 보호크림으로 이용된다. 의료용 기구의 방청, 주사침의 윤활성 향상, 유리 용기 등의 발유, 발수에도 이용된다. 최근에는 폴리옥시알킬 변성 실리콘 오일이 크림, 에센스 등의 화장품은 물론 샴푸, 린스 등 헤어 제품에도 널리 사용되고 있다.

그렇다면 화장품에 왜 실리콘 계열 성분을 사용하는 것일까? 실리콘이 첨가되면 화장품의 발림성이 현저하게 좋아진다. 실리콘 성분이 들어간 화장품을 바르면, 바르는 그 순간 피부에 미끄러지는 듯한 발림성을 느낄 수 있다. 화장품의 발림성이 좋다고 하는 건 거의 실리콘 계열 성분이 함유되었다고 봐도 틀리지 않을 것이다. 대부분의 여성들이 화장품을 구매하거나 사용할 때 '좋다'는 감정을 가지는 것은 사용한 후 '좋아진 상태'를 보고 결정하는 것이 아니라 '바르는 그 순간의 느낌'이 좌우한다.

실리콘 계열 성분에는 어떤 것들이 있을까? 가장 대표적인 것이 디메치콘이 붙은 것들이다.[95] 디메치콘이 들어간 제품을 바르면 실리콘 오일의 휘발성 때문에 스며드는 것 같은 느낌을 주고, 발림성이 좋게 느껴진다. 디메치콘은 바르는 순간 피부에 랩과 같은 막을 씌워 준다고 보면 된다. 피부 내의 수분은 꼼짝 못하고 붙잡히게 된다. 수분을 유지해 주는 좋은 성분이 아닌가 하고 생각할 수 있다. 하지만 수분만 잡아 준다고 좋은 성분이라고 보면 오산이다.

디메치콘의 주된 역할은 사용자에게 '좋은 느낌'을 주는 것일 뿐이다. 오히려 피부에 막을 형성하게 되면 피부는 숨을 쉬지 못하게 되어 독소 배출이 어렵게 되고, 염증이 발생할 수 있다. 한 연구 결과에 따르면 실리콘 성분이 든 제품을 오래 사용할 경우 스트레스로 인한 두피 트러블이 악화되어 두피가 가렵고 각질이 심해져서 집중력을 흐트러뜨릴 수 있다고 한다.[96] 피부가 얇은 어린이들에게는 절대로 사용하면 안 되는 성분이다. 특히 아토피 피부염은 절대 금물이다.

아토피 피부염에 샴푸나 린스를 사용하지 말아야 할 이유도 여기에 있다. 제조 회사마다 조금씩 다른 원료 성분과 제조 공정에 따라 약간의 차이가 있지만 일반적으로 알려진 샴푸 성분의 구성 비율은 대략 다음과 같다.

⟩ 샴푸 성분의 구성 비율

성 분	함 량
물	50 ~ 60%
합성 계면활성제	30 ~ 35%
실리콘, 살균제, 중화제, 방부제, 색소, 향료 등 첨가물	3 ~ 5%
오일, 비타민 등 각종 추출물	1 ~ 3%

가장 많은 비율을 차지하는 물을 제외하고 나면 합성 계면활성제가 압도적인 비율을 차지한다. 그런데 제조사는 가장 근본적인 문제인 계면활성제나 화학 첨가물에 대해서는 언급하지 않고, 극소량 들어가는 추출물만을 강조한다. 천연 오일을 첨가했다거나, 비타민 성분을 넣었다거나, 식물 추출물을 넣은 순한 제품이라고 강조하는 것이 그것이다.

하지만 아몬드 오일 한 방울이 첨가되었다고, 합성 비타민C가 들어갔다고 해서 샴푸가 천연 제품으로 탈바꿈하는 것은 있을 수 없는 일이다. 샴푸에 사용된 계면활성제가 어떤 종류냐에 따라서 품질의 차이가 벌어지는 것이다.[97]

합성 계면활성제와 실리콘, 향료, 방부제, 색소 등 다양한 종류의 화학 첨가물은 피부 알레르기는 물론 아토피 피부염을 악화시킬 수 있는 요인이 된다. 샴푸의 향료 역시 비누와 달리 프탈레이트라는 가소제에서 나오는데, 이는 체내 호르몬 교란을 일으키는 대표적인 환경호르몬이다.

또한 이들 첨가물들은 큐티클층을 파괴하고, 나아가 두피까지 손상을 입힌다. 합성 계면활성제에 의해 파괴된 피부 보호막의 틈으로 향료와 같은 화학 첨가물들이 피부로 침투하여 산모의 양수까지 오염시킨다고 한다. 두피가 손상을 입게 되면 모근도 자연스럽게 약해지게 되고, 머리카락은 가늘어지기 시작하면서 급속한 탈모로 이어진다.

우리나라 인구 1000만 명이 탈모 증상에 시달리고 있다고 할 정도라고 한다. 탈모 증상이 왜 이렇게 갑자기 급증했을까? 대한민국 국민 모두가 어느 날 갑자기 탈모 유전 인자가 발생했을 리는 없다. 두피에 비듬이 많아지고, 건조하며 가렵거나, 뾰루지가 자주 생기거나, 머리를 감을 때마다 머리카락이 뭉텅이로 빠지거나 모발이 가늘어지는 일이 생긴다면 당장 샴푸 사용을 중단할 것을 권하고 싶다.

샴푸의 강력한 합성 계면활성제가 두피에 터를 잡고 있는 상재균을 죽이는 것도 탈모의 원인이 된다. 합성 계면활성제는 두피의 피지를 제거하고, 상재균까지 제거한다. 피지가 없어지면 상재균도 굶어 죽게 마련이다. 상재균이 없어지면 피부 보호막을 형성할 수 없다. 상재균이 없어진 자리에는 유해균이 번식하게 되고, 결과적으로 뾰루지 등이 생긴다. 이렇게 피부 생태를 파괴하는 것이 아토피의 한 원인이라는 주장도 있다.[98]

굳이 사용하고 싶다면 샴푸를 희석시켜 사용하고, 맑은 물로 3번 이상 헹궈 내는 것이 좋다. 물론 가장 좋은 방법은 순수 비누로 머리를 감고, 세안도 하는 것이다. 마지막으로 헹구는 물에 식초 몇 방울만 떨어뜨리면 뻣뻣한 머리카락도 부드러워진다. 경제적으로도 절약되고, 피부나 모발과 두피, 모두가 행복한 선택이다.

염색, 파마도 위험하다

미용실에서도 가능한 커트 정도만 하는 것이 좋다. 염색을 하거나 파마를 하게 되면 독성에 노출되게 된다. 파마는 두피의 모공 구조를 파괴한 뒤 다시금 화학 약품으로 고정시키는 것이라 할 수 있다. 염색도 마찬가지로 염료의 주성분이 모발의 단백질을 파괴시켜 털구멍을 통해 모근에 악영향을 준다.

염색약에 포함된 여러 종류의 중금속과 화학 물질은 다양한 경로를 통해 인체에 흡수되는데, 특히 염모제의 화학 물질은 주로 두피 등을 통해 장기로 전달된다. 이는 수십 년 동안 파마나 염색을 해 온 중년 여성들의 모발이 약해지고, 탈모가 심해지는 이유 가운데 하나가 아닐까 한다.

염색약과 파마약이 태아의 기형아 출산에 직접적으로 영향을 미친다는 과학적 분석 자료는 많지 않다. 여러 연구를 통해 파마·염색에 쓰이는 약물이 임산부에게 흡수되는 양이 아주 적어서 태아 기형을 늘리지 않는 것으로 알려져 있다.

하지만 염색약과 파마약이 임산부에 미치는 영향에 대한 과학적 연구 결과가 적은 것은 임산부를 상대로 실험을 진행하기 어렵다는 현실적인 이유도 있는 것 같다. 연구 결과가 적다고 영향이 없다고 단정할 수는 없다. 독한 약이 임산부에게 이로울 것은 없다. 또한 태아 기형에 직접 영향을 미치지 않는다고 하더라도, 태아의 피부 트러블 등에까지 영향이 없다고 볼 수는 없다.

수년 간 진행된 동물 실험에서는 일부 결과 염색약에 포함된 상당수 화학 물질에서 기형 유발 물질이 발견되었다고 한다. 그리고 염색약을 오랜 기간 지속적으로 사용한 여성들에게서 악성 림프종의 일종인 비호지킨 림프종 발병률이 크게 높아졌다고 한다. 비호지킨 림프종은 림프절뿐만 아니라, 뇌, 위, 폐, 간, 골수, 피부 등 온 몸에 나타날 수 있으며, 치료도 쉽지 않다고 한다.

염색약과 파마약의 유해성을 의심해볼 만한 사례는 더 있다. 미용업 종사자의 경우 발암률이 높다는 연구 결과가 그것이다. 물론 그 원인이 염색약과 파마약이라고 단정 지어 말할 수는 없지만, 분명한 것은 염색약과 파마약에 들어있는 파라페닐렌디아민(PPDA) 성분이 주요한 원인이 될 수 있다는 점이다. PPDA는 발암 물질과 알레르기 유발성 물질로 알려져 있다.

염색약이 피부 알레르기 등 각종 질병을 유발할 수 있다는 연구 결과는 많다. 2001년 미국 사우스 캘리포니아대 연구진이 염색약과 여성의 방광암이 상당한 연관성이 있는 것을 밝혀냈다. 한 달에 한번 꼴로 1년 이상 염색을 한 여성군은 그렇지 않은 여성군에 비해 방광암 발병 빈도가 2배나 높게 나타났으며, 미장원에서 염색약을 자주 다루는 사람도 방광암 발생률이 매우 높은 것으로 조사됐다. 2000년 미국 보스턴 보건대학 연구진이 미용실 종업원 56명을 대상으로 조사한 결과에서도 15%가 천식, 습진, 발진을, 30%가 건초열을 앓고 있는 것으로 나타났다.

염색약의 어떤 성분이 병을 유발하는지는 정확히 입증하지 못했지만, 다양한 역학 조사 결과 염색약이 인체에 해롭다는 것에는 이론의 여지가 없다. 연구진이 주목하는 것은 방광암 유발 물질 중 하나인 '아릴아미드'가 염색약에 포함돼 있다는 부분이다. 아릴아미드 성분이 피부를 통해 일부 흡수, 소변을 통해 배출되는 과정에서 방광암을 유발할 수 있다는 것이다.

염색약은 그 유해성에 대한 우려로 인해 새로운 산화염료나 수정제가 등장하지만 아직까지 염모제에 의한 부작용 문제가 해결되지 않고 있다. 염색제의 주성분은 파라페닐렌디아민, 파라톨루엔디아민 등 디아민계의 산화염료가 있는데, 여기에는 페놀 성분이 들어 있다. 붉은 갈색, 검정 색소를 지닌 염료에 다량의 페놀 성분이 포함돼 있다.

이 외에도 포르말린, 납, 나프탈렌, 레소시놀 등 10여 가지 이상의 화학 물질로 구성되어 있어 알레르기를 일으킬 수 있다. 알레르기는 머리, 얼굴뿐 아니라 전신으로 번지는 경우도 있으며, 오랜 기간 반복 노출될 경우 만성 피부 질환이 되기도 한다. 국내 염색약 사용자의 6~12% 정도가 각종 알레르기를 경험하는 것으로 보고되고 있다. 피부 증상 외에 복통, 설사, 구토, 발성 장애 등이 나타날 수 있으며, 일부는 신장 기능 저하, 현기증, 암 등을 일으키는 것으로 보고되고 있다.

염색약의 유해성이 알려지면서 '식물 성분'을 표방한 제품들이 등장하기도 했다. 그런데 식물성 성분만을 사용했다는 모발 염색제도 믿을 수 없기는 마찬가지다. 한국소비자원은 식물성 천연 헤나만을 원료로 사용했거나 알레르기 유발 화학 성분인 '파라페닐렌디아민' 등을 첨가하지 않았다고 표시한 25개 염모제 및 염모용 화장품을 시험한 결과, 3개 제품에서 해당 성분이 검출됐다.

또 11개 제품은 부작용이 없다고 광고했지만 알레르기를 일으키는 화학 성분인 '황산톨루엔-2,5-디아민'과 '메타아미노페놀'을 함유한 것으로 드러났다. 이에 따라 모발 염색제를 사용한 뒤 가려움, 부종, 발진 등의 부작용 사례도 해마다 증가하고 있다.

피부병이 있거나 임신, 출산 직후, 생리나 질병 등이 있는 경우에는 가급적 머리 염색을 하지 않는 것이 좋다. 한창 성장하고 있어 부작용 확률이 높은 어린이들이나 청소년기에는 특히 염색하는 일을 삼가야 한다. 염색 화학 물질은 인체에 다양한 유해 작용을 하지만 우리나라는 이에 대한 연구가 거의 없다고 봐도 무방하다.

염색약에 포함되어 있는 포르말린(포름알데히드)이 암을 일으킬 수 있다는 미국 정부의 공식 보고서도 있다. 미 국립 독성학 프로그램은 연방정부에 제출한 제12차 「발암 물질 보고서(2011년)」에 포르말린과 스티렌 등을 새로 등재했다. 미 보건당국은 염색약 등 머리 손질 제품, 목재 합판, 영안실 등에서 쓰이는 포르말린의 분량이 우려할 만한 수준이라고 경고했다.

보건당국은 새집에서 나는 냄새와 매니큐어와 같은 화장품들에도 포르말린 성분이 들어 있다고 밝혔다. 같은 해 4월에는 미국 직업안전보건국에서 특정 머리 손질 제품이 허용치 이상의 포르말린을 함유하고 있으며, 미용실 종사자들이 두통, 코피 등의 증세를 보였다는 보고를 내놓은 바 있다.[99]

임산부나 결혼을 앞둔 여성은 네일숍 이용도 자제할 필요가 있다. 네일숍에서 손톱 경화제 용도로 쓰이는 포름알데히드 등 유해 물질이 검출되었다. 2012년 한국보건사회연구원의 「공중위생 분야 위해 물질 실태·관리 방안 연구」 보고서에 따르면 네일숍의 포름알데히드 농도는 평균 117.3μg/m^{3}로 나타났다. 미용실(9.33μg/m^3)에 비해 상당히 높은 수준이었다.

발암 물질로 널리 알려진 포름알데히드는 눈, 코, 목에 자극을 주고, 반복적으로 피부에 노출되면 피부 자극, 알레르기성 발진이나 피부염, 기침과 천식을 유발한다. 네일숍은 국제 암연구센터가 분류한

a급 발암 물질인 휘발성 유기화합물 농도도 $1000.40\mu g/m^3$으로 국내 기준($500\mu g/m^3$)의 두 배에 달했으며, 아세톤, 톨루엔, 디부틸 프탈레이트 등도 많이 사용한다.

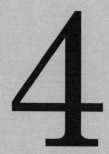

5성급 호텔보다도 더 편안하고 안전한 곳이 우리 집이다. 그런데 우리 집조차 유해 물질로부터 자유롭지 못하다. 자유롭지 못한 정도가 아니라 아예 완벽하게 포위되어 있다. 도시의 거리보다 집안이 훨씬 오염되었으며, 그만큼 더 불안전하다. 심지어 우리가 숨 쉬는 실내 공기조차 오염되어 있다. 벽지, 장판, 가스레인지, 각종 살충제 등 실내 유해 물질이나 유독 가스로 인해 실내 공기는 바깥 공기보다 훨씬 오염되어 있다. 이러한 유해 물질과 접촉하지 않도록 해야겠지만 비현실적인 얘기다. 현대인들이 공기 오염을 피해 생활하기란 거의 불가능하다. 4장에서는 호흡기를 통해 인체로 유입되는 오염 물질들에는 어떤 것들이 있는지 살펴보고자 한다.

호흡기를 통해
유입되는 독소

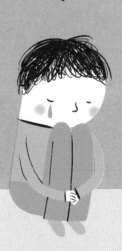

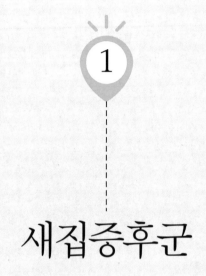

Part 4

새집증후군

오염된 실내 공기

서울 도심거리와 집안의 공기 가운데 오염도가 더 높은 곳은 어디일까? 자동차 매연과 먼지 등이 자욱한 도심과 집안의 공기를 비교한다는 자체가 무리일수도 있다. 그런데 만약 도심거리보다 집안의 공기가 더욱 오염되었다면 어떻게 해야 할까?

대부분의 사람들은 집안이 거리에 비해 훨씬 건강하고 깨끗한 환경으로 알고 있지만, 실상 우리의 실내는 심각하게 오염되어 있다. 배기가스로 오염된 실외 공기가 집안으로 유입되고, 건물에서 배출한 난방 가스가 재유입되거나 실외의 비산 먼지나 황사 등이 유입되어 실내 공기의 오염을 가중시킨다.

여기까지만 보면 실외 공기가 유입되는 수준에 불과하다고 할 수 있다. 하지만 실외 공기는 바람 등을 통해 끊임없이 움직이고 자정 작용을 통해 정화되는 반면, 실내의 공기는 갇혀 있기 때문에 오염 물질

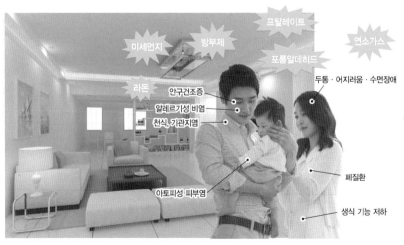

도심 거리보다 집안의 공기가 더욱 오염되어 있다.

이 외부로 빠져나가지 못하면서 오염이 가중된다. 본드, 페인트 등 건축 마감재나 첨단 기능의 전자제품, 가구나 생활용품들 또한 각종 유해 독소를 쉼 없이 방출함으로써 실내의 오염은 끊이지 않게 된다.

이제 실내 공기의 '질'은 삶의 질이 되어 버렸다. 실내 공기의 오염 여부가 건강한 삶을 유지하는 척도가 된 것이다. 그렇지만 우리를 둘러싼 환경은 결코 긍정적이지 않다. 지하철, 회사 빌딩, 학교, 심지어 어린이집까지 소리 없는 살인자, 즉 오염된 공기가 우리를 노리고 있다.

환경부 조사 결과 서울과 인천에서 운행 중인 지하철의 실내 공기 질이 인체에 해를 끼칠 만한 수준인 것으로 나타났다. 특히 겨울철에 미세먼지와 휘발성 유기화합물 등의 발생량이 정부의 권고 기준치를 수시로 웃도는 것으로 확인됐다.

2014년 환경부의 「대중교통 수단 실내 공기질 실태 조사」 보고서에 따르면 서울 지하철의 미세먼지 농도 권고 기준치 초과율은 겨울철 평상시에 44%(18번 측정 중 8번)를 기록했다. 특히 인천 지하철의 겨울철 평상시 미세먼지 기준치 초과율은 63%, 혼잡시(주중 오전 7시30분~9시30분, 오후 6시~8시)에도 50%로 높았다.

❯ 미세먼지의 크기 비교

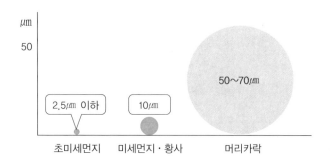

미세먼지는 미세먼지(PM10)와 초미세먼지(PM2.5)로 나뉜다. 미세먼지는 대기 중에 부유하는 분진 중 직경이 10㎛ 이하인 먼지, 초미세먼지는 직경이 2.5㎛ 이하인 먼지로 머리카락 직경의 1/30 수준이다. 미세먼지는 80㎛ 이상이면 '나쁨' 수준이다. 초미세먼지의 경우 실내 환경 기준조차 마련돼 있지 않다.

호흡기를 통해 인체로 들어온 먼지는 코털과 기관지 섬모에서 순차적으로 걸러진다. 하지만 이를 통과한 미세먼지는 폐포에 흡착돼 각종 호흡기 질환의 직접 원인이 되며 몸의 면역 기능을 떨어뜨린다. 심할 경우 심혈관 질환을 유발, 조기 사망에 이르게 한다.

미세먼지는 몸 밖으로 배출되지 않고 계속 남아 있을 가능성이 크다. 기관지나 폐에 쌓인 미세먼지는 코나 기도점막에 자극을 줘 비염, 중이염, 후두염증, 기관지염, 천식을 유발하거나 악화시킨다. 또 미세먼지의 독성 물질이 모세혈관에 유입돼 혈액의 점도가 증가하면 혈관을 수축시키고 심혈관에 영향을 주게 된다.

문제는 미세먼지가 매우 작은 입자로 돼 있어 사람 목의 기도에서 걸러지지 않고 폐까지 깊숙하게 침투해 기관지와 폐에 쌓여 천식과 같은 호흡기계 질환을 악화시키고 폐 기능을 저하시킨다는 점이다.

인체는 호흡을 할 때 외부로부터 공기를 마시게 된다. 이 때 공기와 함께 인체로 유입되는 오염 물질은 코털에서 일차적으로 거르고, 이차적으로 점액에 흡착시킨 다음 깨끗한 공기만 폐로 들어갈 수 있다. 그러나 미세먼지는 너무 작아 코와 기관지에서 걸러지거나 흡착되지 않고 바로 폐로 유입된다.

결국 호흡기와 폐에 직접 악영향을 미쳐 호흡 곤란을 일으키기도 하며, 여러 장기에 직간접적으로 나쁜 영향을 미치며, 결과적으로 면역 기능을 떨어뜨리는 원인으로 작용한다. 미세먼지가 직접적으로 환부에 들러붙을 경우 염증을 더욱 악화시키고 심한 가려움증을 유발시킬 수 있다. 또한 코 점막을 건조하게 만들어 기침, 감기, 가래, 기관지염, 아토피, 알레르기 비염 등을 일으킬 수 있다.

실내는 밀폐된 공간이라 오염 물질은 사람의 호흡기를 통해 몸속으로 침투한다. 폐에 전달되는 과정도 매우 짧다. 세계보건기구(WHO)는 실내 공기 오염 물질이 실외 대기 오염 물질보다 폐에 전달될 확률이 약 1천 배 높다고 추정하고 있다.

또한 WHO는 2012년 석탄이나 나무, 화석 연료 등으로 난방과 취사를 하면서 발생하는 실내 공기 오염으로 430만 명, 실외 대기오염으로 370만 명의 질병이 더욱 악화됐을 것으로 보인다고 밝혔다. 실내 공기 오염과 실외 대기오염이 서로 상승 작용을 일으키면서 결국 700만 명가량이 대기오염과 밀접한 관계가 있는 질병으로 사망한 것으로 추정하고 있다.

WHO에 따르면 집안이나 야외의 대기오염이 뇌졸중과 허혈성 심장질환 같은 심혈관 질환이나 암 발생에 밀접한 관계가 있다고 한다. 폐기종이나 기관지염과 같은 만성 폐쇄성 폐질환 등 호흡기 질환 발병에도 상당한 영향을 미친다고 한다. 폐의 기능이 떨어지면 아토피나 알레르기가 더욱 심해진다는 보고도 있다.

문제는 현대인이 하루의 80% 이상을 아파트나 사무실 등 밀폐된 실내 공간에서 생활한다는 사실이다. 90%에 이르는 경우도 많다고 한다. 여기에 차량 내에서 보내는 5%를 포함시키면 하루 중 실외에서 보내는 시간은 고작 5%에 불과하다.

콘크리트 소재로 지어진 빌딩이나 아파트는 자연의 섭리를 거역하는 주거공간이다. 주택의 기본 기능인 건강하고, 안락한 거주와는 거리가 멀다. 가장 큰 문제는 자연 환기와 냉난방 문제이다. 초고층 건물의 외관이 대부분 커튼월(유리로 마감한 외벽)로 지어지다 보니 자연 환기가 원활하지 않다.

통풍과 환기는 고층 건물의 고질적인 문제라 할 수 있다. 밀폐도가 높은 일체형의 공간 구조 때문에 실내 공기 오염이 심각하다. 층수가 높을수록 오염도는 더욱 심해진다. 도심에서는 고층으로 갈수록 배기가스로 인한 공기 오염도가 높아 환기 조건이 불리하고, 실내 공기 오염도 역시 저층에 비해 높다. 실내 공기의 오염 농도는 실외의 4배나 된다. 5층 이하의 저층보다 고층에 사는 사람들이 배 이상 호흡기 질환과 소화기 질환이 많으며 스트레스에 시달린다는 연구 조사도 있다.

하루의 대부분을 사무실에서 보내는 경우가 많은 직장인의 경우도 마찬가지다. 온도 유지를 위해 창문을 열고 환기조차 시킬 수 없다. 특히 중앙집중식 난방을 하는 대다수 건물들의 창문은 온 종일 열리는 법이 거의 없게 마련이다.

이런 환경에서 하루 종일 일하다 보면 건강이 점점 악화되기 마련이다. 수시로 두통이 찾아오고, 눈이 가려워 콘택트렌즈를 착용하기 어렵고, 코 안이 따가우며 자주 막히는 것 등이다. 목이 따갑거나 아프기도 하고, 가슴이 답답한 경우도 있으며, 어지럽고, 메스꺼우며 쉽게 피로를 느끼기도 한다. 피부도 건조해지고, 심할 경우 아토피로 진행되기도 한다. 모두 밀폐건물증후군의 일종이다.

밀폐건물증후군은 주로 외부 공기 유입이 부족한 상태에서 발생하는 환경성 질환의 일종으로, 밀폐된 실내 공간에서 장시간 생활함으로써 생기는 여러 증상을 통칭하는 것이다. 여성이나 스트레스가 많은 사람, 알레르기 병력이 있는 사람은 그렇지 않은 사람에 비해 2배 정도 영향을 더 받는 것으로 알려져 있다.

특히 겨울철이 되면 가려움, 각질 등의 피부 건조증과 피부염은 더욱 악화된다. 난방을 위해 실내 공기가 가열되면 공기 중에 있는 수분량이 현저하게 줄어들게 된다. 가열된 공기가 주입된 밀폐된 사무 공간에서 일을 하면 피부의 수분은 급격히 손실된다. 수분을 잃고 건조해진 피부는 가려움, 각질을 유발하게 되고, 더 나아가서는 방어막 기능을 상실한 채 일상적인 환경이나 물질에도 자극을 받게 돼 피부 트러블을 유발하고 아토피 피부염으로 나아가기도 하는 것이다.

화학 물질로 가득 찬 실내

실내는 가스성 화학 물질로 가득 차 있다고 해도 무방할 정도로 오염되어 있다. 일산화탄소 외에도 수백 종의 유해 물질을 포함하는 담배연기라든가 합판, 가구, 카펫 등에서 발생하는 알데히드, 페인트, 접착제, 복사기 등에서 발생하는 유기용제 등이 꼽히고 있다.

새집증후군(Sick House Syndrome)의 원인은 알고 보면 건축 자재라 할 수 있다. 국립환경과학원이 10여 년간(2004~2013년) 벽지, 바닥재, 페인트 등 실내 건축자재 3천 3백여 개를 조사한 결과, 257개 제품이 오염 물질 방출 기준을 초과한 것으로 나타났다. 발암 물질인 벤젠 등 휘발성 유기화합물은 대부분의 제품에서 검출됐고, 일부 바닥재에서는 기준치를 무려 21배나 초과한 톨루엔도 검출됐다. 이런 물질들은 호흡 장애와 피부병을 유발하는데, 장기간 노출되면 사망까지 이를 수 있는 물질이다.

이런 물질들은 어디에 숨어 있을까? 가장 먼저 눈에 띄는 것이 벽지이다. 집안 전체를 화사하게 빛내 주는 벽지는 알고 보면 화학 물질을 내뿜는 오염원이라 할 수 있다. 벽지는 종이 벽지, 비닐 벽지 두 종류가 있는데, 비닐 벽지는 다시 발포 벽지와 실크 벽지로 구분될 수 있다. 요즘은 고급스러운 느낌과 강한 내구성까지 갖추었다는 점 때문에 비닐 벽지가 선호되고 있는 편이다.

이들 비닐 벽지들은 종이 벽지에 비닐의 일종인 PVC를 덧씌운 화학벽지이다. 비닐로 되어 있어 방습·방수 효과가 뛰어나며, 얼룩이 묻어도 물걸레로 닦아낼 수 있다는 점 때문에 아이들이 있는 집에서 선호된다.

그런데 화학 벽지가 문제가 없다면 이상하지 않을까? 비닐 벽지는 기본적으로 합성 화학 물질로 만들어진다. 화려한 문양을 위해 사용되는 잉크와 광택제에는 톨루엔과 벤젠 등의 성분이 투입된다. 비닐 벽지에는 유연제인 프탈산에스테르가 들어 있는데 이것은 생식 독성이 우려되는 환경호르몬으로, 인체에 유해한 물질이다.

벽지를 벽에 붙이는 접착제도 심각한 문제를 안고 있다. 합성수지 접착제에는 포름알데히드와 휘발성 유기화합물이 다량 함유되어 있는데, 이들 물질들은 어지럼증, 만성피로, 아토피 피부염 등을 유발한다. 다량으로 흡입할 경우 중추신경을 억제하여 정신착란까지 일으킬 수 있다.

비닐 장판도 만만치 않다. 합성수지로 만들어진 장판은 난방으로 열이 가해질 경우 휘발성 화학 물질들을 더욱 많이 방출한다. 그렇다면 합판으로 만든 강화마루는 안전하지 않을까? 물론 아니다. 합판은 나무 부스러기들을 접착제와 섞어 고온·고압 상태에서 판자 모양으로 재가공한 것으로, 접착제에 함유된 발암물질인 포름알데히드 등 휘발성 유기화합물을 방출한다. 일본은 포름알데히드 기준(1.5mg/L)을 초과하는 제품 사용을 제한하고 있으며, 대만도 2007년부터 기준을 초과하는 합판 등의 제조 및 수입을 금지하고 있다.

포름알데히드(HCHO)는 봉준호 감독의 영화 〈괴물〉에서 주인공 괴물을 탄생시키는 오염물질로 등장하기도 했던 유독 물질이다. 영화에서 보면 미군 군속의 명령에 의해 포르말린(포름알데히드를 40% 가량 희석시킨 수용액) 수백 병이 한강에 버려지게 되고, 이로 인해 괴생물체가 탄생하게 된다.

그렇다면 포름알데히드는 어떤 물질일까? 주로 포르말린 형태로 쓰이지만 휘발성이 강해 공기 중에도 포름알데히드가 나온다. 포름알데히드는 집, 가구, 옷, 생활용품 곳곳에 들어있는데, 그 독성으로 인해 새집증후군이나 새가구증후군 등을 일으키는 물질로 꼽힌다.

건축 자재에 광범위하게 쓰이며, 벽지나 비닐장판, 목재가구, 생활용품인 프린터용 잉크, 본드, 살충제, 탈취제, 합성세제, 화장지 등에도 포름알데히드가 들어 있다. 심지어 아침저녁으로 사용하는 치약에도 들어 있으며, 천연섬유인 면도 포름알데히드 처리를 한다.

화려한 색상의 페인트 역시 포름알데히드뿐만 아니라 또 다른 독성을 품고 있다. 벽, 가구, 생활용품 전반에 사용되는 페인트는 납, 비소, 카드뮴, 수은 등의 중금속과 유해 물질을 방출하는 실내 오염원이다. 밀폐된 공간에서 보호 장구 없이 페인트칠을 하던 근로자들이 사망하는 것을 보면 페인트의 유해성이 얼마나 심각한지 짐작할 수 있다.

페인트를 부드럽게 만들기 위해 사용되는 톨루엔은 신경 독성 물질로 아토피 피부염을 악화시키는 역할을 하며, 밀폐된 공간에서 사용할 경우 생명을 위협한다. 방안 공기를 100으로 봤을 때 톨루엔이 0.08%가 되면 중추신경계가 마비돼 구역질과 현기증을 느끼게 되고 0.1~0.2%가 되면 목숨을 잃을 수도 있다.

> **새집증후군 증상과 아파트의 실내 오염**

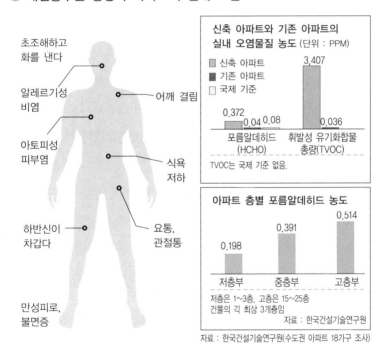

초조해하고 화를 낸다
알레르기성 비염
아토피성 피부염
하반신이 차갑다
만성피로, 불면증

어깨 결림
식욕 저하
요통, 관절통

신축 아파트와 기존 아파트의 실내 오염물질 농도 (단위 : PPM)
■ 신축 아파트
■ 기존 아파트
□ 국제 기준

3,407

0.372
0.04 0.08
0.036

포름알데히드 (HCHO)
휘발성 유기화합물 총량(TVOC)

TVOC는 국제 기준 없음.

아파트 층별 포름알데히드 농도

0.198
0.391
0.514

저층부
중층부
고층부

저층은 1~3층, 고층은 15~25층 건물의 각 최상 3개층임
자료 : 한국건설기술연구원

자료 : 한국건설기술연구원(수도권 아파트 18가구 조사)

목재 가구도 나쁘다

　가구들도 만만치 않은 독성을 자랑한다. 새집증후군에 이어 새가구증후군이란 말까지 등장하는 것도 이런 이유에서다. 가구는 일단 만드는 과정에서 문제가 발생한다. 나무는 생산 과정에서 방부제, 광택제 등이 사용된다. 목재는 플라스틱과 달리 썩거나 벌레가 먹을 수 있기 때문에 포르말린에 6개월 이상 담궈 놓아야 한다. 아토피 피부염에 인기가 높은 편백나무로 만들어진 가구나 베게 등도 일부는 이런 과정을 거쳤다고 봐야 한다.

　아토피 피부염에 좋다고 하여 선택한 가구가 오히려 아토피를 악화시키는 결과로 이어질 수 있기 때문에 신중한 선택이 필요하다. 국립 환경과학원의 실험에 따르면 가죽으로 된 소파에서도 두통과 구토, 중추신경계통의 장애를 일으키는 휘발성 유기화합물이 다량 방출된다고 한다.

　만약 소파가 인조가죽이라면 천연가죽에 비해 4배나 많은 유해물질을 방출한다. 온도가 20℃ 이상, 습도가 높을수록 방출량도 많아진다. 새 가구를 들여 놓았거나 실내를 개조하였다면 실내온도를 30℃ 이상 올린 뒤 1~2시간 문을 닫았다가 환기시키는 것을 되풀이하는 것이 필요하다.

　심각한 문제는 실내에서 라돈같은 방사능 물질도 검출된다는 점이다. 세계보건기구(WHO)에 따르면 밀폐된 실내 공간에 고농도로 축적돼 문제를 일으키는 라돈은 흡연과 함께 폐암을 일으키는 주요 원인으로 규정돼 있다. 2011년 국립환경과학원 조사 결과 전국 주택 5곳 가운데 1곳은 발암물질인 라돈에 기준치 이상 노출된 것으로 나타났

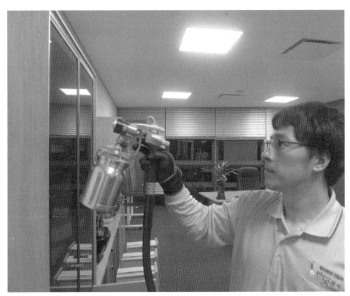
국내 최초로 환경 정화 시스템을 구축한 "반딧불이'와 같은 전문업체에 의뢰하
는 것도 좋은 방법이다.

다. 전국의 단독 주택, 연립 주택, 다세대 주택과 아파트 7,885세대에
서 라돈 농도를 측정한 결과 22.2%인 1,752곳이 다중 이용 시설 권고
기준인 m³당 148Bq(베크렐)을 초과했다고 한다. 우리가 사는 집을 화
학 물질들과 중금속으로 도배를 하는 꼴이다. 유독성 화학 물질들로
가득 찬 집안에서 호흡하며 살아가는 우리의 몸은 어떻게 되겠는가?

생활의 편리를 위해 선택한 온갖 생활용품들도 유해 독소를 방출
하여 폐와 피부 등을 통해 우리 몸으로 스며든다. 독성이 쌓인 몸은 알
수 없는 질환에 시름시름 앓을 수밖에 없다. 장기간 실내 오염물질에
노출되면 천식, 아토피 피부염, 기관지염 등이 유발될 수밖에 없다.

방법이 없을까? 완전히 건조하지 않은 시멘트와 페인트가 있는 건
물이라면 입주하지 말아야 한다. 만약 급하게 입주해야 할 상황에 처

했다면 '베이크 아웃(bake-out; 데워서 없애기)'이란 방법을 사용할 수 있겠다. 입주하기 4∼5일 전부터 40℃ 정도로 난방을 하면 시멘트와 마감재 등이 마르면서 유해 물질들이 함께 날아간다. 틈 날 때마다 창문을 열어 증발한 화학 물질들을 실외로 배출시켜 주면 된다. 창을 열기 쉽지 않을 경우에는 공기 청정기를 사용하고, 실내에 잎이 넓은 식물들을 많이 두면 좋다.

그러나 일반 개인이 유해 화학 물질과의 전쟁에서 승리하기란 어려운 것이 사실이다. 이럴 때는 전문가의 도움을 받을 필요가 있다. 국내에서 처음으로 실내 환경 정화 시스템을 구축한 '반딧불이(www.ezco.co.kr)'는 집먼지 진드기, 곰팡이, 미세먼지, 유해 화학 물질(포름알데히드, 벤젠) 등 건강을 위협하는 실내 유해 요소를 제거해 준다. 첨단 장비를 기반으로 만든 과학적 시스템과 인체에 무해한 약재와 오존 등을 적절히 활용하고 있어 새집증후군이나 아토피 등 실내 환경에서 비롯되는 각종 질환을 예방하는 데 도움이 된다.

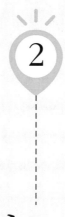

환경호르몬
향료

새 차 냄새를 피해라

새 차를 타면 특유의 강력한 냄새가 있다. 좋은 차량이 성공의 상징처럼 인식되면서 새 차 냄새를 좋아하는 사람도 있다고는 하지만 가급적 피하는 것이 좋다. 새 차 냄새의 원인은 전 세계적으로 10억 톤이 생산되는 프탈레이트다.[100]

이들 프탈레이트는 다양한 소비재 제품의 냄새와 색깔을 유지하는 데 사용되는 물질인데, 우리의 일상에서 '없으면 생활이 곤란할 정도'의 위치를 차지하고 있다. 프탈레이트는 유연성을 지닌 플라스틱 제품이나 향수, 매니큐어, 립스틱, 헤어 스프레이, 방향제, 세탁 건조기용 유연제 등에 포함되어 있다.

⊘ 자동차 실내 오염 발생원

(중형자동차, 단위 : $\mu g/m^3$당 검출량)

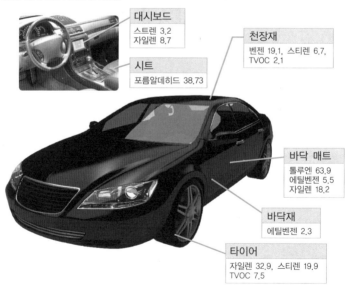

대시보드
스트렌 3.2
자일렌 8.7

시트
포름알데히드 38.73

천장재
벤젠 19.1, 스티렌 6.7,
TVOC 2.1

바닥 매트
톨루엔 63.9
에틸벤젠 5.5
자일렌 18.2

바닥재
에틸벤젠 2.3

타이어
자일렌 32.9, 스티렌 19.9
TVOC 7.5

심지어 어린이용 장난감에서도 다량의 프탈레이트가 발견되고 있다. 2014년 한국소비자원에서 시중에 유통 중인 캐릭터 가면 21개 제품을 시험 검사한 결과, 3개 제품에서 35.1~45.5% 수준의 프탈레이트계 가소제(DEHP, 디에틸헥실프탈레이트)가 검출되었다. 허용 기준의 351~455배가 검출된 것이다.

임산부가 프탈레이트에 과다 노출되면 이후 태어난 아이의 지능지수(IQ)가 또래보다 낮아질 수 있다는 연구 결과도 있다. 미국 컬럼비아대 메일맨 보건대학원과 질병통제예방센터(CDC) 산하 국립환경보건연구소(NCEH) 공동 연구진이 뉴욕 시내에 사는 저소득층 여성 328명과 이들의 자녀를 '7년간 장기 추적' 조사한 결과, 프탈레이트계 화학 물질에 노출된 수치가 높은 여성의 자녀는 이 물질에 낮게 노출된 여성의 아이보다 IQ가 평균 7점 낮았다고 한다.

놀라운 점은 모든 수치가 이들 물질의 미국 내 허용 기준치 이내였다는 것이다. 허용 기준치를 준수했다고 해서 안전하다고 믿을 수 없다는 사실을 여기서도 알 수 있다. 연구팀은 임산부에게 방향제나 세탁기용 섬유유연제 시트 등의 냄새에 노출되는 것을 피할 것을 권했다. 또한 음식을 플라스틱 용기에 담아 전자레인지에 데우는 행위를 피하도록 당부했다.[101]

사실 향료 산업은 처음부터 화학 산업에서 시작되었다. 본래 천연의 물질에서 추출되던 향료는 엄청난 노동력과 비용으로 인해 대중화할 수 없었다. 꽃 한송이의 무게는 약 2g, 1kg의 천연 향료를 만들기 위해 2백만 개의 꽃 즉, 4천kg의 꽃들이 필요했다. 합성 향료의 개발이 향수의 대중화에 절대적이었음을 짐작할 수 있다.

합성 향료의 시대가 본격적으로 열린 것은 20세기 초라 볼 수 있다.

독일의 화학업체에서 화학물 합성 과정에서 우연히 '메틸에스테르'가 생성되면서부터라고 한다. 독일의 한 과학자가 화학 약품을 섞었는데, 갑자기 실험실에 달콤한 포도 향기가 가득 찼다고 한다. 향기의 주인공은 메틸에스테르라는 화학 물질로, 이는 훗날 포도주스의 주된 첨가물이 되었다. 제2차 세계대전이 끝난 후 가공식품의 판매가 급증하게 되면서 빵, 과자, 사탕, 청량음료 등 거의 모든 가공식품에는 인공 향료가 첨가되었다.

패스트푸드 체인점들이 전 세계로 확장되면서 향료 산업은 날개를 달게 된다. 향료 산업은 식품 생산에 엄청난 영향을 주고 있으며, 마침내 아이들을 진짜보다 인공의 향과 맛을 더 좋아하게 만드는 데 성공했다.

향료 회사들은 어른용 식품과 어린이용 식품의 향을 달리한다. 어른용 식품에 넣을 첨가제를 만들 때는 가능한 한 천연과 비슷한 맛을 내려 노력한다. 어른들은 천연의 맛이 익숙하기 때문이다. 반면 천연의 맛을 알지 못하는 아이들의 입맛은 처음부터 인공의 맛으로 길들여버렸다.[102]

인공 향료는 아이스크림, 과자, 청량음료 등 거의 모든 가공식품에 들어간다고 봐도 무방하다. 아이들이 즐겨 먹는 가공식품의 성분표를 유심히 읽어 보라. 워낙 작은 글씨로 인쇄되어 있어 어지간하면 읽기도 힘들다. 고객이 읽어 보는 것이 마땅치 않은 제조사의 의도가 있지 않고서야 그렇게 작은 활자로 인쇄해 놨을 리 없다. 돋보기를 준비해서라도 한 번쯤은 읽어 보기를 권하고 싶다. 인공 딸기향, 인공 포도향, 인공…… 인공 ○○향에는 딸기나 포도가 모기 눈알만큼도 들어가 있지 않다. 일일 허용 기준치라는 자기들만의 잣대를 이용하여 만든 화학 물질들만이 들어가 있을 뿐이다.

프탈레이트 향수

2002년 미국 『뉴욕타임스(The New York Times)』에 전면광고가 실렸다. 보고서 「너무 예쁘지 않게(Not Too Pretty)」의 발표와 함께 실린 이 광고에는 프탈레이트가 들어 있는 향수들의 이름이 명시되었으며, 가장 많은 종류의 프탈레이트가 들어 있는 향수를 광고 이미지로 사용했다. 이 보고서에 따르면 세계적으로 유명한 브랜드의 헤어스프레이, 방향제, 헤어젤, 바디로션과 여러 종류의 향수 등 72개 제품 가운데 4분의 3에서 프탈레이트가 발견되었다고 한다. 이 광고의 헤드 카피는 다음과 같다.

미국 『뉴욕타임스』에 실린 광고. 프탈레이트가 들어 있는 향수들의 이름이 명시되어 있다.

"Sexy for her. For Baby, it could really be poison.(그녀에게는 성적 매력을 줍니다. 아이에게 이 향수는 독이 될 수 있습니다.)"

보고서 「너무 예쁘지 않게」에 따르면 독성 화학 물질은 가임기 여성에서 놀라운 수준으로 발견되고 있다고 한다.[103]

"연방법의 허점 때문에 연간 200억 달러에 달하는 퍼스널케어 제품이 꼭 필요한 검사도 받지 않고, 건강에 미치는 영향 평가도 받지 않으며, 심지어 라벨에 표시도 하지 않고 무제한으로 유해 화학물질을 담은 채 시중에 판매되고 있다. 화장품 회사들은 향수 성분을 비밀로 유지하고, 라벨에 성분 표시조차 하지 않아서 소비자는 제품에 어떤 유해 화학 물질이 포함되었는지 알 방법이 없다."

「너무 예쁘지 않게」의 유럽판이라 할 수 있는 「예쁘지만 추잡하게 (Pretty Nasty)」에 따르면 유럽에서 조사된 내용도 미국 조사 내용과 비슷하다. 유명 방향제, 향수, 헤어스프레이, 무스, 젤의 79%가 프탈레이트를 포함하고 있었으며, 그 중 반 이상이 2종 이상의 프탈레이트를 포함하고 있었다.

이 같은 물질들이 인체에 좋지 않은 영향을 미친다는 연구 결과는 어렵지 않게 찾아볼 수 있다. 2013년 영국 일간지 『데일리메일』에 따르면 켄트앤드캔터버리병원의 피부과 컨설턴트 스잔나 바론 박사는 향기 제품에 노출된 사람 중 3분의 1이 건강에 부정적 영향을 받고 있다며 특히 접촉성 알레르기가 가장 주된 질병이라고 밝혔다. 향초나 방향제 등 향기가 나는 제품이 알레르기나 천식, 편두통의 원인이 될 수 있다는 것이다.

바론 박사에 따르면 알레르기 반응은 제품을 사용한 직후 나타나지 않는다. 거부감이 드는 화학 물질이 기억 세포에 저장됐다가 이후 또 다시 노출됐을 때 몸이 반응한다는 것이다. 특정 향기 제품에 대해 알레르기 반응이 없다고 해도 오랫동안 사용하면 어느새 알레르기 반응이 나타날 수 있다고 한다. 향기가 있는 화장지나 타올 등으로부터도 영향을 받을 수 있기 때문에 주의할 필요가 있다.

바론 박사는 "향수나 향기가 나는 샴푸 및 샤워젤 등을 지속적으로 사용하면 천식이 더욱 심해지며, 두통의 원인이 되기도 한다"고 조언한다. 가정에서 일반적으로 사용하는 향기나는 제품은 모두 주의해야 하며, 특히 어린이가 있는 가정에서는 향기가 짙은 제품들은 가급적 사용을 자제해야 한다.

인공 향료와 관련된 거의 모든 부분에서 문제가 있다고 봐도 무방하다. 젊은 여학생들이 지나갈 때마다 느껴지는 상큼한 냄새는 기분을 좋게 하는 것이 사실이다. 하지만 그 학생은 하루 종일 화학 물질 속에서 숨쉬고 있는 셈이다. 냄새를 없애기 위해 뿌리는 섬유 탈취제나 방향제에도 1급 발암 물질이 포함되어 있다. 환경부 조사 결과에 따르면 시판 중인 방향제와 탈취제 42개 제품에 대한 위해성 평가 결과, 1급 발암물질로 취급이 제한된 포름알데히드 등 14종 화학 물질이 검출됐다.

포름알데히드는 조사 대상 중 4개 제품이 함량 기준을 크게 초과했으며, 과도하게 흡입하면 두통이나 구토, 피부염, 암 등을 유발하는 톨루엔도 38개 제품에서 0.04~11.9mg/kg이 나왔다. 유독 물질로 분류된 트리클로산도 3개 제품에서 최대 26.9mg/kg이 검출됐다. 분사형 섬유 탈취제와 실내 방향제는 액상형, 젤형 방향제에 비해 포름알데히드 검출 농도가 낮음에도 불구하고 인체에 직접 영향을 미치기 쉬운 특성상 유해 지수가 더 높은 수준(0.1이상)으로 나왔다.[104]

일반적으로 가정에서 사용하는 뿌리는 바퀴벌레 약이나 모기향 등에도 프탈레이트 외에 노닐페놀, 솔벤트, 자일린, 사이퍼메트린, 퍼메트린 등의 성분이 들어 있다. 냄새를 제거하거나 향기를 내는 탈취제나 방향제 등 인공 화학 물질로부터 자유로워질 수 있는 방법은 없다. 다만 노출을 줄이는 것이 최선이다. 이들로부터 노출을 줄이기 위해서는 다음과 같은 방법이 있다.

첫째, 말랑말랑한 플라스틱 제품은 프탈레이트가 포함되었을 가능성이 매우 높다. 그런 장난감은 절대 아이에게 주어서는 안 된다.

둘째, 플라스틱 용기에 아이들의 음식을 담아 전자레인지에 데우면 안 된다. 유리 제품을 사용하는 것이 좋다.

셋째, 방향제는 사용하지 않는 것이 최선이다. 화장실이나 주방의 냄새를 없애기 위해 놓은 방향제에서 냄새보다 더욱 유독한 화학 물질이 방출된다. 특히 밀폐된 공간인 차량 내부의 경우 그 피해는 더욱 심각하다. 일부 운전자들은 차량에서 냄새가 난다고 방향제나 향수를 뿌리기도 하는데, 이는 자해 행위이다. 차량 내부에서는 톨루엔이나 벤젠 같은 물질이 도로보다 더 많이 검출되는데, 이들은 폐에 도달할 확률이 실외의 그것보다 1천 배나 높다고 한다.

넷째, PVC 플라스틱으로 만든 제품은 피하고, PVC 무첨가, 방향제 무첨가 표시가 된 제품을 사용한다.

다섯째, 향이 강한 헤어 제품, 화장품, 향수 등은 가급적 피하는 것이 좋다. 특히 임산부나 결혼을 앞둔 여성들은 사용하지 않는 것이 바람직하다. 앞에서도 언급되었듯이 임산부의 양수에서 샴푸 냄새가 날 정도로 인체 침투가 심각하다.

여섯째, 최소 하루 30분 이상 창문을 열어 자연 환기를 시켜야 한다.

3

기화(氣化)된
오일

여성 폐암의 원인

흡연이 폐암을 유발한다는 연구 결과는 많다. 그런데 자세히 살펴보면 좀 이상한 구석이 있는 것도 사실이다. 서울의대 예방의학교실의 조사 결과 흡연과 가장 관련이 높은 질환은 폐암이었는데, 흡연자는 비흡연자에 비해 폐암 발생률이 3~4배 높았다고 한다. 남성 폐암 환자의 60.5%, 여성 폐암 환자의 16.7%가 흡연과 관련 있었다는 것이다.

문제는 여성 폐암 환자의 83.3%는 어떻게 이해해야 되는가 하는 부분이다. 왜 담배도 안 피웠는데 폐암에 걸릴까? 여성 폐암 환자의 16.7%가 흡연과 관련 있다고 '폐암=흡연'이라고 결론을 내린다는 것은 지나친 비약이 아닐까 한다. 오히려 다른 곳에서 원인을 찾는 것이 바람직해 보인다. 간접 흡연, 대기오염, 미세먼지 등 다양한 추정이 가능하다.

실제로 국내 연구팀이 비흡연자의 폐암 발병 이유 중에 하나를 발견했다. 국내 한 의료원 연구팀이 청소기로 침대에서 빨아들인 먼지를 특수 용기에 넣은 후 미세먼지만 분리해서 전자 현미경으로 분석해 봤더니 세균성 미세먼지가 발견되었다고 한다. 세균성 미세먼지는 세균 분비물과 초미세 먼지가 엉켜서 만들어진 것이다. 물론 세균성 미세먼지도 한국 여성의 폐암이 급증한 결정적인 원인이라고 단정할 수는 없다. 그렇게 단정하기 위해서는 폐암의 급증 시점과 세균성 미세먼지의 출현이나 급증 시점이 유의미한 상관성을 갖고 있어야 하기 때문이다.

오히려 오염된 실내 공기를 주목할 필요가 있다는 것이 필자의 생각이다. 여성들이 하루 종일 생활하는 실내의 공기는 상상 이상으로 오염되어 있다. 가장 깨끗할 것 같은 주방과 욕실도 유해 물질로 가득하다. 가스레인지를 켜면 취사 연료가 타면서 50%는 불꽃으로 연소되지 못하고 공기 중에 퍼지는데, 여기에는 일산화탄소, 이산화황, 이산화질소 등 각종 유해 가스가 포함돼 있다. 자동차 배기가스와 별 다를 바 없다.

아황산가스, 일산화탄소, 이산화질소 등의 유해 가스는 중추신경과 호흡기를 자극해 건강에 부정적인 영향을 미친다. 특히 가스불이 점화될 때 유출되는 일산화탄소는 헤모글로빈과 결

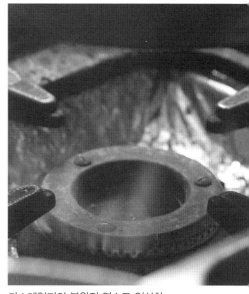

가스레인지의 불완전 연소로 일산화탄소, 이산화황, 이산화질소 등 각종 유해 가스가 방출된다.

합해 산소가 말초신경으로 이동하는 것을 방해해 심한 경우 저산소증을 일으킬 수도 있다. 유해한 가스에 장기간 노출되면 폐의 산소 부족을 유발해 비흡연 여성의 폐암 발생에 주요 원인이 된다.

학계에서 주목하는 여성 폐 질환의 원인 가운데 가장 주목되는 부분이 바로 부엌이다. 서울시 보건환경연구원의 '고깃집 연기' 연구 결과(2012년)는 요리할 때 배출되는 유해 물질의 위험성을 짐작케 한다. 연구에 따르면 초미세먼지의 상당량이 고기를 구울 때 나오는 것으로 나타났다. 이 초미세먼지는 황사 먼지보다 작고 폐에 쉽게 침투해 달라붙어 배출되지 않아 인체에 유해한 물질이다. 초미세 먼지의 60~70%는 호흡기 질환과 각종 암의 원인이 되는 '블랙카본(탄소 검댕이)'이다. 여성 폐암의 원인이 부엌에 있음을 유추할 수 있는 대목이다.

유해 가스는 천식과도 관계가 있는데, 건강보험심사평가원 조사에 따르면 국내 천식 환자는 2005년 220만 5천여 명에서 2009년 231만 9천여 명으로 늘었다. 그런데 20세 미만은 남성 환자, 20대 이후에는 여성 환자 비율이 더 높다. 20대 이후 여성의 천식이 늘어난 것은 집안일을 하면서 주방, 욕실 등의 청결 상태가 좋지 않은 데에서 이유를 찾을 수 있겠다.

즐거워야 할 부엌이 폐 질환, 기관지 질환을 일으킬 수 있는 위협적인 장소가 되고 있다. 장시간 요리를 하고 난 뒤 입맛이 없거나 머리가 무거워지는 증상이 있다면 필경 요리할 때 나오는 유해 가스를 생각하면 된다.

때문에 주방의 유해 가스를 줄이는 것은 건강과 직결되는 중요한 일이다. 주부의 건강을 생각한다면 가스레인지보다는 전기레인지를 사용하는 것이 좋다. 무엇보다 환기를 잘 시켜 주는 것이 중요한데, 이를 위해서는 반드시 레인지 후드를 사용해야 한다. 건강을 위한다면 음식 연기가 나지 않을 때도 레인지 후드를 틀어 놓아야 한다.

레인지 후드는 냄새 제거뿐만 아니라 유해 가스를 제거하는 기능도 한다. 음식을 조리하기 전부터 레인지 후드를 켜는 것이 좋고, 가스 불을 끈 뒤에도 5~10분간 레인지 후드를 켜 놓아야 잔여 유해 가스를 배출할 수 있다. 또 후드 작동과 동시에 주방 창문을 열어 신선한 공기가 빨리 유입될 수 있도록 하는 것이 좋다.

식용유의 기화(氣化)

실내 오염의 또 하나의 주범은 기화된 식용유이다. 부엌에서 기름으로 생선을 구울 때나 부침개를 해 보면 얼마나 많은 기름이 튀는지 알 수 있다. 요리 후 실내는 냄새로 가득 차는데, 기화된 기름이 공기 중에 떠다니고 있다고 보면 된다. 공기 중에 떠다니는 기름이 얼마나 유해할지는 중국 음식점 주방의 환풍기를 떠올려 보면 짐작할 수 있을 것이다. 시꺼먼 기름 때로 범벅이 된 환풍기는 돌아가는 것이 신기할 정도로 오염되어 있다.

기름을 많이 사용하는 중국 요리의 특성상 요리 과정에서 오일들이 기화될 수밖에 없고, 그것이 환풍기를 통해 바깥으로 빠져나가며 날개에 묻게 되는 것이다. 하루 종일 닭을 튀겨야 하는 닭튀김 가게들에서도 기화된 오일로 인한 호흡기 질환이 많을 것으로 예상된다.

그렇다면 공기 중의 산소와 결합한 기름이 호흡기를 통해 인체에 들어오면 어떤 결과를 낳을까? 기름은 높은 온도를 가하면 강력한 발암물질로 변한다. 음식물을 볶거나 튀기는 일에 종사하는 사람은 가열된 기름에서 발생되는 화학 물질을 마시게 된다. 기름에 볶고 튀기는 요리가 많은 중국에선 실내 초미세먼지가 $10\mu g$ 증가할 때 여성 폐암 발병 위험이 45% 높아진다는 연구 결과도 있다.

고온의 기름에 튀기는 요리를 하게 되면 발암물질들이 기도를 통해서 인체로 들어가게 되고, 이들은 기도 상피세포를 자극하게 되고 결국은 폐암을 발생시키는 원인이 되는 것이다. 아마도 중국 음식점의 요리사나 닭을 튀기는 일을 오랫동안 해 온 분들의 경우 호흡기질환이나 폐암 등의 발병률이 높지 않을까 한다.

중국 베이징시 외사업무 담당자가 "중국인들의 요리 방식이 스모그 주범인 초미세먼지 발생에 적지 않은 공헌을 하고 있다. 시민들도 정부의 공기 질 개선 조치에 협조해 달라"고 기자 회견에서 말했다가 곤혹을 치른 바 있다.

2013년 베이징 지역의 유력 신문인 신경보가 중국 요리 방식이 진짜 초미세먼지를 발생시키는지 실험에 나섰다. 감자를 기름에 튀기자 수치가 5분 만에 $272\mu g/m^3$까지 올라갔다. 세계보건기구 기준치가 25 $\mu g/m^3$이니 10배 이상 높은 수치이다. 가지류를 기름에 볶은 지 5분 만에 수치가 $787\mu g/m^3$까지 수직 상승했다. 세계보건기구 기준치보다 무려 30배 이상 높은 수치이다.

국내에서도 비슷한 실험이 진행되었는데, 결과 역시 비슷했다. 일반 가정에서 쇠고기를 볶아 미역국을 끓이고, 생선도 굽고, 아이들이 좋아하는 돈가스도 만들었다. 세 가지 요리를 하는 동안 초미세먼지 농도가 요리 전 $7\mu g$에서 $208\mu g$으로 30배 가량 치솟았다. 배출 성분도 치명적이었다. 자동차 배기가스에서 주로 나오는 폐질환의 주범 이산화질소가 실내 기준치의 3배에 달했고, 발암물질이 엉겨 붙은 블랙카본은 요리 전보다 13배, 호흡을 방해하는 일산화탄소도 4배가 급증했다.[105]

일본에서는 뚜껑이 없는 튀김 솥의 사용을 금지하고 있다. 가정에서 흔히 사용하는 식용유는 빛이나 열이 가해지는 순간, 과산화물질로 변하게 되고, 인체에 유입되면 격렬한 작용을 일으킨다. 끓으면서 산화한 기름이 호흡기를 통해 몸속으로 들어오면 그 입자가 매우 미세하기 때문에 세포의 DNA를 손상시키고, 면역 기능을 떨어뜨려 노화를 촉진하고, 나아가 암의 요인이 되기도 한다.

호흡기
질환을
유발하는
전자파

호랑이보다 무서운 스마트폰

옛날 어느 집에 호랑이 한 마리가 들어왔다. 집 안에서는 아기가 큰 소리로 울고 있었다. 아기의 엄마는 우는 아기에게 "자꾸 울면 귀신이 나온다"고 겁을 주지만 아이의 울음은 그치지 않는다. "호랑이가 와서 우는 아이를 잡아간다"고 해도 아기의 울음은 그치지 않았다. 아이의 어머니가 "곶감 줄까?"라고 하자 아이의 울음이 딱 그쳤다.

"세상에서 제일 무서운 게 호랑이인 줄 알았더니 나보다도 더 무서운 것은 곶감인가 봐." 호랑이는 자신보다 강한 놈이 있다는 것을 알고 깜짝 놀라 달아났다는 옛날 이야기가 있다.

그런데 요즘 아이들은 곶감보다도 더 무서운 놈을 알고 있다. 우는 아이에게 스마트폰을 쥐어 주면 금새 조용해진다. 아이에게 스마트폰을 줘도 될까? 찜찜한 마음이 들긴 하지만 떼를 쓰는 아이를 달래는 일이 더욱 급하다. 거의 대부분의 아이는 엄마와의 전쟁에서 승리한다. 엄마는 '교육용 웹을 이용하게 하면 일석이조', '아이가 스마트폰을 이용하는 시간이 적다'라고 나름 위안을 찾아보지만, 불안한 것은 어쩔 수 없다.

스마트폰 보급이 늘면서 스마트폰을 이용하는 연령이 점차 낮아지고 이용 시간도 많아지고 있다고 한다. 육아정책연구소가 2013년 수도권에서 0~5세 영유아를 둔 학부모 1천 명을 대상으로 조사한 결과, 유아의 스마트폰 이용률은 68.4%나 됐다.[106] 유모차에 거치대까지 달아 아이들에게 스마트폰을 보여 주는 엄마들을 보면 끔찍한 마음이 드는 것은 어쩔 수 없다.

처음 아이들이 스마트폰을 접한 경로는 부모를 통한 경우가 82.1%

로 대다수였다. 스마트폰을 직접 아이에게 쥐어 준 부모 가운데 66.3%는 아이들의 스마트폰 사용에 대해 부정적 입장을 밝혔다. 이유(복수 응답)로는 전자파·시각 장애 등 우려(45.4%), 신체·인지적 미성숙(31.6%), 유해 사이트(9.7%) 등이 거론됐다.

아이의 스마트폰 사용이 필요하다고 답한 부모도 33.7%나 되었다. 이들 부모들은 그 이유에 대해 학습적 도움(44.0%), 시대적 흐름(32.0%), 새로운 기기에 대한 두려움 해소(8.0%) 등을 들었다.

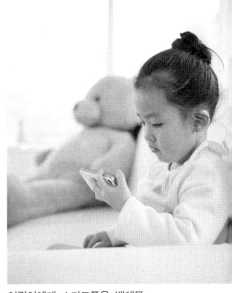

어린이에게 스마트폰은 백해무익한 것이다.

"부모를 귀찮게 하지 않고 혼자 놀 수 있기 때문"이라는 대답(8.0%)도 있었다. 영·유아 자녀가 스마트폰을 이용하는 주된 이유에 대해 70.9%의 엄마들은 '아이가 좋아해서'라고 응답했다. 12.5%의 엄마들이 '또래와 공감대 형성'을 꼽았다. 스마트폰을 이용하지 않으면 또래와 공감이 어렵다고 생각하는 것이다.

하지만 개별 사례 조사에서 스마트폰 중독이 의심되는 유아들도 나타났다. 감정 표현에 서툴고 또래 관계가 원만하지 못했으며, 의사 표현이 명확하지 않고 혼잣말을 하거나 게임 속 효과음을 내는 등 의사소통 방식에도 어려움을 겪었다. 스마트폰을 만지지 못하게 하면 분노·발작을 일으키며, 공격적으로 변하기도 했다. 또래와의 공감대 형성과는 정반대의 결과를 만들어낸 것이다.

뇌종양 유발 우려

스마트폰의 문제 가운데 가장 심각한 것은 전자파라 할 수 있다. 성인들도 스마트폰을 호주머니에 넣고 다닐 때 피부가 가렵거나 긴 통화 때 얼굴이 화끈거리고, 머리가 아픈 증상을 경험하고 있다.

심지어 남성의 생식 능력까지 떨어뜨릴 정도라는 연구 결과도 있다. 2014년 영국 엑세터 대학 연구진은 "휴대전화가 내뿜는 전자파에 노출되면 정액의 질이 조금씩, 그러나 꾸준히 저하된다. 휴대전화가 발산하는 무선주파수 전자파에 노출되는 것이 정자 운동률을 평균 8.1%, 생존률을 평균 9.1% 감소시키는 것과 연관이 있다는 것을 발견했다"고 밝혔다.

이보다 먼저 2011년 아르헨티나의 한 생식 연구 기관에서 진행한 실험에서도 비슷한 결과가 나왔다. 45세 이하의 젊은 남성 29명에게서 채취한 정액을 무선인터넷이 연결된 노트북과 가까운 곳에 두었는데, 4시간 뒤 정자의 25%가 운동을 멈췄고, 9%는 DNA가 손상된 것으로 나타났다. 실험을 진행한 토레스 박사는 "정자가 생성, 저장되는 고환 근처에 기기를 두면 생식 능력이 떨어질 수 있다. 정자가 운동을 멈추고 제 기능을 못한다. 휴대전화는 바지 주머니에 넣거나 허리에 차고 다니지 않는 게 좋다"고 밝혔다.

세계보건기구(WHO) 산하 국제암연구소(IARC)는 이미 2011년에 휴대전화 등 무선통신 기기에서 발생하는 전자파를 발암 유발 물질로 분류했다. 매일 30분 이상 10년 이상 휴대전화를 사용한 사람은 그렇지 않은 사람에 비해 뇌종양과 청신경중 발병률이 40% 이상 높다고 발표한 바 있다. 어린이가 휴대전화 전자파에 노출됐을 때 가장 걱정해야 할 질환은 바로 뇌종양이다.

물론 국내에서도 휴대전화 전자파의 허용 기준은 만들어져 있다. 국제암연구소는 전자파를 발암 가능 물질로 분류하고 있고, 국내에서도 관련 규제 기준이 마련돼 있다.[107] 국립전파연구원 조사 결과 국내 시판 중인 스마트폰은 모두 SAR 기준을 통과해 인체에 안전하다고 한다.

하지만 이는 정지 상태에 있을 때의 수치에 불과하다. 국립환경과학원의 조사 결과 엘리베이터 등 밀폐 공간에서의 전자파 발생은 개방 및 정지 때보다 평균 7배가 강하고, 지하철 등 빠른 이동 공간에서는 5배가 강했다. 통화 연결을 위해 전자파를 더 수신해야 하기 때문이다. '통화 연결 중'일 때는 '대기 중'과 '통화 중'일 때보다 전자파가 더 강했다. 지하철이나 버스 등에서 이동할 때에는 전자파가 훨씬 더 강해진다. 지하철 등에서는 가급적 휴대전화 사용을 자제하고, 주위에 사용하는 사람이 있다면 다른 곳으로 자리를 옮기는 것이 좋다.

전자파, 어린이에 악영향

전자파는 성인보다 아이들을 더 좋아한다고 한다. 어린이는 체내 수분이 성인보다 많기 때문에 전자파에 더욱 많은 영향을 받는데, 어린이의 SAR은 성인보다 1.5배가 높다고 한다. 2012년 한국전자통신연구원(ETRI)은 "어린이가 성인에 비해 휴대전화의 전자파를 더 많이 흡수하며, 휴대전화 사용이 많은 어린이의 주의력결핍 과잉행동장애(ADHD) 가능성도 더 높게 나타났다"는 조사 결과를 공개했다.[108]

이 연구에 따르면 어린이의 전자파 흡수량은 성인보다 1.5배 높았

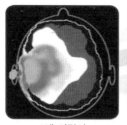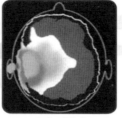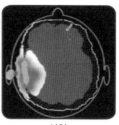

| 5세 어린이 | 10세 어린이 | 성인 |

전자파로 인해 뇌가 받는 악영향은 나이가 어릴수록 심해진다.

다. 2008년부터 2010년까지 시행된 「휴대전화 사용이 주의력결핍 과잉행동장애(ADHD)에 미치는 영향에 대한 연구」 중간 조사 결과, 어린이의 휴대전화 사용이 많을수록 주의력결핍 과잉행동장애(ADHD) 유발 가능성도 큰 것으로 나타났다.

강한 전자파에 장기간 노출되면 인체 내에 유도전류가 형성돼 호르몬 분비 체계나 면역세포 등에 영향을 미칠 수 있다. 그 결과 두통이나 수면 장애, 기억력 상실 등의 증상이 나타날 수 있다. 스마트폰 기기에서 나온 전자파가 호르몬 분비 체계를 혼란시킬 수 있다는 연구 결과도 있다.

벨기에에서 십대 1천 600명을 대상으로 실시한 연구 결과 일주일에 한 번 이상, 취침 직전 휴대전화로 통화한 십대들은 휴대전화를 전혀 쓰지 않은 아이들보다 5배나 더 피로감을 호소했다. 휴대전화가 숙면을 방해하는 이유는 전자파가 뇌의 스트레스 체계를 자극해 신경을 곤두서게 하기 때문이다.

전자파는 신체리듬을 조절하는 호르몬인 멜라토닌의 분비를 방해하기 때문에 방에 전화가 켜져만 있어도 숙면을 취하기 어렵다. 숙면을 취하지 못하면 성장호르몬이 제대로 분비되지 않아 성장이 지연될 수 있다. 잠자기 최소 1시간 전부터는 스마트폰 사용을 피해야 한다. 스마트폰은 통화중이 아니라도 계속 전자파를 발산하기 때문에, 머리 맡에 두고 자는 것은 절대 금물이다.

더욱 심각한 문제는 스마트폰의 전자파가 비염, 후두염, 폐렴 등 호흡기 질환을 일으킬 수 있다는 점이다. 담배연기나 공해, 세균, 독소 등과 같은 유해 물질이나 이물질이 아닌 전자파에 의해서도 호흡기 질환이 발생한다는 것이다.

2013년 아주대병원 이비인후과 김현준 교수팀의 연구 결과에 따르면 콧구멍 안쪽(부비강) 점막을 휴대전화와 같은 주파수와 세기에 노출하자 점막에 붙어 있는 섬모의 운동 횟수가 정상치보다 최대 11%가량 줄었다.

섬모는 코부터 인두, 후두, 기관지 등 공기가 지나는 기도 점막에서 이물질이나 유해 물질을 외부로 배출하는 역할을 한다. 섬모 운동이 감소하면 유해 물질이 쉽게 유입돼 기도에 염증 반응을 일으켜 비염, 부비동염, 인두염, 후두염, 기관지염, 폐렴 등 다양한 질병으로 번질 가능성이 있다.

전자파는 아토피 피부염 증상을 악화시키는 원인이 되기도 한다. 인체는 면역 체계를 심각하게 손상받게 되면 건강한 상태를 유지할 수 없다. 전자파는 우리 몸을 건조하게 하고 가려움증을 유발하는 요인이 된다. 아토피 피부염이 있거나, 이를 예방하기 위해서는 컴퓨터를 장시간 사용하거나 스마트폰을 가까이 두는 것은 피해야 한다. 물론 어린이나 유아의 경우는 아예 사용하지 않도록 해야 한다. 교육상으로나 건강상으로도 그것이 현명한 선택이다.

5

현대인이 앓는 아토피 피부염을 비롯한 거의 모든 만성질환들은 독소에 그 원인이 있음을 알 수 있었다. 아토피 피부염의 원인이 되는 독소는 과거에는 없었던 것들이다. 현대 문명이 낳은 것들이다. 다시 말해 아토피 피부염은 인간이 자연과 멀어지면서 얻게 된 질환이라 할 수 있다. 현대 문명이 탄생시킨 독소를 제거하는 가장 좋은 방법은 자연과 가까워지면 된다. 자연의 질서를 따르면 인체의 자연 치유력은 스스로 향상된다. 병을 고치는 것은 의사가 아니라 자신의 몸에 갖추어져 있는 자연 치유력이다. 이 장에서는 인간이 자연의 질서를 따르고, 인체의 자연 치유력을 회복하는 구체적인 방법에 대해 논의하고자 한다.

독소 제거,
미네랄이 답이다

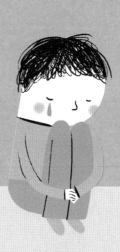

Part 5

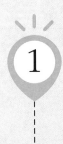

자연의
선물
미네랄

물은 생명의 근원

포르피린(porphyrin; 비특이적 생체 방위 효소)이라는 효소가 있다. 혈액 내에 있는 이 효소는 자연 치유력의 실체이기도 하다. 포르피린이 활성화되면 자연 치유력이 증가하고, 반대의 경우 자연 치유력이 떨어진다. 그렇다면 포르피린을 활성화할 수 있는 방법은 무엇일까? 그것은 바로 미네랄이다. 특히 마그네슘 이온과 구리 이온은 포르피린을 활성화하는 요인으로 꼽힌다.

앙드레 보장이라는 학자는 미네랄 균형이 깨지는 것, 그 중에서도 마그네슘의 결핍이 자연 치유력을 감퇴시키는 결정적 요인이라고 지적했다. 마그네슘은 심기능 향상과 혈압 강하에 직접적으로 작용하는 미네랄이기도 하다.[109] 마그네슘이 함유된 물을 마시고 있는 지역에서는 심근경색으로 죽는 사람이 적었다는 연구 결과도 있다. 미네랄을 걸러버린 물을 마시게 되면 심장의 기능을 저하시키는 등의 문제를 일으키게 된다.

일본의 혈액생리학의 대가 모리시타 케이이치 박사는 "자연 치유력(포르피린계)을 높이기 위해서는 인간 본래의 식성에 일치하고, 장기능을 조절하며, 종합적으로 미네랄 보급이 가능한 일상식을 섭취하는 것이 필요하다"고 강조한다.[110]

정제하지 않은 곡물, 자연이 재배한 채소, 바닷 속의 해조류, 미생물이 발효한 식품 등 우리 몸에 유익한 식품들은 한결 같이 자연의 원리에 충실한 음식물이다. 자연의 질서를 따르는 음식을 먹게 되면, 인체도 자연의 질서를 따르게 된다. 그것이 건강해지는 원리이다. 자연의 질서를 따르는 식품과 건강의 원리는 결국 하나인 것이다.

결국 건강해지기 위해서는 자연의 질서를 이해할 필요가 있다. 우리 몸에 무엇이 더 중요한 음식인지는 자연의 원리, 즉 생명의 원리를 이해해야 한다. 생명의 원리를 이해하기 위해 가장 먼저 물을 살펴볼 필요가 있다.

인간은 물에서 태어났다. 지구상의 모든 생명체에 없어서는 안 될 물질이며, 생체의 구성 물질이기도 하다. 물은 생물체 내에서 무기염류와 기체를 녹이는 용매로서, 생물의 대사 과정에서 약방의 감초처럼 관여하는 화합물이기도 하다.

생명은 반드시 물을 필요로 한다. 달이나 화성에 생명체가 존재하는가의 여부를 알아보기 위해 물의 존재를 먼저 살피는 것도 이런 이유에서다. 물 없이는 생명체도 있을 수 없다.

인체의 70%는 물로 구성되어 있다. 사람은 이 물의 1~2%만 잃어도 심한 갈증을 느끼고, 혼수 상태에 빠지며, 12%를 잃으면 생명을 잃고 만다. 음식을 먹지 않고도 약 90일간을 생존할 수 있지만, 물을 먹지 않으면 10일을 넘기기 힘들다.

물은 생명의 바탕이고 원천이며, 수십 억 년 동안 생명을 유지시켜 온 열쇠이다. 우리 몸을 구성하고 있는 세포는 1mm의 1/50에서 1/100까지 여러 가지 종류가 있다. 이것이 생명의 기본 단위라는 사실에는 변함이 없다. 우리가 바다에서 단세포 생물이었을 때는 영양이 풍부한 바닷물에 둘러싸여 있었으나, 이제 우리 몸의 세포는 혈관이나 임파선이 운반해 온 액체에 잠겨 있다. 이것을 체액이라 부른다. 과학자들에 따르면 체액은 3억 년 전의 바닷물과 아주 유사하다고 한다. 우리 몸은 태고의 바다를 가지고 있는 것이다.

지구가 태어난 것은 약 46억 년 전으로 추정된다. 엄청난 중력과 핵

반응으로 중심부 온도가 높아진 지구의 핵은 마그마 같은 액체 상태가 된다. 무거운 물질들은 가라앉고, 화산 활동으로 수소, 헬륨, 메탄, 이산화탄소, 암모니아, 황화수소, 수증기 같은 가벼운 기체들은 원시 대기를 만들었다.

상상하기조차 힘든 시간이 흘러 여러 기체와 수증기는 지표면 낮은 곳에 고이기 시작했다. 이것이 바다의 시초며 지금으로부터 약 40억 년 전의 일이다. 물은 증발되어 비로 내리는 과정을 반복하면서 육상의 많은 물질을 녹여 바다로 운반했고, 바다에 농축된 여러 물질들은 원시 지구의 강한 자외선과 번개에 의해 아미노산 같은 생물체를 이루는 유기 물질로 탄생했다. 이 아미노산에서 코아세르베이트(coacervate)라는 원시 세포가 형성됐는데, 과학자들은 지구상에 최초로 생물이 출현한 때를 약 35억 년 전으로 추정하고 있다.

최초에 생명체가 어떻게 생겨났는지, 또 어떻게 진화해 왔는지 알 수는 없다. 그러나 최초의 생명이 육지보다는 바다에서 생겼을 것이라는 주장은 타당성이 있다. 수온 차이가 적은 바다는 생명 진화에 유리한 환경이며, 해수의 화학 성분이 대다수 해양 및 육지 동물 체액의 화학 성분과 비슷하다. 바다는 우리 인간을 비롯한 모든 생물의 생명을 일구어 낸 모태라고 할 수 있는 것이다.

미네랄이 있어야 진짜 물

바다는 모든 생명체의 안락한 보금자리였고 진화의 요람이었다. 바다에서 육지로 올라온 생명체는 탈수 적응 과정을 거쳐야 했다. 이 과정은 생명 활동의 근간으로 정착되었고, 현대인 역시 여기서 자유롭지 못하다.

물 밖에서는 몸이 건조해지기 때문에 초기 수중 생명체가 물 밖으로 나가는 모험은 엄청난 스트레스를 유발했을 것이다. 태아가 엄마의 자궁에서 벗어나 이 세상에 태어나서 성장하는 것도 알고 보면 이같은 진화의 과정을 되풀이하는 것이다.

양수로 가득 찬 물 속에서 물고기처럼 생존하던 태아는 세상에 나오면서 물과는 완전히 다른 공기라는 환경에 적응해야 한다. 아이는 울음을 터트리며 온 힘을 다해 폐호흡을 시작한다.

피부도 엄청난 변화에 직면한다. 양수 속에서 수분 걱정 없이 살아가던 피부는 건조한 공기에 맞닥뜨려야 한다. 양수 속에서 외부의 수분이 내부로 유입되는 것을 막는 데 치중하던 피부가, 태어나는 그 순간부터 내부의 수분이 밖으로 빠져나가지 못하도록 막는 역할에 집중하게 된다. 피부 상재균이 확실히 자리를 잡을 때까지 예민한 상태가 지속된다. 적응하는 데도 상당한 시간이 걸린다.

이런 스트레스로 인해 물이 부족한 위기 상태에서 인체의 물 관리는 생리 기능의 지배적인 부분을 차지하게 되었다. 현대 인류의 인체도 물을 관리하는 것은 주요 생리 기능이다. 다시 말해 생리 과정의 일차적인 기능은 지금 보유하고 있는 물 저장량을 인체 구석구석에 정확히 배급하는 것이다. 인체 내에서 물 관리 시스템은 아주 복잡하게 이루어지게 되었다.

생존을 위한 근본적인 생명 활동의 기본 시스템이 된 것이다. 그리고 이는 현대 사회의 경쟁적인 환경에서도 여전히 유지되고 있는 시스템이기도 하다. 어떠한 경우에도 하나의 신체 기관은 정량 이상의 물을 공급받지 못한다. 즉 정해진 양보다 더 많은 물을 공급받을 수 없다는 말이다.

그런데 인체가 필요로 하는 물을 차, 커피, 청량음료로 대체할 수 있다는 생각은 중대한 착각이다. 이런 음료에는 물이 포함되어 있지만 그와 함께 탈수를 일으키는 성분도 포함되어 있기 때문이다.

이는 우리 몸에 필요한 물의 공급을 스스로 제한하는 행위이다. 이런 청량음료에 입맛이 길들여지면 물을 덜 찾게 된다. 이런 성분들은 음료 자체의 물뿐 아니라 몸 안에 저장되어 있는 물도 고갈시킨다.

과학자들도 물이 인체 내에서 어떤 화학적 작용을 하는지 정확히 파악하지 못했다. 그것이 인체의 신비이기도 하다. 물은 우리 몸속에서 음식으로 먹은 영양 성분을 모든 세포에 운반하는 역할을 하기도 하며, 몸에서 끊임없이 생기는 노폐물을 세포 밖으로 끌어내어 체외로 배설함으로써 인체의 항상성을 유지하는 역할도 한다.

그런데 물속에 이온 형태로 녹아 있는 미네랄의 역할도 간과해서는 안 될 존재다. 물의 화학적 작용은 미네랄의 작용이라고 봐도 틀리지 않다. 정수기 등으로 미네랄이 걸러진 물을 마시는 현대인은 거의 대부분 미네랄 부족과 그로 인한 질환에 시달리고 있다는 보도가 심심치 않게 등장하고 있다. 인간이 물(미네랄이 풍부한 원시 바다의 물)을 떠나서는 살 수 없다는 것을 역설적으로 말해 주고 있다.

미네랄이 부족하면 건강에 치명상

물이 생명의 모태라는 말은 인간의 체액 성분이 바다와 같다는 것을 통해서도 입증된다. 최초의 생명은 바다에서 태어난 단세포 생물(원핵 생물)이다. 체액의 성분이 바닷물과 유사한 것은, 생명의 진화 과정에서 해수의 환경을 그대로 체내에 가져온 것으로 생각된다.

인간의 체액은 바닷물을 희석한 것 같은 미네랄로 조성되어 있다. 주성분은 천일염(소금)이 물에 녹아 있는 성분 즉 나트륨(Na) 이온과 염소(Cl) 이온, 마그네슘(Mg) 이온, 칼슘(Ca) 이온, 칼륨(K) 이온이 존재한다.

최초의 어류가 탄생한, 지금으로부터 약 5.5억 년 전에서 해수 조성의 체액은 포유류까지 진화했다. 당시 해수의 염분 농도는 현재 해수의 염분 농도보다 낮아, 체액과 유사했다. 체내에서 체액의 염분이나 기타 미네랄의 농도는 신장에서 정확하게 조정되고 있다. 이 농도가 조금이라도 바뀌면 생명 유지가 어려운 상황에 빠지게 된다.

나트륨과 염소는 혈액, 림프, 조직액 등의 체액의 주성분으로, 마그네슘, 칼슘, 칼륨 등 다양한 미네랄이 이온(전자를 잃거나 얻어 전하를 띠는 원자 또는 분자 상태)으로 체액에 녹아서, 세포의 주위를 채우고 있다.

신체는 신장(腎臟)에 여분의 미네랄을 제거하고 배설하여 수분량을 조절하고, 체액의 미네랄 성분의 농도를 일정하게 유지하도록 한다. 인체의 주요 부분인 피부도 마찬가지다. 인체에 미네랄이 부족하게 되면 피부도 치명적인 타격을 받게 된다.

미네랄이라고 해서 모두 인체에 흡수되는 것은 아니다. 미네랄은 대부분 물을 통해 흡수된다. 미네랄은 물속에 이온화된 상태로 있다가 인체에 흡수되는 것이다. 이온화되지 않으면, 세포로 흡수되지 않는다.

미네랄이 녹아 있지 않은 물은 증류수와 같다. 미네랄이 인체에 흡수되기 위해서는 물속에서 이온 상태로 존재해야 한다. 만약 미네랄이 이온화되지 않은 상태라면 이는 무기 미네랄이기 때문에 소화 흡수가 불가능하다. 이온화된 상태는 식물이나 동물이 무기 미네랄을 섭취한 후 세포나 근육에 유기 미네랄로 저장한 형태와 비슷하다. 이온화된 물은 자연에서 샘솟은 미네랄 온천수, 광천수 등이 그 좋은 예라 할 수 있겠다.

세포의 생명력을 좌우하는 미토콘드리아를 활성화하는 데 있어 미네랄의 역할은 간과할 수 없다. 영양소들이 미토콘드리아로 들어가서 에너지로 전환되기 위해서는 미네랄이 필요하다. 미네랄은 체내에서 합성되지 않기 때문에 외부에서 섭취되어야 한다. 생명 에너지를 생산하는 미토콘드리아는 음식물로 섭취한 영양소와 미네랄, 비타민, 산소, 효소 등을 모아 에너지 물질인 아데노신3인산(ATP)을 생산한다. 미토콘드리아가 신진대사를 주도하고, 체온을 유지하고, 세포를 리모델링해서 노폐물 배출과 함께 노화를 예방하는 기능을 하기 위해 미네랄은 반드시 필요한 물질인 것이다.

현대인들은 미네랄 부족 속에 살고 있다. 세계 인구의 3분의 1가량이 미네랄 결핍 상태이며, 특히 성인은 80%에 이른다고 한다. 1950년대 이전에는 사과 2개나 시금치 1묶음 정도만 먹어도 하루에 필요한 철분을 충분히 섭취할 수 있었지만, 이제는 사과 13개, 시금치는 19묶음이나 되는 양을 먹어야 한다고 한다.

2004년 전 세계 아동을 위한 공식 UN아동기금 유니세프는 현대인들의 미네랄 부족은 외부 환경적 요인과 생활습관 때문이라고 발표했다. 조리되지 않은 신선한 식품이라 하더라도 중요한 영양분이 결핍될 수 있다. 왜냐하면 농산물의 재배 과정에서 화학 비료 등의 남용으로 토양에 있는 많은 영양분들이 소모되기 때문이다. 미네랄이 부족한 토양에서 미네랄이 풍부한 채소가 생산될 수는 없다.

영양분이 거의 없어진, 일찍 성숙시키고 억지로 발육시킨 야채와 과일들은 우리들에게 필요한 영양분들을 충분히 제공해 주지 못해 결과적으로 질병에 걸리게 한다. 비타민과 미네랄 등의 영양소가 많이 필요한 상태에는 더욱 이에 대한 보충이 필요하며 그렇지 못할 때는 후에 여러 가지 증상과 질병을 초래하게 된다.

특히 현대인의 식생활은 의외로 영양분이 고루 조화된 음식을 먹지 못하고 있는 것으로 나타났다. 흰쌀밥, 백설탕, 조리 식품, 보존 식품, 캔(통조림) 식품, 인스턴트 식품이 주류를 이루고 있기 때문이다.

자연주의 식단이 그래서 중요한 것이다. 물론 도시 생활을 주로 하는 현대인이 이런 생활을 하기는 힘들다. 그래도 어떻게 하나? 내 몸을 위해서인데. 내 몸, 내 가족의 건강을 포기할 수는 없다. 가능한 한 농약과 비료로부터 자유로운, 햇볕을 받고 자란 야채와 과일을 먹도록 하는 것이 좋다. 또 가능한 한 천연 미네랄 워터를 찾아 마시는 것이 좋다.

자연이 주는 힐링, 미네랄

현대인이 주로 먹는 음식은 열량은 높지만 비타민과 미네랄이 부족하다. 가공 식품은 조리 중 비타민이 파괴되고 미네랄이 손실되기 때문에 더욱 심각하다. 이처럼 중요한 비타민과 미네랄은 우리 몸에 있는 다양한 세포들이 정상 기능을 하기 위해서 꼭 필요한 물질이다.

성재효 교수는 "면역력은 생명체의 중심 주제이며, 미네랄은 그 면역력의 핵심 요소"라고 주장한다. 그는 암, 아토피, 알레르기 등 각종 난치병으로 고통받고 있는 현대인들에게 해법으로 미네랄을 제시하고 있다. 또한 "현대병은 미네랄 부족을 해소하면 해결된다"며 "알레르기를 심하게 앓았는데 미네랄로 체질이 개선되고 병을 치료했다"고 밝힌다.[111]

미네랄(mineral)이란 본래 광물(鑛物)이라는 뜻으로, 신체에 포함되는 원소 중에서 산소, 탄소, 수소, 질소를 제외한 것을 미네랄이라고 부른다. 미네랄은 탄수화물이나 지방, 단백질 등 거대 영양소가 에너지로 바뀌는 과정에서 화학 반응이 잘 이뤄지도록 도와주는 영양소다. 이들 미네랄이 부족하면 만성피로와 각종 질환에 시달리게 된다.

인체는 수분, 단백질, 지방, 탄수화물, 미네랄 등으로 구성되어 있다. 이 중 가장 많은 비중을 차지하는 것은 수분이다. 인체의 약 70%를 차지하는 수분은 나이가 들수록 점차 감소하여 70세 이상이 되면 체중의 약 50~55%가 된다. 피부가 쭈글쭈글해지고, 촉촉함이 사라지는 것은 수분이 줄어들기 때문이다. 말 그대로 시들어가는 것이다.

인체에서 단백질이 차지하는 비율은 15~20%, 지방은 15~25% 정도이다. 인체는 약 60조 개의 세포로 이뤄져 있다. 이들 세포의 주

성분은 물, 단백질, 지방, 탄수화물, 미네랄이다. 미네랄에는 칼슘(Ca), 인(P), 황(S), 칼륨(K), 나트륨(Na), 염소(Cl), 마그네슘(Mg) 등이 있다. 그 중에서 뼈를 구성하는 칼슘(15%)과 인(10%)이 가장 많이 존재한다. 이외에 미네랄을 합해도 15%밖에 되지 않는다.

사람의 신체에 필요한 영양소에는 단백질, 지방, 탄수화물, 비타민, 미네랄 등 다섯 종류가 있다. 비타민과 미네랄은 체내 생리 기능이나 신진대사 등 생명 활동을 유지하는 데 반드시 필요하다. 하지만 비타민과 미네랄은 전혀 다르다. 가장 큰 차이는 바로 형상이다.

비타민은 유기화합물이지만, 미네랄은 칼슘(Ca), 인(P), 황(S) 등 개별 원소 그 자체이다. 비타민은 그 자체가 신체의 구성 성분이 되거나 에너지원이 되지는 않는다. 하지만 미네랄은 그 자체로 골격이나 치아 등 신체의 구성 성분이 되거나 에너지원이 된다. 이런 측면에서 볼 때 미네랄은 비타민보다 더욱 중요한 작용을 한다고 볼 수 있다.

최근 효소에 대한 재평가가 이뤄지고 있다. 효소란 체내에서 일어나는 다양한 화학 반응을 촉진하는 단백질을 가리킨다. 그런데 미네랄은 효소의 구성 성분이면서, 동시에 효소의 작용도 돕는다. 효소도 미네랄의 도움을 받지 못한다면 무용지물인 것이다. 모든 유기화합물에서 화학 반응은 촉매제의 역할이 없이는 반응이 일어나지 못하는 것과 같이 미네랄은 인체 내에서 그런 촉매제 역할을 담당한다.

산화란 산소와 결합하는 것을 가리킨다. 반대로 산소가 분리되는 것을 환원이라고 한다. 철이 산소와 결합해서 녹슬거나, 종이가 산소와 결합해서 불타버리는 것처럼 우리 몸을 이루는 물질들이 산소와 결합해서 다른 물질로 바뀌는 현상을 말한다.

산소는 우리가 살아가는 데 없어서는 안 되는 생명의 필수 인자이다. 산소가 부족하면 인체의 세포는 호흡할 수도 없고 대사가 일어나지도 않아 죽어간다. 그런데 고마운 산소도 너무 과도하게 작용하면 조직 세포를 죽이게 된다.

미네랄은 산소를 운반하고, 체내의 화학 반응을 촉진하는 역할을 한다. 산화 반응과 항산화 반응 모두 미네랄의 손에 달렸다고 봐도 무방하다. 물질이 산화될 때 산화되는 물질은 산소원자를 받고 전자를 잃어버린다. 항산화 물질은 산화된 물질에게 전자를 주고 산소원자를 받아온다. 그러면 산화된 물질은 산화되기 전 상태로 되돌아가게 된다. 항산화 물질이 산화를 막는 원리이다.

미네랄은 피부의 보호자

사람의 생명 유지에 반드시 필요한 미네랄을 필수 미네랄이라고 하며, 필수 미네랄이 부족하면 장애(결핍증)가 발생한다. 신체를 정상으로 유지하기 위해서는 미네랄이 반드시 필요하다. 미네랄은 맑고 건강한 피부를 유지하는 데도 없어서는 안 된다. 미네랄이 부족하면 피부가 칙칙해지거나 트러블이 발생한다. 미네랄은 피부 질환 예방, 개선 효과는 물론 피부 세포에 에너지를 공급, 활기를 되찾게 도와준다. 미네랄의 역할에 대해 구체적으로 살펴보면 다음과 같다.

칼슘(Ca)

칼슘은 세포외액(細胞外液)의 pH(혈액에 있는 수소이온 농도) 조절에 관여해 인체 내 영양분들이 대사 작용에 적절하게 반응할 수 있는 조건을 만들어 준다. 또한 세포 분열, 세포 내 효소의 활성화를 돕는 등 많은 작용을 한다. 세포 내 활성 물질은 세포막을 통해 배출하는 등의 작용을 한다.

기능	부족할 때
뼈와 이의 성분 효소를 활성화 세포 간 지질 생성 촉진 세포를 활성화	무좀이나 비듬 발생 알레리기성 피부 질환

게르마늄(Ge)

기적의 물로 알려진 프랑스 루르드 샘물의 비밀이 게르마늄에 있다는 사실은 알려진지 오래다. 게르마늄은 인체에 산소 활동을 활성화시켜 세포의 재생을 촉진시켜 준다. 피로 회복과 정신을 맑게 하는 엔돌핀의 생성을 활성화시켜 주는 탁월한 효능을 가지고 있으며, 인체의 자연 치유력 및 면역을 증강시켜 '기적의 치료제'라고도 알려져 있다. 체내 산소량을 증가시켜 세포의 생명력이 좋아지도록 한다.

기능	부족할 때
강력한 항산화 작용 세포 활성화로 노화 방지 노인성 색소 침착 억제	피부 질환 조직 기능 약화

셀레늄(Se)

사람과 동물이 건강을 유지하는 데 반드시 필요한 원소이다. 셀레늄은 천연비타민E의 무려 1970배나 되는 항산화 작용을 통해 피부는 물론 세포를 보호하는 작용을 한다. 색소 침착을 완화하여 기미, 검버섯, 여드름, 주근깨, 습진, 염증, 아토피성 피부 예방은 물론 피부 노화를 방지하는 데 효과가 있다. 각질층의 형성을 돕고, 피부 보호막을 강화함으로써 수분이 빠져나가지 않아 촉촉한 피부를 유지하도록 도와준다. 콜라겐 형성 세포인 섬유아세포를 활성화시켜 주며, 안티 엘라스틴 효소를 억제하여 피부가 늘어지거나 건조해지는 것을 방지한다.

기능	부족할 때
피부 세포 활성화로 노화 방지 노인성 색소 침착 억제 건강한 피부 유지	피부 노화 촉진 기미, 검버섯 등 색소 침착 피부 건조

인(P)

뼈와 치아의 주성분일 뿐만 아니라 세포를 구성하는 소기관의 생체막의 주성분이다. 인은 모든 생물체에 필수적인 원소로, 세포막을 이루는 주요 성분 중의 하나이다. 생물체 내의 물질대사에 중요한 역할을 하며, 체온을 유지하고 생명 고분자를 합성한다. DNA, RNA의 성분이기 때문에 생명 활동에 반드시 필요한 미네랄이다.

기능	부족할 때
세포의 삼투압과 pH 균형 유지 피로 회복	만성 피로로 거친 피부

나트륨(Na)

피부 세포의 수분 밸런스를 조절한다. 근육이나 신경의 흥분을 가라앉히는 작용을 하고, 체액의 산성 알칼리성을 조절한다. 과다 섭취할 경우 피부 속 콜라겐의 수분을 빼앗아 피부를 건조하게 만들어 피부 탄력을 떨어뜨리며 잔주름을 유발한다.

기능	부족할 때
피부 세포의 수분 밸런스 조절 세포의 pH 균형 유지	피부 건조 잔주름 유발

칼륨(K)

나트륨과 함께 세포 내의 체액의 균형을 조절하며, 신경과 근육의 자극을 전달한다. 단백질이나 DNA 합성, 체액의 pH 균형을 유지하며, 각종 효소의 활성화를 돕는다. 피부 세포에 영양 성분을 전달한다.

기능	부족할 때
피부 세포의 수분 밸런스를 조절 세포의 pH 균형 유지 피부 세포에 영양 성분 전달	피부 건조 잔주름 유발

마그네슘(Mg)

당질이나 지질의 대사 작용에 필요한 효소를 활성화한다. 에너지 대사나 단백질 합성에 관여하며, 피부 보습인자를 활성화시켜 준다. 피부를 보호하고 상처 입은 피부의 회복을 촉진하는 작용을 한다.

기능	부족할 때
효소 활성화 피부 보호와 회복 촉진	피부 보호 기능 약화 피부 보습 기능 약화

황(S)

예로부터 의약품, 화약 등에 이용되어 왔다. 온천에 가면 썩은 달걀 냄새가 나는데, 이는 황화수소 가스 때문이다. 유황천은 항염증, 항알레르기 등에 효과가 있으며, 아토피성 피부 질환에 효과가 있다. 손톱, 머리카락의 구성 성분으로, 피부와 모발을 건강하게 하고 피부 노화를 지연시킨다.

기능	부족할 때
항염증, 항알레르기 효과 아토피성 피부 질환 효과 피부 노화 지연	피부염, 피부 거침, 모발 약화 피부 보호 기능 약화

철(Fe)

미생물에서 식물, 동물 등 모든 생물에 필요한 미네랄이다. 지구에서 생명체가 탄생했을 때부터 철이 가장 풍부하게 존재했기 때문이다. 적혈구에 있는 헤모글로빈이 산소를 온 몸으로 운반하는 역할을 한다. 철은 활성산소를 제거하여 노화를 방지하고, 면역 기능을 유지시켜 주는 역할을 한다.

기능	부족할 때
피부 노화 방지 면역 기능 유지	피부 질환 발생 손톱 변형 면역력 저하

아연(Zn)

효소 반응을 활성화하고, 체내의 다양한 대사 활동에 빠뜨려서는 안 되는 중요한 미네랄이다. 단백질 형성, 세포 분열에 관련이 있어 신체의 성장이나 피부 세포 재생력에 매우 중요한 역할을 한다. 콜라겐 형성과 탄력 있는 피부 유지에 도움을 주며, 피부 트러블을 개선해 준다. 활성산소를 제거하는 작용을 함으로써 노화를 방지한다. 부족하면 피부나 모발이 잘 자라지 않고, 피부가 거칠어지거나 염증 등의 증상이 나타난다.

기능	부족할 때
세포 분열 촉진 세포 조직 복구 성 기능 유지 활성산소 제거	피부 질환 발생 손톱 변형 노화 촉진

구리(Cu)

머리카락이나 피부의 멜라닌 생성에 관여한다. 구리가 부족하면 머리카락이나 피부 색이 엷어진다. 뼈나 피부를 구성하는 딘백질인 콜라겐을 연결하고, 강도를 유지하는 작용을 함으로써 피부를 보호하고 탄력성을 높여 준다.

기능	부족할 때
피부 탄력 유지 면역 기능 유지 활성산소 제거	피부 탄력 감소 노화 촉진

망간(Mn)

온 몸의 각 조직에 골고루 분포하며, 세포 내 에너지를 생산하는 미토콘드리아 안에 많이 들어 있다. 단백질이나 지질의 대사를 촉진하는 효소의 활성화, 뼈나 관절을 튼튼하게 만들어 주는 효소의 활성화 등의 역할을 한다. 아이들의 성장에 꼭 필요한 미네랄이다. 활성산소를 제거함으로써 노화를 방지한다.

기능	부족할 때
피부 탄력 유지 면역 기능 유지 활성산소 제거	피부 탄력 감소 노화 촉진 피부 질환

2

기적의
미네랄
셀레늄

미량 미네랄의 영양학적 발견

기적의 미네랄로 불리는 셀레늄(selenium)은 '달의 여신(selena or selene)'에서 유래한 이름이다. 달의 여신 셀리나는 태양의 신 헬리오스, 새벽의 여신 에오스와 남매 사이이다. 셀리나는 은은한 하얀 빛으로 우주를 비추는 달을 상징한다. 달은 동식물의 번식이나 마술과 관계 있는 것으로 여겨져 헬레니즘 시대에는 영혼의 거처로 생각되었다. 셀리나의 이미지는 이마에 반달을 달고 횃불을 가진 것으로 그려지고 있다. 헤시오도스는 호메로스 찬가(Homeric Hymn)에서 셀리나에게 "유리패사(Euryphaessa)", 즉 "멀리 빛나는 자(far-shining one)"라고 칭송했다.

셀레늄은 1817년에 베르셀리우스(Jöns Jakob Berzelius)에 의해 발견되었다. 베르셀리우스는 이 원소의 이름을 달의 여신 '셀리나(selene)'를 따서 '셀레늄(selenium)'이라 지었다. 지구와 달이 같이 움직이듯이 셀레늄이 텔루륨(라틴어에서 지구를 뜻하는 'tellus')과 함께 산출되어 붙여진 이름이라고 한다.

1817년 스웨덴의 화학자인 베르젤리우스에 의해 발견된 셀레늄은 원소기호 Se, 원자번호 34, 원자량 78.96인 대단히 미량원소이다. 셀레늄은 유해한 원소로 단정되어 1956년까지 유해 미량원소 또는 독극물로 기재되어 있었다.

셀레늄은 우리들의 생활에도 깊은 관계를 가지고 있는 원소이다. 유리제조 회사는 투명한 유리를 생산하기 위해 셀레늄을 넣는다. 또 셀레늄은 빛과 만나면 전류를 통과시키는 성질(반도체)을 가지고 있으므로, 복사기에는 없어서는 안 될 중요한 원소이다. 적색의 범랑철기에도 사용되고 있다.

미량 미네랄의 영양학적 연구는 17세기에 들어와서 시작되었지만, 17~18세기의 200년간에 걸친 긴 역사 속에서조차도 주목된 적은 없었다. 미량 미네랄은 인간에게 대단히 중요한 것임에도 불구하고 영양소로서 학자들로부터 재고되어 본 적이 없었다.

헨리 스쿠로오다 박사는 미량 미네랄의 중요성에 대해 "미량 미네랄은 인체에 있어서 비타민보다도 중요하다. 왜냐하면 비타민류는 화학적으로 합성할 수 있지만 미량 미네랄은 합성할 수 없기 때문이다. 또 미량 미네랄을 함유하고 있는 토양이나 해수에는 지역적인 차이가 있고 또 각기 함유량에도 차이가 있으므로, 이 원소들에 대한 깊은 지식을 갖고 있지 않으면, 인류는 미량 미네랄 결핍증에 빠져 그 생존마저 위협당할 염려가 있다"고 기술하고 있다.

미량 미네랄은 인체에 매우 중요한 원소임에도 불구하고 새로운 비타민의 발견만큼 사람들의 흥미를 끌지는 못했다. 미량 미네랄의 부족으로 일어나는 급성 결핍증후군은, 널리 잘 알려져 있는 비타민 결핍증과 비교·검토된 적도 없었다. 대부분의 진단이 비타민 결핍으로 결론지어져버리기 때문이다.

셀레늄의 영양학적 가치가 인정받기 시작한 것은 고작 반세기 밖에 되지 않는다. 1957년 5월 17일 클라우스 슈바르쯔 박사의 연구에 의해 오랫동안 유해 미량 원소로서의 오명을 씻고, 20세기의 가장 빛나는 영양 원소로 새롭게 탄생했다.

1949년 서독의 카이저 빌헬름이화학연구소에서 활동하던 슈바르쯔 박사는 셀레늄이라는 순수 물질을 추출할 수 있었다. 슈바르쯔 박사는 이 강력한 활성력을 지닌 제3인자에 대해 여러 가지 실험을 거듭

하던 끝에 그 과정에서 자주 '마늘' 특유의 냄새를 맡았다. 이 마늘 냄새를 풍기는 제3인자가 바로 미량 미네랄, 즉 셀레늄이었던 것이다.

실험 결과 박사는 한 마리의 생쥐를 건강하게 지키기 위한 셀레늄의 양은 하루에 1/10mcg로 충분하지만, 만약 투여량을 50% 감소하면 생쥐는 사망해버린다고 보고하고 있다. 1/10mcg이라는 셀레늄의 양이 어느 정도인지 상상할 수 있겠는가? 그것은 너무 작아 도저히 육안으로는 볼 수 없다.

그러나 원자의 세계에서 보면 1천 조 개 이상이라는 엄청난 수치에 달한다. 스웨덴의 화학자 베르젤리우스에 의해 발견된 이래, 140년 후인 1957년 5월 17일 슈바르쯔 박사의 손에 의해 인체에 없어서는 안 될 미량 미네랄의 하나로 재탄생한 것이다. 슈바르쯔 박사는 '인간의 생존'에 위대한 공적을 남겼다는 점에서 역사에 길이 남을 만한 인물이다.

박사가 미량 영양소로 확인한 셀레늄, 크롬, 주석, 바나듐, 불소, 규소 등 6가지 원소의 발견은 에디슨의 발명에 견줄 만큼 위대한 것으로 인정받고 있다. 그도 그럴 것이 셀레늄은 현대인이 겪고 있는 방사선의 위험, 암 등의 불치 질환에 맞서 싸울 수 있는 중요한 미네랄이다. 셀레늄은 방사선의 피해에 취약한 우리의 아이들을 위해 반드시 필요한 미네랄이라 할 수 있다.

또한 대장, 전립선, 폐, 피부암 치료에도 도움이 된다는 것이 입증되고 있다. 미국 상원 영양문제특별위원회는 셀레늄이 암과 심장병을 예방하는 효과가 있다는 점을 밝히기도 했다. 역학 조사 결과 식수나 토양에 셀레늄이 많은 지역에서는 암의 발생률이 현저히 적다는 점을 발견했다. 셀레늄 함량이 많은 사우스다코타주는 암으로 인한 사망자

가 10만 명당 94명인데 비하여, 셀레늄의 함량이 적은 오하이오주는 188명이나 되었다.[112]

검버섯의 근원 물질을 제거하는 셀레늄

슈바르쯔 박사를 비롯한 수많은 학자들의 연구 결과 셀레늄은 노화 방지에 탁월한 기능을 하는 것으로 밝혀졌다. 활성 산소를 제거함으로써, 인체를 노화로부터 지켜내는 역할을 한다. 최근의 연구 결과 인체의 노화는 산화에 의해 진행되는 것으로 알려지고 있다.

우리의 몸은 골격, 피부, 간장, 심장, 신장 등의 장기와 같은 조직으로 이루어져 있다. 그 같은 장기나 조직은 모두 수정란의 세포분열로 생긴 다수의 세포로 구성되어 있고, 모두 60조 개라고 한다. 세포는 그 하나하나가 세포막에 의해 보호되고 있는데, 그 세포막은 대부분이 인지질로 되어 있고, 인지질에는 여기저기에 효소단백질이 들어 있다.

세포막의 중요한 재료인 인지질은 레시틴과 같은 인을 지닌 특수한 지질로 불포화지방산을 많이 함유하고 있다. 생체막도 세포막과 마찬가지로 인지질로 구성되어 있다. 결국 인지질이 없으면 세포막도, 세포 내 소기관의 생체막도 생기지 못하므로 결국 세포 그 자체도 존재할 수 없다.

바로 여기에 문제가 있다는 것이다. 세포막의 주성분인 인지질은 불포화지방산을 많이 함유하고 있기 때문에 쉽게 산화가 일어난다. 이러한 산화로 인해 과산화지질이 생긴다. 과산화지질은 공기 중의 산소에 의해 불포화지방산이 산화되어 변성된 물질이다. 산화 현상을 지질의 자동 산화라고 하는데, 이 같은 자동 산화에 의해 생긴 것을 과산화지질이라고 한다.

과산화지질을 동물에 주사하면 죽어버리고, 먹이면 설사를 일으키거나 전신의 장기에 출혈을 일으켜 심하면 죽어버리는 특성을 가지고 있다. 나이가 들어 얼굴이나 손에 검버섯이 생기는, 소위 노인반이라고 하는 것은 세포 및 세포 내 소기관의 생체막이 산화해서 생긴 과산화지질과 단백질이 결합되어 '중합 현상'을 일으켜, 세포 안에 침착한 것으로, 노화 색소 혹은 리포푸스친(lipofuscin)이라고 한다. 이 리포푸스친이 뇌, 신경, 심장의 근육 등의 조직이나 장기 안에 축적되면 큰일이다. 리포푸스친이 계속해서 뇌세포에 침착해 가면, 소위 노망기라는 것이 생기고, 심근에 빽빽하게 부착되면, 심근세포의 활동이 방해를 받아 결국에는 심장이 멈춰버리고 만다. 신경세포가 파괴되면 신경통이나 그 외의 병을 유발하게 된다.

나이가 들어감에 따라, 악취를 풍기며 부패한 기름처럼 거무스름해지고 끈적거리는 이상한 물질이 뇌를 위시하여 간장이나 심장, 그 외 여러 가지 장기와 조직에 달라붙어 가는 것은 정말로 불쾌한 일이다. 그런데 이러한 현상은 지금 이 순간에도 당신의 몸속에서 일어나고 있을 것이다. 얼굴이나 손등에 검버섯이 눈에 띄기 시작한다면, 바로 지금 '주의'하라는 것이다. 당신의 몸속 어딘가에 수백, 수천 어쩌면 수만, 수십 만의 과산화지질과 리포푸스친이 무리를 지어 발생하고 있을지 모른다.

인간이 노화되어 간다는 것은 한마디로 말하자면 세포의 산화라고 할 수 있다. 만약 셀레늄이 부족하면 유리기의 공격으로 세포의 산화

속도는 빨라져 나이보다도 훨씬 늙어 보이고, 반대로 셀레늄을 충분히 섭취하면 글루타치온 퍼옥시다제가 노화를 지연시켜 나이보다 젊어 보이는 것이다.

미국의 약학박사 E. J. 클라리는 노화를 지연시키는 방법으로서 셀레늄의 섭취를 권하고 있다. 비타민 E나 C에는 항산화력은 있지만, 산화한 것을 원래대로 되돌리는 힘(산화 환원력)은 없다. 그런데 셀레늄은 이 두 개의 힘을 모두 가지고 있다.

따라서 몸속에서 일어나는 산화를 억제한다든가 그 피해를 될 수 있는 한 적게 하는 것이, 암이나 그 밖의 질환에 걸리는 확률을 낮추고 노화를 지연시키는 방법이다. 인체의 산화를 막고자 하는 연구는 수십 년 전부터 많은 의학자나 화학자에 의해 연구되어 왔다.

셀레늄은 비타민 E와 함께 항산화에 있어 강력한 연합 세력으로 꼽힌다. 이들은 산화로 인한 노화를 방지하거나 줄일 수 있는 가장 좋은 항산화제라 할 수 있다. 하지만 셀레늄의 항산화력은 비타민 E나 C보다도 훨씬 강하다. 셀레늄의 항산화력은 천연비타민 E의 1,970배에 달한다. 셀레늄은 세포에 손상을 입히는 활성 산소와 싸움으로써, 인체를 노화로부터 지켜낸다.

셀레늄은 리포푸스친이라는 노화 물질을 분해하는 능력 또한 탁월하다. 미국 상원 영양문제특별위원회 보고서에서도 셀레늄에 대해 '노화 방지의 챔피언'이라고 언급할 정도이다. 리포푸스친의 분해에는 글루타치온퍼옥시다제라는 효소가 관여하는데, 이 효소의 분자에는 셀레늄 원자가 4개 들어 있다. 셀레늄이 노화를 역전시키는 물질로 주목받고 있는 것도 이런 이유 때문이다.

필자의 지인 가운데 대대로 한의학을 계승해 온 이 아무개 선생이

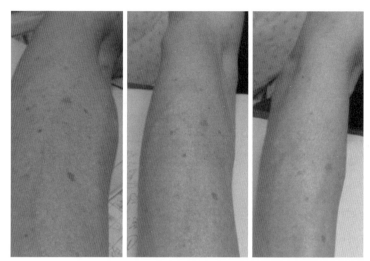

2014년 6월 17일, 7월 24일, 8월 27일에 촬영한 것이다.

있다. 선대에 어의(御醫)까지 배출한 가문의 후손이다. 그런데 이분도 노화 앞에서는 해답을 찾지 못했다. 팔다리를 비롯하여 얼굴까지 피어나는 검버섯 때문에 고민이 이만저만이 아니었다.

"설명은 필요 없고, 일단 발라 보세요. 저를 믿고. 선생님 얼굴에 검버섯까지 없애 줄 겁니다. 놀라지나 마세요."

한의학을 가업으로 이어 온 그분은 쉽사리 믿으려 하지 않았다. 그렇지만 오랫동안 쌓아온 인연을 믿고 사용하기 시작했다. 부인도 같이 사용했다고 한다.

한 달 뒤 만난 이 선생은 몰라보게 밝은 얼굴을 하고 있었다.

"주위에서 먼저 알아보기 시작해. 무슨 좋은 일 있냐고."

부인도 주위에서 놀라워한다고 했다. 그런데 부인은 한 달 만에 기미와 검버섯이 없어지기 시작하고, 얼굴이 밝아지자 표백제를 넣은 것 아니냐고 물어보라고 했다는 것이다. 정신이 이상하지 않고서야 피부에 사용하는 제품에 표백제를 넣을 수는 없을 것이다. 엄청난 피해 보상은 고사하고, 제조 공장에서 만들어 주지도 않는다. 한 달 동안 표백제를 넣은 화장품을 사용했다면 하얗게 되기 전에 피부 트러블이 먼저 일어났을 것이다.

"대체 무슨 성분들이 이런 기적을 일으킨거야?"하며 궁금해 하는 이 선생께 "아시다시피 한약재들이 대부분 갖고 있는 게르마늄과 셀레늄이라는 미네랄이 일으키는 일들이죠. 자미원에 들어 있는 이들 특별한 미네랄이 검버섯을 제거하고 피부를 재생시키는 것"이라고 설명해 주었다.

한약재들의 성분을 분석해 보면 대개의 경우 이들 미네랄이 풍부한 것이 사실이다.

아토피, 여드름, 건선 등을 개선시키는 셀레늄

조선시대 궁중의 여인들은 비밀리에 쌀겨를 이용한 목욕을 했다는 말이 전하고 있다. 궁중의 여인들은 큰 나무통에 쌀겨를 가득 넣은 뒤 알몸으로 들어 앉아 마른 목욕을 했다고 한다. 마른 목욕은 쌀겨 통에서 잠을 자는 것으로 시작하였으며, 잠에서 일어난 뒤에는 쌀겨로 온몸을 마사지를 하는 것으로 마무리하였다. 그러고는 소금 볶은 것을 탄 따뜻한 염수에 목욕을 했다고 전한다.

그녀들은 무슨 이유에서 쌀겨와 염수 목욕을 했을까? 아마도 3가지 이유로 추정된다. 먼저 효소 활용법이다. 쌀겨가 발효되면서 효소가 작용하게 되고, 그 속에서 잠을 자게 되면 몸속의 노폐물이 제거되면서 피로를 회복하고 고운 피부를 얻게 된다. 두 번째는 쌀겨 속에 포함된 셀레늄의 작용을 활용했다고 보여진다. 쌀겨 속에는 셀레늄이 포함되어 있어 피부 미용에 탁월한 효과가 있다는 것을 궁녀들은 경험적으로 알고 있었던 것이다. 마지막으로 염수 목욕은 체내 독소를 제거하는 효과와 함께 미네랄의 재생 효과를 활용하기 위한 것으로 볼 수 있다.

궁녀들은 셀레늄과 미네랄의 효과를 경험적으로 알고 활용해 왔던 것이다. 쌀겨와 염수의 효능이 효소와 셀레늄 등의 미네랄에 기인한다는 것은 현대에 들어와 밝혀진 사실들이다. 연구 결과 셀레늄은 아토피, 여드름, 건선 등 거의 모든 문제를 개선하는 데 도움이 되는 것으로 알려지고 있다. 중금속 등 유해 독소와 활성산소까지 제거하고, 피부 세포를 재생시키는 기능 때문인지 셀레늄은 그 활동 반경이 매우 넓다.

셀레늄을 주목하는 것은 뭐니 뭐니 해도 아토피 피부염을 치유하는 데 대안이 될 수 있다는 가능성 때문이다. 매년 1만 명의 피부 질환자들이 몰려든다고 알려진 프랑스 라로슈포제 온천의 기적의 비밀은 셀레늄이라고 한다. 라로슈포제 온천에는 셀레늄이 1/ l 당 53㎍이나 들어 있다고 한다. 이 물로 아토피 피부염, 습진, 건선, 여드름 등을 치료한다. 전 세계에서 이곳을 찾은 아토피 피부염 환자들은 셀레늄이 함유된 이 물을 마시거나 얼굴에 뿌리고, 욕조에서 온천을 하며 피부 질환을 치료한다. 피부 질환자들의 혈중 셀레늄 농도가 정상인에 비해 현저히 낮으며, 이들에게 셀레늄을 투여하여 혈중 셀레늄 농도를 높이게 되면 피부 상태도 개선된다고 한다. 독일 쾰른시의 한 면역·알레르기 전문병원에서 아토피 피부염 증상이 있는 아이들을 대상으로 셀레늄을 투여한 결과는 눈여겨볼만하다. 이 병원에서는 아토피 피부염을 앓고 있는 20명의 아이들(생후 6~12개월)에게 12주간 셀레늄을 먹였는데, 섭취 6주 후부터 눈에 띄게 증상이 완화되었다고 한다. 흥미로운 것은 혈중 셀레늄 농도가 정상 아이와 비슷하게 높아진 시점과 증상이 완화된 시점이 일치했다는 점이다. 셀레늄 농도와 아토피 피부염 등 피부 질환이 밀접하게 관계가 깊다는 것을 의미한다.

국내 연구에서도 아토피 질환자를 대상으로 분석한 결과 아토피 질환자 대부분이 체내 중금속에 오염되었거나 필수 미네랄이 현저히 부족하거나 불균형 상태인 것으로 밝혀졌다. 특히 실험 환자 대부분이 필수 미네랄 중 아연(Zn)과 셀레늄(Se) 부족으로 나타났다. 연구 결과 아토피 질환은 체내 필수 미네랄 부족이나 불균형으로 야기되는 것으로 확인되었다.

그런데 국내의 경우 유아들이 셀레늄 섭취에 있어 좋은 환경은 되지 못하고 있다. 유아의 경우 셀레늄의 공급원은 모유라 할 수 있는데, 모유보다는 분유를 먹이는 사례가 더 많기 때문이다. 박다희·배현숙이 진행한 연구에서도 초유 수유를 한 경우 아토피 피부염 발현이 적은 것으로 나타났다.[113]

일반적으로 초유의 셀레늄 농도는 40~80μg/l로 성숙유(10~20μg/l)보다 2배 이상 셀레늄을 함유하고 있다. 모유를 먹는 아기들의 셀레늄 섭취량과 혈중 셀레늄 농도가 분유를 먹은 아이들보다 높은 것은 당연한 결과이다. 분유 속의 셀레늄 농도는 미국의 경우 약 7~14μg/l, 핀란드의 경우 3~5μg/l로 나타났다.

이는 모유에서 얻을 수 있는 셀레늄 농도의 1/3에 불과한 수치이다. 핀란드의 경우 토양의 셀레늄을 증가시키기 위해 1984년부터 비료에 셀레늄을 첨가하고 있는데, 그 결과 동식물성 식품의 셀레늄 함유량이 증가하고, 사람들의 혈중 셀레늄 농도도 높아졌다고 한다. 그만큼 셀레늄이 인체에 중요한 미네랄임을 입증하는 사례라 하겠다.

국내에서도 수많은 사람들이 셀레늄이나 게르마늄 등 미량 미네랄을 통해 아토피를 치유하는 데 도움을 얻고 있다. 사실 자미원은 10여 년 전 아토엔드(ATO END)라는 이름으로 시작된 제품이다. 이 제품은 일본 영주 가문의 비전으로 전해져 온 것을 현대화시킨 것이다.

신라 왕족의 후손으로 알려진 이 영주 가문은 '치유의 샘과 돌'을 비밀리에 전수해 왔는데, 각종 질병을 치료하는 데 사용해 왔다고 한다. 전투가 잦았던 전국시대에는 상처를 입은 병사의 환부에 돌가루와 물을 발라 치료했으며, 귀족 부인들은 이 물과 돌가루를 이용해 피부를 관리했다고 한다.

오랫동안 전해온 가문의 비전은 현대 기술과 만나 스킨케어 용품으로 태어났는데 그것이 아토엔드이다. 제품 개발을 주도한 가즈히로 박사는 "가려움증을 없애는 천연 미네랄 워터는 살균력을 지녔으며, 각종 미량 미네랄이 풍부하게 함유되어 있다. 이 물은 일본에서도 살아 있는 물로 일컬어지며, 노폐물을 흡수해 배출하며 해독 작용이 탁월한 것으로 밝혀지고 있다"고 말했다.

현대 기술로 밝혀진 '신비의 물'의 비밀은 바로 미량 미네랄이었다. 셀레늄, 게르마늄 등의 희귀 미네랄을 비롯하여 수십 종의 천연 미네랄이 상승 작용을 함으로써 치유 효과를 보였던 것이다. 천연 미네랄 워터로 만들어진 아토엔드는 특히 아토피 등 피부 트러블에 효과를 보였다.

자미원은 아토엔드를 한 단계 더 발전시킨 것으로, 피부 디톡스를 목적으로 탄생한 제품이다. 물론 자미원은 아토엔드와 달리 아토피 피부염을 치료하는 약이 아니다. 다만 그 속에 함유되어 있는 셀레늄, 게르마늄 등의 미량 미네랄이 독소를 제거하는 기능을 할 뿐이다. 피부에 축적된 독소를 제거하면 유해 독소로 인해 발생한 트러블이 자연스럽게 개선되는 효과를 얻게 되는 디톡스(Detox)의 원리라 할 수 있다. '유독한(Toxic) 것을 제거한다(De)'라는 뜻을 지닌 디톡스는 현대인의 건강 관리에 있어 필수 요소로 자리 잡고 있다.

셀레늄과 게르마늄을 함유한 순수비누로 세면이나 목욕을 하게 되면 피부에 붙어 있던 독성 물질들이 이온화 작용으로 인해서 분해·산화되어 피부를 건강하게 해 주게 된다. 얼굴을 괴롭혔던 화장독도 제거된다. 또한 혈액 순환이 원활해짐으로써 피부 미용에도 좋다. 알레르기 체질이 개선되며 전신 피부까지도 효과가 커서 싱싱한 피부가 되는 것이다.

그런데 이런 비누는 유기 셀레늄으로 제조되었기 때문에 반도체의 성질이 있어, 36℃ 정도의 따뜻한 물에서 그 기능이 충분히 발휘된다. 그러므로 될 수 있는 대로 따뜻한 물로 활용하는 것이 좋다. 이 비누를 쓰게 되면 세면 후에 로션을 따로 바르지 않아도 될 정도로 촉촉함을 유지하게 된다.

셀레늄은 화상 치유와 각종 피부 트러블을 개선하는 데도 탁월한 효과가 있다. 필자의 경우에도 가벼운 화상을 입었을 때 자미원의 효과를 톡톡히 봤다. 음식물의 조리 과정에서 기름이 튀어 피부가 손상을 입었을 때도 자미원만 발라 주고 1시간 정도만 지나면 언제 그랬냐는 듯이 흔적도 없이 사라진다.

또한 햇볕에 의한 화상에 발라 주면 1~2시간 후 따가운 통증이 씻은 듯이 사라지고, 붉게 변했던 피부가 어느새 본연의 색으로 돌아와 있다. 고추 농사를 짓는 경남 진주의 50대 부인은 한여름 뙤약볕에 그을린 피부를 하얗게 만들어 줬다는 사연을 보내 오기도 했다. 이런 효과는 아마도 셀레늄이 화독(火毒)을 제거하기 때문에 나타나는 현상이 아닌가 한다.

셀레늄은 머리카락의 성장에 도움을 주며, 탈모, 비듬 등의 문제를 해결하는 데에도 도움이 된다. 또한 두피에서 라세티로 알려진 곰팡이를 파괴할 수 있다.

독소 배출 능력에 탁월한 셀레늄

셀레늄을 주목해야 할 또 다른 이유는 바로 '독소 배출' 능력이 탁월하다는 점에 있다. 미국 상원 영양문제특별위원회 보고서에 따르면 "셀레늄은 수은이나 카드뮴과 같은 중금속을 무독한 형태로 변화시켜 체외로 배설시키는 능력이 있다"고 한다. 심지어 인체에 축적된 납까지 배설시키는 힘이 있는 것으로 예견되고 있다.[114]

중금속 등 공해 물질은 성장하는 아이들의 육체 건강은 물론 정신 건강에도 직접적으로 영향을 미치는 것으로 알려지고 있다. 비행 청소년들이나 성적이 불량한 아이들의 모발을 분석해 보면 수은, 납, 카드뮴 등 중금속이 많으며 우수한 학생들의 모발 중에는 중금속이 거의 검출되지 않고, 구리나 아연 등의 미네랄이 많다는 사실이 판명되었다.

영양문제특별위원회 보고서는 이에 대해 "셀레늄은 중금속을 체외로 배설시키는 작용이 있으므로 불량 청소년의 문제에도 기여할 수 있을 지도 모른다. 1일 100~200mcg의 셀레늄을 섭취하는 것은 암과 공해병과 기타 성인병을 예방하는 보험이 될 것"이라고 밝히고 있다. 지금까지 우리를 괴롭혀 왔던, 앞으로도 괴롭힐 각종 유해 화학 물질을 제거하는 데 있어 셀레늄의 활약이 크게 기대된다.

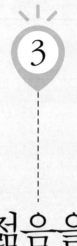

젊음을
돌려 주는
게르마늄

세포를 살려 주는 게르마늄

　게르마늄은 1885년 독일의 광산에서 발견되었으며, 화학자 클레멘스 알렉산더 빙클러에 의해 게르마늄이라는 이름이 붙여졌다. 게르마늄은 반도체 산업에 있어서 없어서는 안 될 원소이다. 산업에 이용되는 것은 무기 게르마늄이며, 인체에 활용되는 것은 유기 게르마늄이다.

　유기 게르마늄은 세포에 효과적으로 자극, 인체 내에서 산소 촉매로서 중요한 역할을 한다. 게르마늄은 광물뿐만 아니라 식품, 미네랄워터, 식물과 허브 등에서 발견된다. 이 광물이 어떤 치유 효과가 있는지 확인하기 위해 수십 년 동안 연구가 진행되어 왔다.

　최초의 연구는 1945년 일본의 아사이 카즈히코(淺井一彦) 박사의 연구소에서 진행되었다. 게르마늄의 회춘과 암 치료에의 유용성에 대한 연구로 시작되었다. 아사이 박사의 독창적인 연구는 천연 식물 자원에서 추출한 유기 게르마늄이 놀라운 건강 혜택을 가져올 수 있음을 밝혀냈다.

　수용성 유기 게르마늄을 개발한 아사이 박사는 자신의 육체를 실험 대상으로 게르마늄의 약효를 실험했다고 한다. 개발되자마자 독성 검사도 하기 전에 다량으로 섭취했다는 것은 오랜 세월 연구한 결과에 대해 자신 있었기 때문이라고 짐작할 수 있다. 당시 아사이 박사는 스트레스와 육체적인 피로가 겹쳐 기진맥진하여 병석에 눕게 되었다. 의사로부터 다발성 류머티즘(rheumatism)과 통풍(gout)이 겹쳤다는 진단을 받았다고 한다.

　박사는 자신의 몸을 실험 대상으로 삼기로 하고 자신이 개발한 유기 게르마늄을 복용하기 시작한다. 그때 복용한 양은 기록되지 않았으나 매일 다량의 유기 게르마늄을 물에 녹여 마셨다고 한다. 그 결과 박사의 건강은 눈에 띄게 회복되어 10일째 되던 날에는 자리에서 일어날 수 있었다고 한다.

유기 게르마늄의 연구에 30여 년을 바치다 보니 경제적으로 시달림을 받은 것은 물론, 정신적으로 몹시 지쳐 있었던 상황이었다. 극적인 상황에 그는 유기 게르마늄 개발에 성공하였고, 그것을 마시고 잃어버린 건강을 되찾은 것이다. 이렇게 개발된 유기 게르마늄은 개발자 자신에게 인체 실험을 마친 후에 여러 대학 및 연구기관에서 독성시험을 거쳐서 무독무해하다는 사실을 인정받게 되었다.

일본과 러시아에서는 종양에 대한 신체의 생물학적 반응을 수정하는 기능으로 대체 암 치료에 사용된다고 한다. 유기 게르마늄은 세포에 산소 공급을 강화하는 것으로 알려져 있기 때문에, 암 예방 및 암치료에 활용되고 있다. 유기 게르마늄은 생물학적 반응 조절제이다. 게르마늄은 직접 암세포를 공격하지만, 신체의 면역 체계를 자극, 암치료뿐만 아니라 다른 퇴행성 질환에 효과적으로 작용한다.

게르마늄은 면역 체계를 향상시키며, 방사선으로부터 인체를 보호하고, AIDS 예방에도 도움이 되는 것으로 알려져 있다. 방사선은 한마디로 전자를 방출하는 것이라 할 수 있다. 이 전자가 세포나 혈구 등을 파괴 또는 손상을 주게 되는 것이다. 게르마늄은 방사선에 의한 장애 등을 저지, 방사선으로 인한 인체의 손상을 줄여 주고 파괴된 세포를 회복하여 주는 작용을 한다. 게르마늄은 세포와 혈구 등의 주변에서 활성하면서 방사된 즉, 쬐어 들어온 전자로부터 인체 세포를 방어하고, 피해를 입은 세포들의 빠른 회복을 위하여 활성 작용을 해 준다.

세포나 혈구가 방사선에 의한 피해를 막아 주는 역할을 하는 것이다. 게르마늄은 강력한 산소를 주위 세포 속에 활성화해 주기 때문에 그 피해를 줄여 주는 것은 물론, 손상을 받은 세포나 혈액을 회복시켜 준다. 암 환자나 방사선 치료를 받고 있는 환자에게 매우 중요한 원소가 아닐 수 없다.

생체 세포는 극히 미세한 전기의 응집으로 된 것이어서 하나하나의 기능이 전위를 가지고 활성화하고 있다. 그 전위가 정상에서 벗어나게 되면 어떠한 병변(病變)을 일으킬 수 있다고 인정되는데, 게르마늄은 이 전위를 정상적으로 잡아 주는 역할을 한다. 생화학적으로 볼 때 유기 게르마늄은 혈액의 혈구와 결합, 전자를 원자로 회전시키면서 세포막을 총알처럼 뚫고 들어간다. 세포막에 침투한 유기 게르마늄은 포식 활동을 통해 암세포의 단편을 먹어 치우게 된다.

아사이 박사는 게르마늄의 치유 속성에 대해 알려진 몇 가지 식물과 미네랄워터에서 게르마늄의 농도가 상대적으로 높다는 것을 알아냈다. 마늘, 브로콜리, 셀러리, 알로에베라, 컴프리, 클로렐라 조류, 인삼, 물 냉이, 율무, 표고버섯 등의 식물에서 게르마늄의 농도가 높음을 확인했다. 식물에 농축된 게르마늄의 양은 토양의 성격에 따라 다른데, 미네랄이 풍부한 토양에서 식물이 잘 자라는 이유도 여기에 있다.

독소 배출로 혈액을 정화시켜 주는 게르마늄

유기 게르마늄은 면역 체계를 자극하고 몸의 자기 방어 메커니즘을 활성화함으로서 혈압과 혈청 콜레스테롤을 포함한 다양한 생리적 불균형을 정상화하는 것으로 연구되고 있다. 뿐만 아니라 활성산소를 제거하고, 인체에서 독을 제거하는 데 도움이 되며, 중금속과 방사선으로부터 인체를 보호하고, 혈관을 젊어지게 함으로써 혈액 순환을 개선하는 것으로 알려지고 있다.

아사이 박사의 연구 결과 유기 게르마늄을 정기적으로 섭취할 경우 건강 문제를 완화하고 노화 과정을 늦출 수 있음을 알 수 있었다. 게르마늄은 사우나 기기, 베개, 화장품, 비누 등으로도 활용되고 있다. 사우나의 경우 게르마늄 온천수를 스팀으로 분사하게 되면, 이온화된 게르마늄은 피부에 스며 들게 되고, 인체 내에서 노폐물을 제거하고 혈액의 산화를 환원하는 작용을 하게 된다. 인체 깊숙한 곳으로부터 배출되는 땀은 일반적인 땀과는 달리 진한 노폐물의 특성을 갖게 된다.

이런 역할로서 몸속 깊숙이 열이 전달되어 혈액 순환의 촉진과 내부 기능의 활성화로 체내에 누적된 노폐물이 땀과 함께 배출되므로 여러 성인병 질환의 예방은 물론 치유에도 큰 효과가 있다. 인체의 신진대사 기능을 활성화함으로서 세포에 쌓인 과산화지질을 분해하며, 비만, 여성 질환과 피로 회복에 탁월하다.

이온화된 게르마늄은 매우 미세하여 모세혈관에까지 직접 도달할 수 있다. 모세혈관에 도달한 게르마늄 이온은 혈액 속에 섞여 있는 노폐물들을 잡아 먹고 신장을 통해 체외로 배출된다. 혈액은 자연스럽게 정화되고, 몸은 정상적인 밸런스를 찾게 된다.

게르마늄은 아주 미세한 온도에서도 활발히 반응하며, 인체의 온도 36℃에서 금방 이온화되기 때문에 혈액 속으로 곧장 침투한다. 전자의 이동을 시작한 게르마늄 원자는 4개의 층으로 되어 있는데, 이중에서 제일 바깥쪽에 있는 불안전한 전자는 독소와 섞여 바로 체외로 배출된다.

게르마늄 이온은 혈액 중에서 전자를 이동시킴으로써 혈액을 정상 상태로 되돌려 주는 활동을 하게 된다. 가령 혈액이 산성 상태에 있으면 게르마늄 이온이 흡착되어 알칼리로 변화시킨다.

알칼리화가 지나치면 게르마늄 전자가 반전되어 양이온으로 변화시켜서 반대로 수소이온을 증가시키기도 한다. 게르마늄은 이 같은 움직임을 통해 혈액의 산과 알칼리의 평형을 유지시키는 역할을 한다. 혈액이 정화되고, 산과 알칼리의 균형이 맞게 되면 피부는 자연스럽게 좋아지게 된다.

인간의 피부는 젊었을 때에는 부드럽고 탄력이 있으며, 윤기가 나지만 30대 후반에 이르면 거칠어지게 된다. 살갗이 거칠어지며 유연성이 없어지고 피부가 늙어지는 것을 체감하게 된다.

인간의 피부는 단순한 가죽이 아니라, 세포라고 하는 생물의 집합체이다. 결국 피부는 신진대사를 담당하고 있는 중요한 기관이라고도 할 수 있다. 이러한 피부 세포를 건강한 상태로 환원시키기 위하여 식생활은 물론이며 온갖 방법들을 연구하고 있다.

예를 들어 피부 마사지, 지압, 또는 침구 등 전통적인 요법은 물론 최근에는 초음파나 고주파 등을 활용, 피부에 자극을 주어서 인체의 전기 흐름을 원활하게 하는 방법들도 사용되고 있다. 이 같은 방법들은 기본적으로 모세혈관의 혈액 순환을 좋게 하여 피부 세포의 신진대사를 활발하게 함으로써 피부 상태를 개선하는 방법이다.

그러나 이러한 자극 요법은 단순히 피부 세포의 순환 대사만을 촉진시키는 데 불과하다는 한계가 있다. 게르마늄은 이런 효과는 물론이고 혈액 자체를 정화시켜서 혈관 벽에 침착되어 있는 노폐물들을 제거하며, 피부 조직에 결합되어 있는 교원섬유의 부활 작용까지 하고 있는 것이다.

부활 작용이라고 하는 것은 게르마늄이 촉매 역할을 하여 화학 반응을 일으키고, 이에 따라 교원섬유의 움직임도 활발하게 되는 것을 말한다. 그 결과 피부는 윤기 있고 싱싱한 상태로 되돌아가게 되고, 게르마늄 이온이 혈액의 산화를 방지함으로써 결과적으로 노화 방지의 효과를 발휘하게 되는 것이다. 이와 함께 게르마늄은 만성 통증과 염증을 완화하고, 연고와 같은 형태로 피부에 발랐을 경우 피부 상태를 향상시킨 것으로 임상 결과 확인되었다. 게르마늄은 한마디로 산소를 생체 세포 안에 공급하여 약화된 세포를 활성화시켜 자연 치유력을 주는 건강 물질인 것이다.

피부 모낭충을 소멸시키는 게르마늄

게르마늄이나 셀레늄은 독소 해독뿐만 아니라 여드름의 원인균으로 일컬어지는 데모덱스(모낭충)를 억제한다는 연구 결과가 있다. 데모덱스(demodex)는 피부 기생충이라 하며, 진피층(피하 2~3mm 아래)에서 콜라겐과 엘라스틴을 먹이로 하여 살고 있다. 데모덱스가 피부에 해롭다는 것은 그 활동 방식 때문이다. 이 놈은 주로 진피층에 얽혀 있는 실핏줄을 갉아 먹는데, 그렇게 되면 모세혈관이 파괴되고 결과적으로 피부 자생력이 악화되게 된다.

또한 데모덱스의 분비물이 피부에 쌓이게 되면 붉은 반점이 나타

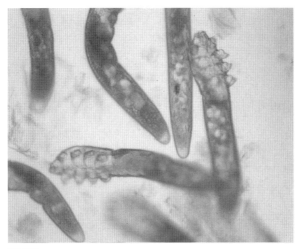

모낭충

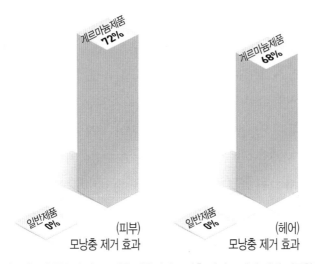

게르마늄제품
72%

일반제품
0%

(피부)
모낭충 제거 효과

게르마늄제품
68%

일반제품
0%

(헤어)
모낭충 제거 효과

게르마늄이 함유된 마스크팩을 사용하여 모낭충 제거 효과에 대해 검증한 결과
(건국대 논문에서 인용)

나게 된다. 문제는 데모덱스의 평균 감염률이 97.86%에 달해, 건강한 피부를 자랑하는 사람조차 데모덱스가 기생할 가능성이 높다는 점이다. 특히 여드름이 있거나 화장품을 많이 사용하는 사람의 경우 거의 100% 기생한다고 봐도 틀림없을 것이다.

데모덱스를 제거하는 방법은 다양하겠지만, 게르마늄을 이용하는 것도 한 방법이 될 수 있다. 이는 국내 한 대학에서 게르마늄의 데모덱스 제거 효능을 실험한 결과를 통해서도 입증되고 있다. 학생, 주부 등 70명을 대상으로 게르마늄이 함유된 마스크팩을 사용하여 데모덱스의 소멸 효과에 대해 검증한 결과 괄목할 만한 결과가 나왔다. 먼저 실험 직전 검사된 데모덱스 수치가 726이었다. 일반 제품 사용 후에는 720으로 변화가 없었으나, 게르마늄 제품 사용 후에는 203.28로 무려 72%가 소멸되는 것으로 나타났다. 두피의 경우도 최초 241이었던 데모덱스 수치는 일반 제품 사용 시 240으로 변화가 없었지만, 게르마늄 제품 사용 후에는 76.44로 68%가 소멸되었다.[115]

여드름은 흔히 청춘의 꽃이라 할 정도로 10대에 집중적으로 나타나는 현상이다. 그런데 요즘은 나이를 가리지 않는 경향이 있다. 대학생들 가운데도 여드름으로 고민하는 사람이 적지 않다. 대부분 중학생 때부터 시작된 여드름이 대학생이 되고도 없어지지 않았다고 한다. 학교에서 그런 학생들을 대하게 되면 미네랄 미스트를 권하곤 했었다. 1개 정도만 사용하면 거의 좋아지는 것을 확인할 수 있었다. 10년이 넘는 세월동안 괴롭혀 온 여드름에서 해방한 학생은 지금 자미원 마니아가 되어 있다.

"정말 좋다는 것은 다 해 보았어요. 병원 치료는 물론이고 비누, 화장품 등 안 해본 것이 없어요. 국내는 물론이고 해외에서 유명하다는 물건들을 구입하여 사용해 봤지만 효과 있는 것은 하나도 없었어요."

참고

⦿ 미네랄이 작은 얼굴을 만든다

맨발로 황톳길을 걷는 습관이 건강에 좋은 이유는 무엇일까? 해수욕장의 모래밭을 맨발로 산책하면 머리가 시원해지는 것은 그냥 기분탓일까? 호리 야스노리 교수의 『모든 병은 몸 속 정전기가 원인이다』를 보면 그만한 이유가 있다는 것을 알 수 있다.

호리 교수에 따르면 '아토피 피부염, 탈모, 치매, 암, 당뇨' 등을 일으키는 주범이 인체에서 발생하는 정전기이며, 자연과 접촉하는 행위는 우리 몸속에 축적된 정전기를 체내로 빼는 행동이라고 한다.

얼굴이 붓는 부종도 알고 보면 체내 정전기가 원인이라 한다. 부종은 그 뒤에 다양한 질병이 숨어 있거나 혹은 질병이 나타나는 원인이 되기 때문에 주의가 필요하다. 혈관 속에서 정전기가 늘어나면 적혈구의 표면에서 전하의 균형이 무너지기 때문에 적혈구끼리 달라붙어 혈액의 상태가 나빠진다. 혈관벽에 정전기가 쌓이면 그 곳에 물 분자가 달라붙어서 혈관이 좁아지거나 혈관의 수가 줄어 부종이 된다.

부종을 없애기 위해서는 먼저 체내 정전기를 제거해야 한다. 부종이 없어지면 얼굴도 작아진다. 방법도 간단하다. 미네랄 이온수를 활용하면 된다. 이온화된 미네랄이 정전기를 중화시키기 때문이다. 이온화된 미네랄이 정전기를 중화시키면, 뭉쳐 있던 적혈구가 서로 떨어지고 혈관벽에 달라붙었던 물 분자도 혈류를 다고 흘리가 버린다.

흥미로운 것은 호리 교수가 환자들의 체내 정전기를 제거하기 위해 미네랄을 활용한다는 점이다. 그는 이온화 미네랄과 글리세린을 섞어 만든 로션을 처방하고 있는데, 그 효과가 매우 좋다고 소개하고 있다. 호리 교수가 '천연 미네랄 이온수로 만들어지는 자미원을 알았더라면' 하는 아쉬움이 든다.

6

지금까지 살펴본 바와 같이 아토피의 원인은 체내에 유입된 독소가 원인이다. 그렇다면 아토피의 해법은 '독소'에서 찾아야 한다. 이미 유입된 독소는 배출시켜 주고, 새롭게 유입되는 독소는 차단하면 된다. 그 실천 방안은 3가지로 정리된다. 체온을 올려 면역력을 높이고, 미네랄을 통해 독소를 제거하고, 장을 깨끗하게 하여 독소를 배출시키는 방안이 그것이다. 이와 함께 실천해야 할 것은 각종 인공 화학 첨가물이 많이 든 가공식품을 먹지 말고, 자연의 음식을 즐겨 먹도록 한다. 그리고 자미원 디톡스 케어 시스템을 통해 피부에 쌓인 독소를 제거할 것을 권한다.

디톡스 실천법

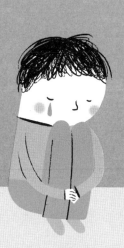

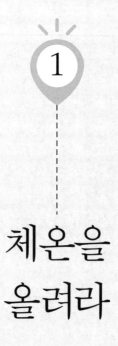

Part 6

체온을
올려라

독소 배출의 핵심은 '체온'에 있다. 몸을 차갑게 하는 기운인 냉기를 제거하면 독소는 자연스럽게 제거된다. 일찍이 환경오염으로 인한 질병이 만연할 것이라는 것을 예견하고, 그것을 극복할 방안들에 대해 세상이 알린 인산(仁山) 김일훈 선생은 "인간의 모든 병은 공해독(독소)과 냉기(火氣不足)에서 비롯된다"고 했다.

그에 따르면 체내에 쌓인 독소와 냉기는 한 쌍이라고 한다. 유해 독소가 인체로 유입되면 피가 탁해지거나 죽은 피가 생기게 되고, 이로 인해 혈액 순환이 원활하지 못하게 되면 내장 기관의 온도가 떨어지게 된다는 것이다. 사람의 몸 안에 독소가 들어오면 혈액을 오염시키게 되고, 혈액은 원활하게 순환하지 못한다. 인산 선생은 "우리 몸의 신경, 경락, 혈관 속에 독소(냉기)가 들어와 신체 기관들을 교란하게 되고, 결국 질병을 일으킨다"고 했다.

독소(냉기)로 인해 인체의 균형이 허물어지게 되면 개인의 체질적 특성에 따라 각종 질병들이 생기게 된다. 선천적으로 폐가 약한 사람은 폐와 기관지의 질병을 앓게 되고, 기관지가 약한 사람은 비염, 축농증 등을 앓게 된다. 이 모든 것은 폐나 기관지의 문제로 인해 발생한 것이 아니라 독소(냉기)가 원인인 셈이다.

일본의 신도 요시하루 박사도 "모든 병의 근원은 냉기에 있다"고 주장한다. 그는 본래 이비인후과 전문의였는데, 환자들을 수술로 치료하면 증상이 사라졌다가 금세 재발하는 것을 이상하게 여겼다. 그는 방법을 바꿔 수술 대신 냉기 제거법을 도입한 후 병을 완치할 수 있었다고 한다. 그는 "모든 병의 근원은 냉기에 있으며 냉기만 제거해 주면 인체의 자연 치유 시스템이 복원되어 인체 스스로의 힘으로 병을 고칠 수 있다"고 강조했다.

신도 박사에 따르면 콧물이 흘러나오는 것도 체내에 있는 독소를 밖으로 방출하기 위한 인체의 자연 치유 시스템의 작용이라고 한다. 기침, 땀, 하품, 부스럼, 가려움증 등은 모두 체내의 독소를 밖으로 방출하기 위한 몸부림이라는 것이다.

아토피의 경우도 마찬가지다. 인체에서 배출하려는 독소 가운데 특히 강한 독이 나오는 경우의 증상이 아토피라는 것이 신도 박사의 설명이다. 아토피 증상 자체가 나쁜 것이 아니며, 체내의 독소를 배출하는 과정이라는 것이다. 가려움이 심한 것도 독이 나가려고 하는데 피부의 출구가 좁기 때문에 긁어서 넓혀 달라는 신호로 이해해야 한다는 것이다. 만약 아토피를 억제하여 체내의 독소가 빠져나가지 못

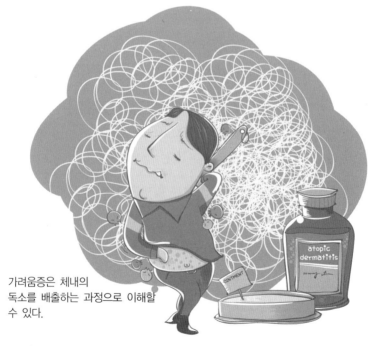

가려움증은 체내의
독소를 배출하는 과정으로 이해할
수 있다.

하게 막으면 혈액 질병, 신장 질환, 폐 질환 등이 발생하게 된다고 한다. 결국 아토피는 체내 독소가 원인이고, 그것을 제거하는 것이 치료의 핵심이며, 가장 효율적인 치료법은 독소(냉기) 제거라는 것이다.[116]

신도 박사는 냉기 제거를 위한 방법으로 '따뜻한 성질의 음식을 먹고, 과식을 금하고, 반신욕과 족욕하기'를 권했다. 반신욕을 하는 방법은 욕조에 37~40℃ 사이의 물을 채운 후 엉덩이와 배꼽 아래쪽까지 잠길 정도로 몸을 담그는 것이다. 시간은 30분 정도가 적당한데, 머리와 얼굴에서 땀이 나면 된다.

반신욕 효과를 좋게 하기 위해서는 하의를 두껍게 입거나 양말을 신어 하체의 체온을 유지하면 된다. 반신욕을 하게 되면 혈액 순환이 원활해지면서 체온이 상승한다. 또한 땀을 통해 독소가 체외로 배출된다. 몸속에 쌓여 있던 노폐물과 독소를 배출시키고 몸속 냉기 또한 자연스레 제거되는 효과를 누릴 수 있는 것이다.

반신욕을 할 상황이 어렵다면 족욕으로 대체해도 된다. 족욕은 반신욕보다는 효과가 덜하지만, 일반 가정에서도 부담 없이 할 수 있는 체온 관리법이다. 족욕도 온도와 입욕 시간이 중요하다. 38~40℃ 정도의 물에 발을 20분 정도 담그는 것이 좋은데, 복숭아뼈에서 5cm 이상 물에 잠기도록 해야 한다. 요즘에는 온도 조절이 자유로운 족욕기 상품도 많으니 이를 활용하면 될 것이다. 족욕을 하기 전에 물속에 천일염 한 스푼을 넣으면 미네랄에 의한 독소 제거 효과를 볼 수 있다.

그런데 아토피 환자의 경우에도 체온을 올려야 하는가에 대해 의문을 제기할 수 있다. 피부는 열이 많아 물기 하나 없는 열사화(熱沙化) 현상까지 나타나며, 한겨울에도 두꺼운 옷을 입지 못하거나 찬 음료를 입에 달고 사는 사람도 많기 때문이다. 그렇지만 이들의 경우 체온

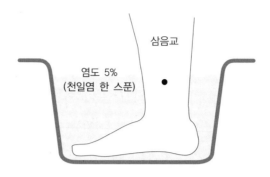

족욕을 할 때는 복숭아뼈 이상이 물에 담기도록 해야 한다. 그리고 물속에 천일염 한 스푼을 넣으면 미네랄에 의한 독소 제거 효과를 볼 수 있다.

자체가 높은 것이 아니라 허열(虛熱)이라 볼 수 있다. 내부가 차가워지는 것을 방지하고 독소를 외부로 배출하기 위해 인체가 스스로 열을 발산하는 현상으로, 진짜로 체온이 높아지는 것이 아니다. 한의학적으로는 내한외열(內寒外熱) 즉, 내부는 차가운데 비해 외부는 뜨거운 현상인 것이다.

인체는 속이 따뜻하면 피부는 시원해지고, 속이 차가우면 피부는 더워진다. 한여름 무더위에 뜨거운 차를 마셔 보면 그 원리를 알게 된다. 마시는 순간에는 더운 것 같지만, 다 마시고 나면 오히려 시원해짐을 느낄 수 있다. 반면 차가운 얼음물을 마시면 마시는 그 순간에는 시원하지만, 오래지 않아 더워지는 것을 알 수 있다. 우리의 몸은 언제나 따뜻한 것을 좋아한다. 더운 여름에도 따뜻한 음식을 먹는 습관을 가지는 것이 좋다.

약(藥)보다 더 중요한 것은 먹는 것(食)이다. 조선시대 세조는 팔의론(八醫論)을 말했는데, 최고의 의사로 심의(心醫), 그 다음으로 식의(食醫), 마지막으로 약의(藥醫)를 꼽았다. 심의는 치료의 기본을 마음을 다스리는 데 두고 있는 의사, 식의는 음식으로 병을 낫게 하는 의사, 약의는 질병의 변화는 파악하지 않고 의서의 처방만 믿고 약만 과용하는 의사를 말한다. 세조는 약의보다 식의를 앞자리에 놓고 있어 식의에 대한 인식을 엿보게 한다.[117]

왕실의 식의는 중국 주나라 시대에 시작되었는데, 음식으로 황제의 건강을 지키며 병을 예방하는 임무를 맡았다. 의관(醫官)은 그 역할에 따라 식의(食醫), 질의(疾醫), 양의(瘍醫), 수의(獸醫) 등 네 종류로 나뉘어졌다. 의관 가운데 지위가 가장 높은 것이 식의였다. 이 같은 분류로 볼 때 식이요법을 통해 제왕의 건강과 양생을 얻고자 했음을 알 수 있다. 약식동원(藥食同原)이라 해서 약과 음식이 같은 원리라고 생각했던 것이다.

약식동원의 원리를 정리한 명의로는 원나라 때 홀사혜(忽思慧)가 있다. 홀사혜는 황제의 음식을 준비하는 음선어의(飮膳御醫)를 맡았다. 그는 각종 식품의 영양 보건 기능과 보약의 작용, 음식 위생과 식재료의 독성 등에 대해서 모두 깊이 연구하여 1330년 『음선정요(飮膳正要)』를 편찬하기도 했다. 그가 만들어낸 궁중 음식들은 영양뿐 아니라 보건과 질병 치료에 있어서도 도움이 되었다고 한다.

식의제도는 고려 때 한반도로 유입되었다. 조선이 개창된 뒤에도 식의의 정원과 품계는 그대로 유지되었다. 식의는 원래 궁중에서 왕과 왕족이 먹는 음식물을 조사, 감별, 통제하고 질병 시에 먹는 것에 대한 업무를 담당한 관직으로, 의료 업무로 간주되었다. 그렇지만 음식에 관련된 것은 내시부에서 담당하였으며, 수랏상을 돌보는 상선은 종2품, 술 빚고 관리하는 상온(尙醞)은 정3품, 그 아래로 궁중에서 쓰는 약에 관한 일을 맡아본 상약(尙藥)은 종3품이 있었다. 약을 관리하는 상약이 3품인 것을 보면 음식물을 얼마나 중히 여겼는지 짐작할 수 있다.

내시부에서 임금에게 올리는 최고의 차(茶)는 생강으로 만든 것이었다. 궁중에서는 인삼차보다 귀하게 취급받았다. 『승정원일기』(고종 27년)에 보면 청나라 칙사에게는 인삼차를 내놓고, 임금의 상에는 연한 생강차를 내놓았다. 『영조실록』에도 신하는 인삼차, 임금은 생강차를 올렸다는 것으로 보아 생강차의 격이 더 높았다는 것을 알 수 있다. 원나라 홀사혜도 『음선정요』에서 생강이 체내 독소를 해독하는 데 도움이 된다고 기록하고 있으니, 그 효과는 의심할 필요가 없겠다.

조선시대 궁녀들은 나이가 들어 늦여름에 버선을 신고도 무릎이 시린 수족냉증에 생강 목욕법을 활용했다고 한다. 손발의 차가운 기운을 제거하기 위해 생강이나 마른 생강(건강)을 잘게 1근을 썰어 은근한 불에 물 2되를 넣고 반으로 줄어들 때까지 달인 뒤 탕에 부어가며 목욕했다고 한다. 이와 함께 생강으로 담은 술로 몸을 직접 씻어 냉기를 다스렸다고 한다.[118]

생강은 동서양을 막론하고 '신비로운 치료제'로 인식되어 왔다. 인도의 아유르베다는 '신이 내린 치료의 선물'이라고 기술하고 있고, 이슬람교의 경전 코란에는 '천국의 축제에서 알라로부터 주어지는 최고의 음료'가 생강차라고 나온다. 고대 로마인들도 생강을 해독제로 사

용했다고 하며, 중세 유럽에서는 흑사병을
예방하는 약으로 쓰였다. 영국에서는 흑사
병으로 인구의 1/3이 죽었는데, 평소 생강
을 많이 먹은 사람은 죽지 않았다고 한다.
영국의 헨리 8세는 런던 시장에게 생강빵
(진저 브레드)을 만들라고 지시했다. 이후
유럽에서는 진저 브레드나 진저 쿠키를 즐
겨 먹었다고 한다.[119]

중국의 공자는 식사를 할 때 생강을 빼
놓지 않았다고 한다. 주자는 이에 대해 "생
강은 신명(神明)과 통하는 음식으로, 더럽
고 불결한 것을 제거하기 때문"이라고 했
다. 그는 '더럽고 불결한 것(독소)'을 제거
하는 생강의 효력을 이미 알고 있었던 것
이다.

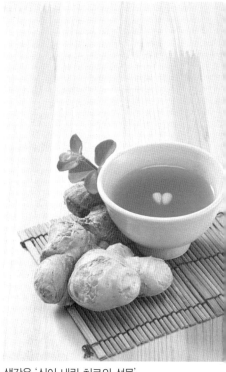

생강은 '신이 내린 치료의 선물'
이라 할 정도로 인간에게 이로
운 약재다. 특히 체온을 올려 주
는 데는 이만한 음식이 없다.

한의학에서도 생강은 필수 품목이다.
한의학의 교과서적인 『본초강목(本草綱目)』에는 "생강은 백사(百邪,
다양한 질병)를 막아 준다"고 기록되어 있다. 한약 처방에도 빠지지 않
고 들어가는 것이 생강이다. 무려 70~80%의 한약에 생강이 들어간
다고 하니, 생강 없이 한방은 성립되지 않는다는 말도 무색하지 않다.
한의학에서는 생강이 기(氣)와 혈(血)의 흐름을 원활하게 해서 건강을
증진시킨다고 본다.

생강은 모세혈관 구석구석까지 혈액을 순환시키는 데 도움을 줌으
로써 신진대사를 활발하게 하기 때문에 피부 미용에도 탁월한 효과가

있다. 안색이 나빴던 사람은 혈색이 돌아오고, 얼굴 전체에 생기가 넘친다.

생강은 차로 마시는 방법이 가장 손쉽다. 가을철 생강은 2만 원 어치만 구입해도 겨우내 먹을 수 있을 정도의 분량이 된다. 생강청을 만들 때 흑설탕을 넣는 것에 대해 거부 반응이 있을 수 있다. 그런데 흑설탕은 정제된 백설탕과는 달리 비타민, 미네랄, 섬유질이 살아 있다. 백설탕이 몸을 차게 하는 음성 식품인 데 비해 흑설탕은 몸을 따뜻하

◉ 생강청 만드는 법

생강을 진하게 달여 생강청을 만든 후 수시로 먹으면 감기도 잘 오지 않으며, 기관지도 좋아져 기침도 물러간다.

• 재료 : 생강 5kg, 흑설탕 5kg

① 생강은 껍질째 깨끗하게 씻어 물기를 닦는다.

② 생강을 곱게 편 모양으로 썬 후 흑설탕에 버무린다.

③ 냄비에 설탕과 물을 1:1로 넣고 끓인 뒤 차게 식힌다.

④ 담금에 ②의 생강을 담고 ③의 시럽을 부어 그늘지고 통풍이 잘 되는 곳에서 15일간 숙성시킨다. 중간에 설탕이 잘 녹도록 저어 준다.

⑤ 생강청은 냉장고에 넣어 두고 차로 활용한다.

◉ 생강 감초 대추차 만드는 법

인산 김일훈 선생은 인체의 독소를 해독하는 묘약 가운데 하나로 생강을 꼽았다. 생강과 감초, 대추를 함께 달여 마시면 독을 푸는 데 아주 효과적이라고 한다.

• 재료 : 생강 10kg, 감초 7.5kg, 대추 2.5kg

① 대추와 생강, 감초를 4:3:1의 비율로 물을 넣고 끓여 주면 된다.

② 은근한 불에 13시간 이상 달인 후 수시로 마시면 좋다.

게 하는 양성 식품이다. 흑설탕의 단맛은 몸을 따뜻하게 함으로써 신진대사를 좋게 하게 때문에 체내 지방 연소를 촉진한다. 또한 생강에 흑설탕을 넣으면 생강의 온열 작용이 한층 강해진다.

체온을 올려 주는 음식은 상시적으로 활용하는 것이 중요하다. 아이스크림, 팥빙수, 청량음료 등 차가운 음식은 가능한 한 피하는 것이 좋으며, 생강 등 체온을 올려 주는 음식을 매일 같이 3~5잔 이상 복용하면 건강을 유지하는 데 큰 도움이 된다.

일광욕을 하라

아토피의 상식 같은 것들이 많다. 아토피에는 자외선이 독이라는 말도 그 가운데 하나다. 피부 전문가라는 사람들은 '아토피 피부염 환자들은 자외선에 노출되지 않도록 특별히 신경 써야 한다'고 강조한다. 정상적인 성인들도 햇볕 보기를 암 덩어리 보듯 두려워한다. 노화의 주범, 피부안의 주범, 기미 주근깨의 주범… 자외선의 해악은 말할 수 없이 많다.

과연 그럴까? 바닷가에서 자란 필자로서는 이해가 안 되는 부분이 적지 않다. 여름이면 하루 종일 바다에서 놀았던 친구들 가운데 피부암에 걸렸다는 말은 듣지도 보지도 못했다. 평생을 바다에서 살아온 부모 세대는 물론이다. 한여름의 뙤약볕에 새까맣게 그을려 피부가 몇 번이고 벗겨졌을지라도 피부암 같은 것은 전혀 알지 못했다. 이쯤에서 자외선에 대해 다시 한 번 살펴볼 필요가 있다. 왜냐하면 자외선은 아토피와도 무관하지 않기 때문이다.

인간의 피부는 햇빛 속에 포함되어 있는 자외선을 과다하게 흡수할 경우 피부염 등을 일으킬 가능성이 있다. 그래서 피부는 자외선의 침해로부터 스스로를 보호하려는 여러 수단을 만들게 된다.

먼저 멜라닌 분비를 통해 자외선을 흡수하는 방법이다. 표피 아래에 층을 이루고 있는 멜라노사이트라는 세포는 멜라닌이라는 흑갈색 햇볕 차단제를 만들어낸다. 멜라닌 색소는 자외선으로부터 몸을 보호해 준다. 멜라닌은 여러 면에서 고마운 존재이다. 햇볕에 덜 그을리게 해 주는 것은 물론 주름살도 예방해 준다. 또한 자외선이 엽산, 리보플라빈, 비타민E와 같은 양분을 파괴하는 것도 막아 준다.

두 번째는 각질층을 강화시키는 방법이다. 자외선을 위험 수위까지 흡수하지 않도록 피부의 가장 바깥에 있는 각질층을 두껍게 만들어 자외선에 대항하는 것이다. 햇볕에 의한 화상을 예로 들면 쉽게 이해하기 쉽다. 해수욕장에서 강렬한 자외선에 노출된 피부는 자극을 막기 위해 표면의 각질층을 급속히 두껍게하여 스스로를 보호한다. 며칠 뒤 두껍게 된 각질층이 벗겨져 떨어지는 것을 볼 수 있을 뿐이다. 이는 피부가 자외선으로부터 스스로를 보호하려 했던 흔적인 것이다.

그런데 부모들은 아이에게 일광욕을 시키라고 하면 당장 '피부암'부터 걱정한다. 거의 모든 피부·화장품 전문가로부터 '자외선은 반드시 피해야 하며, 햇볕에 노출될 시에는 선크림을 반드시 발라야 한다'고 들어 왔기 때문이다.

이 부분에 대해서도 짚고 넘어갈 필요가 있다. 인간이 언제부터 자외선을 차단하며 살아왔는가? 인간은 햇볕과 더불어 생존을 이어 왔다. 인간은 햇볕 없이는 살 수 없도록 진화해 왔다. 북구처럼 자외선이 적은 지역에 사는 인간은 멜라닌 색소가 생성되지 않아 흰색의 피부를 갖게 되고, 자외선이 많은 지역에 사는 인간은 검은색의 피부를 갖게 된 것도 이런 이유에서다.

햇볕 가운데 유독 자외선만 나쁘다고 말하는 것도 말이 안 되며, 피부암에 대한 위험도 지나치게 과장된 측면이 있다. 자외선으로 인한 피부암 발생은 멜라닌이 없는 백인에 해당되는 이야기에 불과하다.

이쯤에서 자외선 차단제에 대해 잠시 언급하고 넘어가야겠다. 결론부터 말하자면 자외선 차단제는 득보다 실이 훨씬 더 많다.

먼저 자외선 차단 크림, 로션, 유액 등을 발라도 피부암을 유발하는 UVA를 막지는 못한다. 자외선 차단 지수가 높은 제품은 UVA를 막아 줄 수 있다고 착각하면 안 된다. 차단 지수는 단지 직사광선에 노출된 시간에 비례하여 발생하는 피부 자극의 정도를 알려 주는 수치일 뿐이다.

자외선 차단 지수가 높은 제품은 비용에 비해 효과가 크지 않다. 실제로 자외선 차단 지수 20을 넘어가는 어떠한 제품도 차단 능력 면에서 볼 때 차이점이 없다. 차단 지수 15인 제품의 햇빛 차단 능력은 93.3%에 이르고, 차단 지수가 20인 제품은 96%, 차단 지수 30인 제품은 97.4%, 차단 지수 40인 제품은 97.5%에 달한다. 수치상으로 볼 때, 차단 지수 40인 제품이 20인 제품에 비해 2배의 효과가 있을 것 같지만 둘의 차이는 고작 1.5%에 불과하다. 차단 지수 30과 40의 차이는 0.1%밖에 되지 않는다.

업체들에서 말하는 차단 효과를 얻기 위해서는 일반적으로 생각하는 것보다 훨씬 많은 양을 발라 줘야 한다. 차단 지수를 측정할 때 피부에 도포되는 크림의 양은 표면적 cm^2 당 2mg에 이른다. 일반적으로 사용하는 양은 cm^2당 0.5~1mg 정도밖에 되지 않는다. 정상적인 차단 효과를 보기 위해서는 적어도 2~4배는 더 많이 발라 줘야 한다는 말이다.

만약 적게 발랐다면 햇빛에 노출되는 시간을 줄여야 한다. 차단 지수가 20인 제품의 경우 효과 지속 시간이 200분이라면, 100~120분으로 줄여야 한다. 또한 노출 시간을 늘이기 위해 선크림을 다시 발라 준다고 해도 차단 시간이 그만큼 연장되는 것은 아니라고 한다.

차단제에 들어가는 성분도 문제가 있다. 2003년 발간된『화장품의 착향제와 합성 자외선 차단 성분이 환경에 미치는 영향』에 따르면, '자외선 차단 성분들이 지방과 쉽게 결합하는 성질이 있어 생선의 지방이나 여성의 모유에서도 발견되고 있다'고 한다.

자외선 차단 성분은 바다 생태계까지 파괴할 정도로 영향력이 강한 것으로 알려지고 있다. 이탈리아 안콘대학의 과학자들은 자외선 차단 성분을 포함한 크림이 전 세계 바다의 산호초를 위험에 몰아 넣고 있다는 결론을 내렸다. 연구진에 따르면 1리터의 바닷물에 1백만 분의 1리터의 선크림만 섞여도 사흘 안에 산호초가 완전히 탈색될 정도라고 한다.[120]

자외선 차단제의 주성분은 합성 폴리머(실리콘)이다. 자외선 차단제에는 합성 폴리머뿐만 아니라 합성 계면활성제도 배합된다. 폴리머는 본래 합성 계면활성제와는 다른 종류인데, 합성 계면활성제와 함께 사용하면 활성력이 더욱 강해지기 때문에 피지를 없애버림으로써 피부 환경을 악화시킨다.

합성 폴리머의 특징 가운데 하나는 강한 피막을 만드는 것이다. 단단한 피막이 형성되어 쉽게 지워지지 않는다는 특성 때문에 자외선 차단제로 활용되는 것이다. 자외선 차단제를 발라 본 사람은 그 강력한 느낌을 쉽게 이해할 수 있을 것이다.

그런데 건강한 피부에 강한 피막을 씌워 놓으면 어떻게 될까? 호흡을 하지 못한 피부는 숨막히게 되고, 피부 환경은 악화될 수밖에 없다. 천연의 피지도 생성되지 못하기 때문에 시간이 지날수록 거칠어진다. 모공에도 피지와 독소가 쌓이게 되고 염증이 발생하게 된다. 자외선 차단제를 사용한 후 피부 트러블을 겪었다는 사람들이 많은데 모두 이런 이유 때문이라고 보면 된다. 사정이 이런데도 아이들에게까지 자외선 차단제를 발라 주는 부모가 있어 안타까움을 금할 수 없다. 아이들은 피지선이 완성되지 않아 그 피해가 성인에 비해 더욱 크다.

인간의 피부는 자외선 침투를 막아 낼 수 있도록 진화되어 왔다. 자연 방어 체계가 잘 가동되도록 내버려 두면 되는 것이다. 햇볕에 피부가 타 부드러운 갈색이 되더라도 아무런 문제가 생기지 않는다.

오존층의 파괴로 자외선이 과거에 비해 훨씬 더 많이 내리쬔다는 우려도 사실과는 다르다. 세계기상기구(WMO) 보고서에 따르면 '지구의 보호막 오존층이 점차 회복돼 2050년대가 되면 심각하게 파괴되기 이전인 1980년 수준으로 돌아갈 수 있다'고 한다. 한반도 상공에서도 오존층이 뚜렷하게 회복되고 있는 것으로 나타났다.[121]

피부암은 발병률과 사망률도 다른 질병에 비해 현저히 낮은 수준이다. 영국의 경우(2010년) 피부암 발병률은 10만 명당 3.1명, 피부암 사망률은 10만 명당 2.2명이었다.[122] 비율로 보면 발병률 0.000031%, 사망률 0.000022%이다. 그나마도 백인에 해당되는 이야기다. 흑인이나 황인종은 이보다도 훨씬 낮아 통계 자체가 무의미할 정도이다.

학계에서도 '자외선이 피부암의 원인인가'에 대한 연구가 진행 중이지만, 아직 결론이 나지 않은 상태다. 여전히 많은 학자들은 자외선이 피부암의 원인이라는 부분에 대해 동의하지 않고 있다. 자외선은 비타민D를 생성시켜 피부암을 예방하는 효과를 가져오는 역할도 하기 때문이다.

햇볕을 가리고 생활하는 아랍 여성들의 몸의 건강 상태는 어떨까? 이 여성들은 자외선을 거의 쪼이지 않기 때문에 60~70세가 되면 골다공증에 걸릴 확률이 매우 높아진다. 칼슘과 함께 뼈를 만드는 데 반드시 필요한 비타민D는 오로지 햇볕을 통해서만 생성되기 때문이다. 그렇지 않아도 여성들은 폐경 후 에스트로겐이 급격히 감소하면서 칼슘이 줄어든다. 거기다 자외선에 노출되지 않은 생활을 하면 뼈가 약해질 수밖에 없다.

자외선은 나쁜 점보다는 좋은 점이 훨씬 많다. 미국 역학 저널의 연구 결과에 의하면 하루 평균 3시간 동안 햇볕을 쬐면 유방암 발생 위험을 50%까지 줄일 수 있다고 한다. 비타민D가 유방 세포에서 항암 특성을 가진 호르몬으로 전환되기 때문이다. 최근 연구들에서는 비타민D가 강력한 항암 효과를 발휘한다고 밝히고 있다.

암 환자 3/4이 비타민D가 부족하거나 결핍하다는 조사 결과도 있다. 미국 카먼웰스 의과대학은 암 환자 160명(평균 연령 64세)을 분석한 결과 77%가 혈중 비타민D 수치가 '부족'(20~30ng/㎖)하거나 '결핍'(20ng/㎖ 이하) 상태였다고 밝혔다. 이들 중 비타민D 수치가 낮은 환자들은 암의 진행도 상당히 진전되어 있었다고 한다. 햇볕을 많이 받으면 오히려 암을 예방하거나 치료에 도움이 될 수 있음을 알 수 있다. 2011년 『유럽임상 영양학 저널(European Journal of Clinical Nutrition)』에 발표한 그랜트(W. B. Grant) 박사의 연구 결과에 의하면, 혈액 속 비타민D가 증가하면 수명을 연장할 뿐만 아니라 암, 심혈관 질환, 당뇨, 결핵, 호흡기 질환 등 여러 질환을 예방한다고 한다.

임산부나 어린이의 경우에는 뼈 형성에 필요한 칼슘 공급을 위해 비타민D의 중요성이 더더욱 크다. 임신 중 비타민D가 부족하면 임신성 당뇨병, 조산 및 감염 등의 위험성이 크게 높아진다. 비타민D는 모유에 들어 있지 않다.

갓난아기나 성장기 어린이는 햇볕을 부족하게 쬐면 비타민D 생성을 할 수 없고, 비타민D가 부족하면 칼슘 흡수를 할 수 없다. 칼슘 흡수가 안 되면 뼈가 약해지고 성장에 장애가 발생한다. 또한 성격이 산만해지거나 거칠어지게 된다. 칼슘은 신경 안정 작용까지 하기 때문이다.

햇살은 아토피에 유용하다

비타민D는 아토피 피부염에도 효과가 있다. 비타민D가 부족하면 아토피 피부염은 더욱 심해진다. 비타민D는 인체에서 자체적으로 생산하는 스테로이드 호르몬의 일종인데, 이것이 부족해지면 몸 전체에 큰 혼란이 일어난다. 비타민D는 수천 가지의 유전자와 면역 체계를 조절한다. 이와 같이 생명 유지에 필수적인 호르몬이 결핍하게 되면 심혈관 질환과, 심각한 감염에 의한 사망 위험이 증가한다. 노인들의 경우에는 인지 기능에 장애가 발생할 수 있고, 어린이들의 경우에는 아토피나 심한 천식을 유발할 수 있다.

비타민D 농도가 정상보다 낮을 경우 아토피 피부염이 발생할 가능성이 높다는 연구 결과도 있다. 강북삼성병원의 조사 결과 '아토피 피

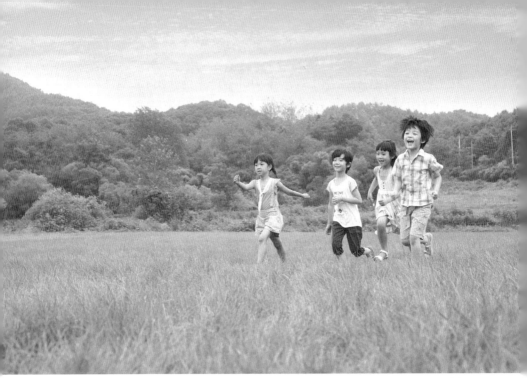

햇볕을 충분히 받은 아이들일수록 건강하다. 햇볕은 피부의 독소를 제거, 아토피를 개선하는 데 도움이 된다.

부염 환자 중 증상이 심한 환자일수록 비타민D 농도가 결핍 혹은 부족'한 것으로 나타났다. 비타민D의 충분한 공급을 위해서는 햇볕을 충분히 받을 수 있도록 야외 활동을 늘려야 한다.

실제 병원에서는 아토피 피부염과 건선을 치료할 때 자외선 조사기를 사용한다. 일부러 자외선을 쬐는 것이다. 그 치료 효과도 좋다. 한쪽에서는 자외선이 나쁘다고 하면서, 다른 한쪽에서는 자외선을 이용해 치료하는 저의가 궁금할 뿐이다.

장의사는 '앓는 것보다 죽는 게 낫다'고 하고, 의사는 '죽는 것보다 앓는 게 낫다'고 한다는 우스갯소리가 있다. 누구 말이 옳을까? 옳고 그름의 문제가 아니다. 세상 모든 사람들은 자신에게 이익이 되는 쪽으로 생각한다. 그것을 나쁘다고 할 수도 없다. 피부암에 대한 공포가 높아질수록 자외선 차단제의 매출은 성장할 수밖에 없다. 오직 소비자들만이 자신의 관점에서 생각하지 못하고 오염된 정보에 마음을 빼앗기고 있다.

한국과학기술정보연구원 김철구 전문위원은 「태양 복사와 인류의 건강」이란 보고서에서 '과거에는 피부암 등 태양 복사의 부정적 효과에 대한 연구가 지배적이었으나, 최근 태양광 복사의 긍정적인 효과에 대한 연구가 활발하다'고 지적하고, '자외선을 기피하게 되면, 우리 인체는 전반적으로 건강이 악화되는 결과로 이어진다'고 강조한다.

사실 인간은 태양으로 인해 창조되었다. 생명을 촉진하는 태양광선이 대기층을 투과한 후 지구의 지층 깊숙이 침투하여 잠자고 있던 각종 원소들을 깨워 상호간에 결합을 유도했다. 지구상의 모든 생명체의 생체 리듬은 태양에 의해 24시간 주기로 맞춰져 있으며, 수면이나 체온 등 우리 몸의 여러 기능들이 생체 리듬에 의해 조절된다.

생체 리듬이 깨질 경우 우울증 등 정신적 문제에도 영향을 끼칠 수 있다. 주의력결핍 과잉행동장애(ADHD), 계절적 정신 장애, 불면증, 시차증, 기억력 장애 등이 태양과 관련된 생체 리듬이 흐트러지면서 생긴 증상들이라는 것이다. 아토피로 바깥 출입도 하지 못한 채 햇볕을 기피하게 되면 자기도 모르는 사이에 스트레스가 쌓인다. 아드레날린이 분비되면서 감정이 불안해지고, 자살이나 우울증으로 연결되기도 한다.

특히 아토피 피부염을 겪고 있는 아이들은 밖에서 햇볕을 받으며 마음껏 뛰어놀게 해야 한다. 자연으로 돌아가 아토피를 치료했다는 수많은 사례들이 그 증거이다. 자외선은 교감신경을 활성화시켜 몸을 자극하는 데도 필요하다. 자외선을 받지 않으면 부교감신경이 위로 올라가는데, 이런 아이들은 면역력이 떨어지게 된다. 부교감신경이 위로 올라가면 림프구가 지나치게 분비되고 알레르기가 생기기가 쉽다. 편안한 방식에 익숙하기 때문에 조금만 힘든 일을 해도 쉽게 피로해진다.

햇볕을 받으며 뛰어놀게 되면 체온을 올려 주며, 디톡스의 효과를 얻을 수 있다. 햇볕에는 자외선만 있는 것이 아니다. 적외선도 있다. 햇볕을 쬐면 몸이 따뜻해지는데, 이는 적외선의 작용이다. 적외선은 인간의 몸 깊숙한 곳까지 침투해 열을 발생시킴으로써 체온을 올려 주는 역할을 한다. 적외선은 투과력이 강해서 인체의 15cm까지 도달한 뒤 열에너지로 바뀐다.

체온이 올라가면 혈관이 확장되고, 혈류도 좋아지며 자외선을 받아 생성된 비타민D도 효과적으로 순환한다. 순환이 원활해지면 냉증에 동반되는 요통이나 어깨 결림, 거친 피부와 같은 증상들도 개선된다. 잠을 자는 동안 손발이 차가워져 수면 양말 등을 신는 여성들이 많은데, 이런 사람들도 일광욕을 할 필요가 있다. 냉증은 월경 이상, 불임, 자궁근종, 자궁내막증 등과 같은 부인과 질환과도 무관하지 않다.

아토피 피부염을 겪고 있는 아이들이 태양 아래서 뛰어놀면 땀을 흘리게 된다. 피부 속에도 독소가 축적되어 있는데, 운동을 하거나 반신욕 등을 하게 되면 땀과 함께 피부 속에 축적된 유해 독소들이 어느 정도 배출되어 디톡스 효과를 얻을 수 있게 되는 것이다.

2

미네랄과
비타민을
먹어라

자연의 미네랄과 비타민

미국 상원 영양문제특별위원회는 미국 국립건강통계센터로부터 충격적인 자료를 받았다. 보고서는 18~44세의 백인 여성을 조사한 결과로서, "비타민 미네랄의 부족이 현저하다"고 지적하고 있었다. 미국 농무성도 "국민의 영양 상태는 지속적으로 나빠지고 있는데, 미국의 풍요가 전진할수록 비타민과 미네랄의 부족도 전진했다"고 밝혔다. 비타민과 미네랄이 부족해진 원인은 식품 속에서 이들이 결핍된 것이 1차적인 원인이다. 2차적인 원인은 가공식품 등으로 인한 오염물질의 체내 유입, 스트레스, 음주, 흡연 등이 꼽힌다.

비타민과 미네랄 결핍은 인체에 어떤 영향을 미칠까? 미국생화학회 회장을 역임한 로저 윌리엄스 박사의 '생명의 사슬' 이론을 보면 대략이나마 이해할 수 있다. 로저 윌리엄스 박사에 따르면 '사람이 건강하게 살아가려면 8가지 필수아미노산, 16가지 미네랄, 20가지 비타민 등 모두 44가지 필수영양소를 공급받아야 하는데, 이들 가운데 한 가지라도 부족해지면 생명의 사슬이 망가지고, 질병에 걸린다'는 것이다. 앞에서도 언급했듯이 아토피 피부염 등 각종 불치의 질환들이 미네랄의 부족과 무관하지 않은 것도 이런 이유 때문이 아닌가 한다.

비타민이나 미네랄은 신체 내에 존재하는 약 300만 종류의 효소의 활동과도 밀접한 관련을 맺고 있다. 효소는 이들 비타민과 미네랄이 있어야만 만들어질 수 있다. 효소는 단백질 부분과 보효소 부분으로 구성되는데, 이 보효소 부분을 만드는 것이 비타민과 미네랄이다. 효소의 생명은 바로 이 보효소에 있기 때문에 비타민과 미네랄이 각광받는 것이다.

문제는 현대인의 식생활에서 비타민과 미네랄을 충분히 섭취할 수 없다는 점에 있다. 영양문제특별위원회 보고서에서도 '비타민과 미네랄의 과잉 섭취는 문제가 되지 않으며, 부족이 문제'라고 지적하고 있다.[123]

그렇다면 방법은 무엇인가? 비타민과 미네랄은 체내에서 만들어 낼 수 없고, 음식물로 공급받기도 어렵다면 보조 식품을 통해 도움을 받을 수밖에 없다. 마트나 약국에 산더미처럼 진열된 각종 건강 보조 식품들이 소비자의 손길을 유혹하고 있다.

그렇다면 우리는 어떤 상품을 선택해야 할까? 합성 비타민과 합성 미네랄은 피해야 한다. 합성 비타민은 '박테리아균, 곰팡이, 개구리, 그 밖의 썩은 동물 사체'를 원료로 하여, 유전공학의 기술이 동원되어 공장에서 생산된다. 생산의 원칙은 저렴한 비용에 있다. 합성 비타민 생산 초기에는 자연에서 추출하는 방법이 이용되었으나 비용 문제로

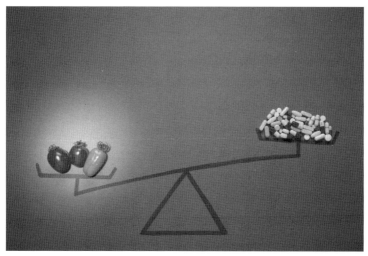

천연의 식물은 합성 비타민이 도저히 추종할 수 없는 자연의 신비로 남아 있다.

인해 화학 처리법을 이용한다.

지구인에게 가장 사랑받는 비타민C는 유전공학 기술로 만들어진다. 인간이 비타민C 1kg을 섭취하기 위해서는 1t의 배추와 2t의 레몬을 먹어야 한다. 비타민C는 일찌감치 화학 물질을 합성하는 방법이 선택되었으며, 에르위니아 헤르비콜라균의 유전자를 조작하여 만들어지고 있다.

베타카로틴(비타민A 전구체)은 대장균의 유전자를 조작하여 만들어지고 있으며, 화장품에 많이 사용되는 비오틴(비타민 B7)은 '푸마리아'라는 잡초를 모방하여 합성된 물질이며, 임산부가 애용하는 엽산은 개구리의 피부를 부패시켜 만들어진다. 비타민12는 썩은 진흙 속에 있는 동물의 시체에서 추출했으나 비용 문제로 유전자 변형 방법으로 변경되었다.

합성 비타민에는 비타민만 들어 있는 것이 아니다. 화학 감미료, 폴리에틸렌글리콜, 스테아레이트, 활석 가루 등이 함께 들어가 있다. 폴리에틸렌글리콜이나 스테아레이트는 피부나 점막을 자극할 뿐만 아니라 알레르기를 유발할 수 있다. 활석 가루는 장의 벽까지 뚫고 지나가 체내의 어디든 마음대로 흘러 들어간다. 쥐에게 활석 가루를 먹인 실험에서 쥐의 신장, 간, 뇌, 폐에서 활석 가루 침착이 발견되었다. 활석 가루는 종양의 원인이 되는 것이다.

이렇게 만들어진 합성 비타민의 효과는 어떨까? 공장에서 만들어진 합성 비타민이 자연의 물질로 섭취하는 비타민과 같은 작용을 한다고 믿는다면 그것은 큰 오산이다. 비타민은 다른 생체 요소와 상호작용을 통해 체내 영양소로 흡수된다. 인간은 이 같은 대자연의 법칙에 대해 알지 못하고 있다.

예나대학의 식품영양학과 게르하르트 교수는 "인체에 영향을 미치는 물질이 식물에만 1만여 개가 있다. 문제는 이들이 어떤 상호 작용 하에 영양소로 흡수되는지 전혀 밝혀내지 못했다는 점이다. 당분간은 상상도 할 수 없는 일"이라고 밝혔다.[124]

그런데 문제는 비타민이 흡수되는가 안 되는가에 있지 않다. 다른 영양소와 고립된 채 하나의 물질만 체내로 흡수될 경우 인체에 악영향을 미칠 수 있다는 점이다. 합성 비타민은 음식물로 섭취하는 비타민과 달리 고립된 하나의 물질이며, 그것이 체내로 유입되면 인체는 유해 독소의 침투로 인식할 수 있다. 인공적으로 만들어진 화학 물질들은 체내에 존재하는 수천 개의 자연 물질과 상호결합하지 못하기 때문이다.

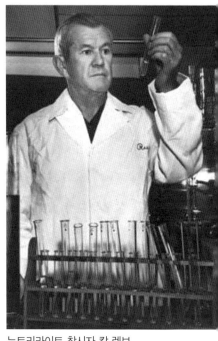

뉴트리라이트 창시자 칼 렌보그 박사는 1920년대 아무도 주목하지 않았던 식물 영양소를 연구하게 되었고, 1934년 뉴트리라이트를 설립하게 된다.

그렇다면 도대체 어떤 상품을 선택해야 하는가? 대원칙은 자연에 있다. 자연의 물질로 만들어졌는가를 먼저 따진 뒤, 안전성이 확보된 원료로 만들었는지 확인해야 한다. 그리고 필요 영양소와 생리활성 물질을 충족하는 제품인지, 원료에서 완제품까지 과정을 직접 관리하는지, 과학적 근거를 토대로 개발된 제품인지, 섭취 편의성이 좋은 제품인지를 고려해야 한다. 이런 요건을 만족시키는 업체 가운데 눈에 띄는 곳은 암웨이의 뉴트리라이트이다.

뉴트리라이트는 'BEST OF NATURE, BEST OF SCIENCE(최고의 자

연, 최고의 과학'이라는 철학을 바탕으로 창립 때부터 지금까지 자사 소유의 농장에서 식물을 재배, 수확, 가공해 제품 원료로 쓰고 있다. 현재 뉴트리라이트는 77만 평의 레이크뷰를 비롯해 워싱턴주의 트라웃레이크와 멕시코, 브라질 등 5개 농장에서 원료를 재배한다.

이들 농장은 오랜 과거에 호수였던 지대에 자리잡고 있는데, 이는 천연 미네랄이 풍부하다는 이유 때문이다. 레이크뷰 농장에서는 퇴비를 사용하며 화학 살충제나 제초제는 일절 사용하지 않는다. 인근 목장의 양들을 풀어 잡초를 뜯어 먹게 하고 지렁이와 무당벌레, 사마귀 등으로 해충을 없앤다. 자연 그대로 토양을 관리하는 셈이다.

뉴트리라이트에서 생산하는 비타민은 농장에서 자란 식물을 원료로 하고 있다. 100% 유기농법으로 재배된 식물은 해뜨기 전, 가장 영양분 파괴가 적을 때 수확해 '급속 냉동 → 압착 → 탈수 → 정제'를 거쳐 완제품으로 만들어진다.

식물 전체를 사용하기 때문에 단일 물질로 구성된 합성 비타민과 달리 인체 내에서 독소로 인식하지 않는다. 또한 비타민, 미네랄과 섬유질 등 일반에 잘 알려진 영양소뿐만 아니라 많은 식물영양소(Phytochemical)가 함유돼 있다. 식물영양소, 즉 피토케미컬은 그리스어로 식물을 의미하는 '파이토(Phyto)'와 화학 물질을 뜻하는 '케미컬(Chemical)'을 합성한 말이다.

야채나 과일에는 섬유질과 비타민 외에도 매우 특별한 성분들이 숨어 있다. 1980년대 초반, 과학자들은 식물체 내에 과학으로는 분석할 수 없었던 미확인 물질들이 존재한다는 사실을 알아냈다. 이 물질들은 지금까지 밝혀진 영양 성분과는 분명 다르며, 그것들 못지않게 중요한 역할을 수행하지만, 현대 과학은 아직 그 실체에 대해 밝혀내지 못하고 있다. 학자들은 이 물질을 파이토케미컬(Phytochemical)이라 한다.

식물 영양소는 탄수화물, 단백질, 지방, 비타민, 미네랄 등 5대 영양소와 함께 제6영양소 식이섬유에 이어 제7영양소로 주목받고 있다. 천연의 채소와 과일은 비타민과 미네랄 등 중요 영양소와 함께 2천 500여 종에 이르는 각종 식물 영양소를 갖고 있다. 이것들은 인공적으로 만든 합성 비타민이 도저히 추종할 수 없는 자연의 신비로 남아 있는 것이다.

미네랄 워터를 마셔라

역삼투압 정수기를 버리고 수돗물을 먹어라. 미네랄이 살아 있는 좋은 물을 마시는 것도 중요하다. 국내는 미네랄을 완전히 걸러버리는 역삼투압 방식의 정수기가 시장을 장악하고 있다. 앞에서도 언급했지만 미네랄이 없는 물은 인체에 들어가면 배설되는 것으로 끝나는 것이 아니라 인체에 있는 미네랄을 빼앗아간다는 문제가 있다.

이런 물을 어린이에게 먹인다는 것은 독약을 먹이는 것과 마찬가지다. 또한 역삼투압 방식의 정수기는 세균으로부터 물의 안전을 지켜 주는 염소 성분과 건강에 필수적인 미네랄까지 제거해버림으로써, 오히려 미생물에 무방비 상태가 된다. 이는 '생수'라고 불리는 먹는 샘물도 마찬가지다. 물론 비용에 부담이 없다면 활성탄 필터를 사용하여 미네랄을 살려 주는 정수기를 사용하는 것이 가장 좋다.

가장 저렴한 비용으로 활용할 수 있는 물은 수돗물이다. 수도관이나 상수원의 오염, 냄새 등에 대한 우려는 기우에 불과하다. 수도관 노후 문제의 경우 1994년 4월 이후 건축된 주택은 녹슬지 않는 스테인리스 관을 의무적으로 사용하기 때문에 문제가 되지 않는다. 서울 시내 공공상수도관 교체율이 96.5%에 이르는 데다 노후 수도관을 사용하고 있더라도 계속 물이 흐르는 수도관에서는 녹물이 나와도 극소량에 불과하기 때문에 큰 문제가 되지 않는다. 굳이 걱정이 된다면 아침에 처음 수돗물을 사용할 때 수도꼭지를 1~2분 정도 틀어 나오는 물을 버린 다음 사용하면 된다.

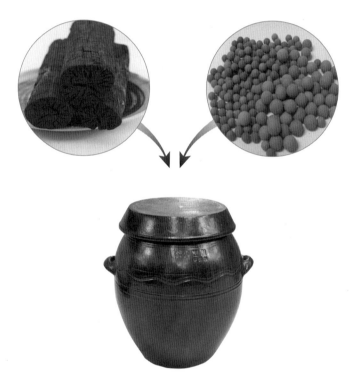

숯과 황토볼을 이용하면 가정에서도 간단하게 정수 장치를 만들 수 있다. 옹기 항아리를 잘 씻은 뒤 숯과 황토볼만 넣어 주면 된다. 숯은 일주일에 한번 정도 햇볕에 말려 주면 된다. 황토볼도 일주일에 한번 정도 흐르는 수돗물에 씻은 후 햇볕에 말렸다가 다시 사용하면 된다.

수고로움을 감수할 수 있다면 간단한 정수 장치를 직접 만들어 사용할 수도 있다. 만드는 방법은 간단하다. 먼저 시중에서 항아리를 구입한 후 매일 수돗물을 부었다 버리기를 일주일 동안 되풀이한다. 유약에 포함되어 있을지 모를 중금속을 배출하기 위한 과정이다.

깨끗하게 갈무리한 항아리에 물을 넣은 후 숯을 넣는다. 숯은 재래시장에서 손쉽게 구입할 수 있다. 흐르는 물에 먼지를 씻은 후 항아리에 넣으면 된다. 숯은 1g당 무려 300m^2나 되는 표면적을 갖고 있다. 구멍의 크기는 약 1/1000mm이며, 작은 것은 1/1백 만mm 짜리도 있다. 이 많은 구멍은 산소를 공급하며, 흡착력을 갖고 있어 물 속의 중금속까지도 흡수한다. 하룻밤 정도만 지나면 수돗물은 깨끗하게 정화된다. 여기다 황토볼을 넣어 미네랄을 좀 더 강화시켜 이용해도 좋다. 단, 시중에서 판매하는 황토볼은 절대 이용해서는 안 된다. 동일한 색상과 크기로 볼 때 인공 색소와 접착제를 이용하여 기계적으로 만든 것이 분명해 보인다.

숯은 해독제로도 사용될 만큼 독소 해독 능력이 뛰어나다. 시골에서는 농약에 중독되었을 때 숯가루를 먹인다. 그러면 몇 시간 내에 회복된다. 화상이나 타박상은 물론 당뇨병에도 곱게 간 숯가루를 먹이면 빠르게 회복된다. 연탄가스 등의 가스에 질식했을 때도 숯가루를 먹으면 금세 회복된다고 한다.

숯은 독성을 흡착해서 중화하는 힘이 대단하다. SBS 방송의 〈잘 먹고 잘 사는 법〉에 소개되었던 아토피 치료 방법 가운데 하나도 숯을 이용하는 것이었다. 평범한 주부였던 박정은 씨는 아이에게 숯 마사지를 통해 피부 독소를 제거했다. 숯 마사지란 참기름이나 들기름에 숯가루를 개어 질척하게 만든 다음 환부에 발라 주는 방법이다. 그녀는 "숯은 해독 작용이 뛰어나기 때문에 피부의 독을 제거하기 위해 숯 마사지를 시작했다. 숯가루를 아이들에게 먹이기도 했는데, 이 또한 체내의 독소를 제거하기 위한 것이었다"고 밝혔다.[125]

항아리에서 정화된 물에는 간혹 숯가루가 가라앉기도 하는데, 이는 먹어도 아무런 지장이 없다. 아니 오히려 장(腸)에는 좋다. 숯가루나 숯가루에서 뽑은 목초액을 먹어 보면 일주일이 지나지 않아 숙변이 제거된다. 목초액을 구할 수 있다면 목욕할 때 소량만 희석해서 사용하면 피부 독소를 제거하는 데에도 도움이 된다.

죽염(竹鹽)을 먹어라

체내의 냉기를 제거하고, 피를 맑게 하여 혈액 순환을 원활하게 하고, 미네랄을 공급하는 1석 3조의 효과를 얻을 수 있는 방법이 있다. 바로 죽염을 먹는 것이다. 죽염(竹鹽)은 급증하는 현대의 난치병들의 근본 원인이 환경오염으로 인한 유해 독소에 있으며, 그것을 극복하기 위해 인산 김일훈 선생이 창안한 것이다. 죽염이 세상에 알려진 것은 1986년 인산 선생의 저서 『신약(神藥)』에 죽염이 소개되면서부터라 할 수 있다. 물론 고려시대에도 소금을 볶아서 활용한 기록은 전하지만, 대나무 속에 천일염을 다져 넣고 황토로 입구를 봉한 뒤, 불에 구워 제조하는 현재의 죽염 제조법은 인산 선생이 처음 창안한 것이다.

인산 선생은 『신약(神藥)』에서 "20세기 후반으로 들어서면 암 등 각종 난치병들이 급격히 증가하게 되며, 주요 원인은 화공약독과 공해독에 있다"고 말했다. 강연회에서도 환경오염과 질병의 심각성에 대해 강조했고, 1980년대에는 그냥 넘어간다손 치더라도 2000년대에 들어서는 어린아이에서부터 어른까지 남녀노소를 불문하고 그 누구도 피해갈 수 없는 무서운 문제가 될 것이라고 예견했다.

그의 예측은 현실로 나타나고 있다. 미국에서는 3명 가운데 1명 꼴로 암 환자가 나타나고, 한국은 5명 중 1명이 암에 걸린다고 한다. 이 책의 주제인 아토피를 비롯하여 천식, 알레르기, 두통, 당뇨 등의 만성 질환들도 연령에 무관하게 급증하는 추세에 있다.

그의 주장대로 오늘날의 질병은 과거와 달리 체내에 유입되어 축

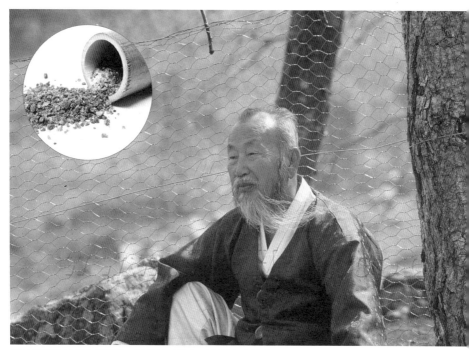

인산 김일훈 선생은 급증하는 현대 난치병의 근본 원인이 환경오염으로 인한 유해 독소에 있다고 보고, 그것을 제거하기 위한 방안으로 죽염(竹鹽)을 창안했다. 죽염은 피를 맑게 하고, 체내 노폐물을 외부로 배설하는 데 탁월한 기능을 한다.

적되는 온갖 독성 물질과 중금속, 그 밖의 유해 물질이 인체의 면역체계를 약화시키고, 신체 조직을 병들게 함으로써 발생한다. 때문에 지금까지의 의료 체계로서는 새로운 병을 다스리는 데 한계가 있다. 인산 선생은 기존의 한의학적 틀에서 벗어나 공해 시대에 맞는 새로운 치유 방법을 제시했고, 죽염은 그것의 결정체나 다름없다.

죽염은 서해안에서 생산되는 천일염을 원료로 하고 있다. 자연 상태에서 바닷물을 햇볕에 증발시켜 만든 천일염은 우리나라와 멕시코, 호주, 지중해, 프랑스, 중국, 인도 등 몇 곳에서만 생산된다. 프랑스 게랑드 지방에서 나오는 소금은 각종 유기 미네랄이 풍부하여 세계적으로도 유명한데, 국내 천일염은 미네랄 함량이 게랑드에 비해 2배 이상 높다.

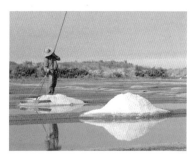

프랑스 게랑드 지방에서 나오는 소금은 미네랄이 풍부하여 최고의 소금으로 인정받고 있다.

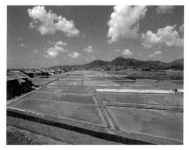

국내 천일염은 미네랄 함량이 게랑드 소금에 비해 2배 이상 많을 정도로 품질이 뛰어나다.

이 같은 결과는 좋은 햇볕과 깨끗한 바람, 생명의 에너지를 키워내는 바다, 그리고 무엇보다도 미네랄이 풍부한 질 좋은 갯벌이 있기 때문에 가능한 일이다. 우리나라의 서남해안 갯벌은 캐나다 동부 해안, 미국의 동부 해안, 북유럽 해안, 아마존강 유역과 더불어 세계 5대 갯벌 중 하나이다. 이는 한국의 서남해안의 경우 바다로 유입되는 강이 많고, 해안선이 복잡하며, 수심이 얕고, 조수간만의 차이가 커서 갯벌이 생성되기에 좋은 조건들을 모두 갖추고 있기 때문이다.

천일염이 죽염으로 탄생되기 위해서는 많은 시간과 노력이 필요하다. 먼저 간수를 뺀 천일염을 대나무통에 넣어 황토로 입구를 봉한 후 토종 소나무 장작으로 800℃의 열에서 굽는다. 한 번 구운 소금은 불순물 등으로 걸러 낸 후 다시 가루로 만들어 새 대나무통에 채우는데 이런 과정을 아홉 번까지 반복한다.

이때 소금(水)의 기운은 대나무(木), 황토(土), 소나무 장작불(火)의 기운과 어우러져 철(金)의 가마에 넣고 불에 굽는 과정에서 오행의 목화토금수(木火土金水) 기운을 고루 가진 '죽염'이라는 신비한 물질로 변하는 것이다. 잘 만들어진 죽염은 염성이 부족하여 생기는 각종 질환들을 예방하는 것은 물론 치유의 힘을 준다.

죽염이 가진 최고의 기능은 독소 제거 능력이라 할 수 있다. 고열을 통해 만들어진 죽염 속에는 유황 성분과 천연 미네랄 등이 있어 화학 독소 등을 배출시키는 데 탁월한 위력을 발휘한다. 죽염 속에 있는 80가지 이상의 미네랄은 고온에 의해 이온화 과정을 거치게 되면, 강한 환원력을 갖게 되어 체내의 온갖 독성, 노폐물을 해독시키게 된다.[126]

죽염을 먹는 방법은 간단하다. 침으로 녹여 먹는 것이 가장 좋은 방법이다. 인산 선생에 따르면 "몸에 병이 생기면 침이 독액(毒液)으로 변하는데, 독액으로 변한 침을 진액(津液)으로 변화시켜 온 몸에 퍼지게 하려면 입안의 침으로 죽염을 녹여 삼키는 것이 제일 좋다"고 한다. 죽염을 입에 물고 있으면 침이 고이게 되는데, 그만큼 파로틴이 많이 분비된 것이다.

침에 녹은 죽염은 체내의 독성을 걸러내게 되고, 효소가 활발하게 움직일 수 있도록 도와준다. 사실 침 속에는 파로틴(parotin)이라는 호르몬을 비롯하여 아밀라아제, 리파아제, 페록시다아제 등의 효소가 있다.

최근 연구 결과 파로틴은 상피 성장 인자나 신경 성장 인자로 작용하며, 노화되거나 죽어가는 세포를 보호하는 데 중요한 역할을 하고 있음이 알려지고 있다. 뿐만 아니라 뼈나 치아의 칼슘 침착을 촉진하고 구루병, 류머티즘, 퇴행 관절염에도 효과가 있다고 한다.

독성 화학 물질로부터 벗어날 수 없는 현대인들이 그것을 극복하기 위한 가장 손쉬운 방법이 죽염을 활용하는 것이다. 좋은 소금으로 음식을 해 먹고 좋은 죽염을 침으로 녹여 먹게 되면, 인체에 들어온 독소를 인체 밖으로 배설시켜 몸을 맑게 유지해 갈 수 있다.

자연식 연구가 강순남 씨도 "소금은 우리 몸의 균형을 유지하는 영양소로서, 혈액 속의 적절한 염도 유지로 몸을 썩지 않게 하는 방부제로서, 그리고 혈류 개선을 촉진하는 촉매제로서 인체에 필수불가결한 요소"라고 강조한다.[127]

고혈압 때문에 죽염을 기피하는 사람들도 있지만, 이는 기우에 불과하다는 것이 연구 결과로 입증되고 있다. 2014년 말 프랑스 파리5대학·파리13대학 의학·영양역학센터 공동연구진이 "나트륨 섭취와 고혈압 유발은 큰 관련성이 없다"는 연구 결과를 발표했다. 연구진은 고혈압을 유발시키는 가장 큰 원인이 무엇인지 밝혀내기 위해 프랑스 성인 남녀 8,670명의 혈압 데이터를 비교·분석하는 방대한 조사를 진행했다. 결과를 살펴보면, 의외로 소금 속 나트륨 섭취는 고혈압 유발과 큰 관련성이 없는 것으로 나타났다.

고혈압을 예방하기 위해서라도 좋은 소금을 먹어야 한다. 고혈압을 치료하기 위해서는 혈관 내에 쌓인 노폐물을 제거하고, 피를 맑게 해야 한다. 죽염은 피를 맑게 하고, 체내 노폐물을 외부로 배설하는 데 탁월한 기능을 한다. 아토피에도 같은 원리가 적용된다.

그렇다면 어떤 죽염이 좋은 죽염인가? 좋은 천일염을 원료로 해서 정직하게 만든 죽염이 좋다. 죽염을 만드는 업체 가운데 가장 선두주자는 뭐니 뭐니해도 인산 김일훈 선생이 설립한 '인산가(仁山家)'라 할 수 있겠다. 인산가(www.insanga.co.kr)는 죽염 외에도 유황오리 진액, 생강감초진액, 찜질기 등 냉기를 물리치고 체온을 올려 줄 수 있는 다양한 상품들을 준비해 놓고 있다. 자연식 연구가 강순남 씨가 운영하는 '장독대(www.allbabshop.com)'도 죽염을 비롯하여 다양한 건강 용품들을 판매하고 있다.

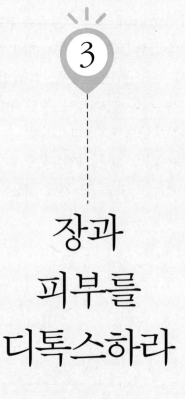

3

장과
피부를
디톡스하라

관장과 단식으로 숙변을 제거하라

현대인은 독소에 포위되어 있다. 독소는 인체에 고스란히 쌓이고 있다. 인체 내의 정화 장치만으로는 부족하다. 오래 전부터 축적된 독소부터 제거해 주어야 하는데, 가장 빠르고 효과적인 방법이 단식과 관장이다. 단식과 관장은 장(腸)을 비워 주는 것인데, 독소 제거의 핵심이 장에 있다고 해도 틀린 말이 아니다.

장은 소화, 흡수, 배설 기능뿐만 아니라 면역 체계에서 가장 중요한 기관 중 하나이다. 장에는 우리 몸의 세포보다 10배나 많은 박테리아들이 우리와 공생하고 있다. 장(腸) 무게의 50%가 박테리아에 해당된다. 이쯤 되면 인간의 장과 박테리아는 생리적으로 구분하는 것 자체가 불가능하다. 장과 박테리아가 어우러져서 상호 · 보완적인 기능을 하는 일종의 '슈퍼 기관'을 형성하고 있는 것이다.

1958년 노벨 생리의학상을 수상한 조슈아 레더버그는 "인간은 인간 자신의 세포뿐만 이니라, 몸속에서 함께 살고 있는 박테리아 유전체와 바이러스 유전체 전체를 포함하는 광범위한 유전체를 갖고 있는 슈퍼 유기체"라고 선언했다.

실제 장에 자리를 잡은 박테리아들은 외부의 악성 균(菌)들이 들어와 공격하는 것을 막아 준다.[128] 균이 균을 막아 주는 것이다. 그렇게 되면 인체의 면역 체계는 그만큼 에너지를 비축하게 되어 다른 곳에 집중할 수 있게 된다.

그런데 앞에서도 설명했듯이 정상적인 체온을 유지하는 것은 장의 건강과도 밀접한 관련이 있다. 장은 인체 최대의 면역 장기로 전신의 면역 조직의 약 70%가 장에 존재하고 있으며, 면역의 중심이라 할 수 있다. 또한 인체의 중심에 있으므로, 뱃속이 따뜻해지면 몸 전체가 따뜻해지고 오장육부의 기능이 좋아진다. 『동의보감』에도 '뱃속이 늘 따뜻한 사람은 자연히 모든 질병이 발생하지 않는다'고 했다.

장내 온도가 1℃ 낮으면 백혈구의 미토콘드리아가 거의 제 기능을 하지 못하고, 장내에 자리잡은 박테리아들의 기능도 현저히 떨어진다. 또한 인체에 유입된 세균을 소화·흡수하여 동화하고, 죽여서 분해하는 작용이 불가능해지게 된다. 장을 차갑게 하는 생활습관은 장의 기능에 손상을 주고, 장관을 약화시키며, 장 속을 유해균 투성이로 만든다. 그 결과 유해균은 백혈구로 흡수되어 전신의 세포로 번지고, 면역력 저하를 가져온다.

또한 장에 유해균이 많으면 부패가 진행되어 부패 물질이나 독소가 대량으로 발생한다. 이 같은 독소들은 장(腸) 벽으로 흡수되어 혈액을 통해 온 몸으로 이동한다. 그렇게 되면 피부는 점점 거칠어지고 칙칙해질 뿐만 아니라 아토피 피부염을 유발하기도 한다. 노인 냄새도 노화된 피부에서 발산되는 독소 때문이라고 보면 된다.

결국 면역력의 열쇠를 쥐고 있는 것은 장내 환경이라 할 수 있다. 최근 새롭게 등장한 장누수증후군도 아토피 질환의 원인이 된다. 소화기관을 덮고 있는 장 표면 세포는 외부 음식을 걸러 주는 작용을 하는데, 이 세포 사이의 결합이 느슨해지면서 유해 독소가 유입되면 설사, 아토피 등이 발생한다.[129]

그렇다면 장의 건강을 유지하기 위해서는 어떻게 해야 할까? 우선 장의 온도를 따뜻하게 해 주어야 한다. 반신욕, 온열 복대, 체온을 올려 주는 따뜻한 음료, 걷기 운동 등 다양한 온열 요법들을 통해 체온을 올려 주는 것이 중요하다.

두 번째는 장에 쌓인 숙변 등을 제거해 주어야 한다. 숙변은 배설물이 침전되어 생기는 것이다. 섬유질이 부족한 현대인의 식습관과 과식, 그리고 유해 식품첨가물 등의 유입으로 인해 장에는 배설물의 정체 현상이 일어나 숙변이 발생하게 된다.

장기에 숙변이 끼면 무거워져 연동 운동을 잘 할 수 없다. 지방이 연소되지 못하고 축적되어 복부 비만이 되면서 허리둘레도 늘어나는 것이다. 대장에 숙변이 있어 변비가 발생하면 복부의 순환이 떨어지게 되며, 과대한 지방이 쌓이게 되고, 나아가 복부 비만이 생기게 된다.

또한 숙변이 쌓이게 되면 인체에는 유해한 세균들이 번식하게 되고, 많은 종류의 독소가 생성된다. 암모니아·일산화탄소·아황산가스 등이 생성되는데, 일부는 혈액에 녹아 온몸으로 퍼지게 된다. 만성 두통, 식욕 부진, 위장 질환, 뇌 질환, 여드름, 혈색 악화 등 피부 미용에도 좋지 않은 영향을 미친다.

가장 전통적인 숙변 제거법은 단식과 관장이다. 단식은 고대로부터 신체 균형을 바로잡고, 건강을 유지하기 위해 시행되어 왔으며, 지금도 세계 각지에서 시행되고 있다. 단식은 전문가에게 도움을 받아 진행하는 것이 좋은데, 간헐적 단식은 가정에서도 손쉽게 할 수 있다. 일주일에 한두 번 정도를 16~24시간 정도의 공복 상태를 유지하거나, 하루 두 끼만 먹는 방법이다.

단식을 하면 인체는 체내에 축적된 영양분을 소비하면서 병든 세포와 노화된 조직, 지방, 노폐물, 독성 물질 등을 연소시킨다. 휴식을 취한 소화기관은 소화 흡수 능력이 향상되고, 장의 배출과 정화 능력이 높아져 체내에 축적된 독성 물질이 더욱 빨리 배출된다.

단식과 함께 진행해야 하는 것이 장 청소다. 가장 간단하게 할 수 있는 방법은 마그밀을 이용하는 것이다. 마그밀은 위에 자극을 주지 않아서 장에 부드럽게 작용한다. 수산화마그네슘을 정제화시켜 놓은 마그밀을 아침저녁으로 4알 씩 2~7일 정도 먹으면 엄청난 양의 변을 쏟아내게 된다. 수산화마그네슘은 몸속에 흡수되지 않고

◉ 장 청소는 관장이 최고

마그밀이나 죽염수를 활용하는 방법보다 좀 더 적극적으로 대처하고 싶다면 관장을 추천하고 싶다. 관장은 항문으로 장내에 액체를 주입하여 장을 세척해 줌으로써, 독소를 제거하여 배변을 촉진하는 것이다. 누구나 어렵지 않게 시행할 수 있다. 몇 십년 동안 쌓인 숙변을 한두 번의 청소로 제거하기는 불가능하므로 꾸준히 여러 번에 걸쳐서 실시하여야 효과를 볼 수 있다.

먼저 체온과 비슷한 정도로 따뜻한 물에 좋은 죽염을 넣고, 관장기를 이용하여 항문 속으로 물을 서서히 집어넣으면 된다. 죽염수가 주입되는 동안 변의가 느껴지더라도 10분 이상 기다렸다가 변을 보도록 한다. 하루 한 번씩 며칠 동안 계속하면 장벽에 붙어 있는 이물질들이 떨어져 나오게 된다.

관장을 하면 습관성이 되어 장의 기능이 떨어지지는 않을까 하고 걱정할 필요는 없다. 규칙적인 관장이 장의 습관성을 가져오지 않는다는 임상 결과는 충분히 많다. 또한 독소로 가득 차 있는 것만으로도 장의 기능은 더 떨어질 곳이 없다.

소금과 자연의학연구소 정종희 소장은 습관성 관장이 몸에 나쁘다는 말의 진위를 검증하기 위해 14년째 실험을 하고 있다고 한다. 그녀는 "거의 매일 변을 본 후에 관장을 하고 있는 데도 습관성의 폐해는 전혀 나타나지 않고 있다. 장 기능이 약화되어 배변을 자력으로 못하는 경우는 지금까지 없었다"고 자부한다.[130]

흡착 작용을 통해 장 속의 이물질들을 부풀려 밖으로 배출시키는 작용을 한다.

죽염수를 마시는 것만으로도 장 청소를 할 수 있는데, 간단하게 정리하면 다음과 같다.

① 전날은 저녁 6시 정도에 가볍게 식사한다.

② 아침에 일어나서 죽염이나 간수가 빠진 천일염을 물 2리터에 2수저(22g)를 타서 30분 안에 마신다.

③ 배에 이상이 오면서 숙변이 배설된다.

④ 가벼운 죽으로 아침 식사를 한다.

섬유질을 섭취하라

인간에게 가장 적합한 음식은 어떤 것일까? 원시 인류는 어떤 음식을 먹었을까를 보면 짐작할 수 있겠다. 미국 텍사스 동굴에서 발견된 대변 샘플의 DNA를 분석한 결과 우리 선조들은 하루 100g의 섬유질을 먹은 것으로 드러났다. 현대인의 경우 하루 12g에 불과한 섬유질을 섭취하고 있다.

인간은 소화기관, 턱 구조, 치아 구조 등 모든 신체 구조가 초식동물에 가깝다. 오랜 진화 과정에서 형성된 인간의 치아는 앞니, 송곳니, 어금니 등 3종류가 있다. 앞니는 채소나 과일을 갈아 먹는 용도, 송곳니는 육류를 뜯거나 씹기 위한 용도, 어금니는 곡물을 으깨기 위한 용도로 발달했음을 알 수 있다.

위턱이나 아래턱의 치아 개수를 보면 앞니 4개, 송곳니 2개, 어금니

10개로 구성된 것으로 보아 채소 2, 육류 1, 곡물 5의 비율로 먹는 것이 자연스러운 것이 아닌가 한다. 과학자들도 인간이 원시시대부터 채소와 과일을 주식으로 먹었으며, 현재의 인체 구조도 채식에 적합하다는 데 의견을 같이한다. 과거 인류에 비해 10배나 적은 섬유질을 섭취하는 것은 인간의 생리에 맞지 않다는 것을 의미한다.

우리는 왜 섬유질에 신경을 써야 하는 것일까? 섬유질은 단순히 배설을 위해 먹어 주어야 하는 것인가? 인간은 섬유질을 소화시키지 못한다. 사람의 장은 초식동물과는 달리 섬유질을 분해하는 효소가 없다. 과거의 영양학에서 섬유질은 쓸모없는 존재로 낙인 찍힐 수밖에 없었다.

하지만 오늘날 섬유질은 어떠한 영양소보다 귀중한 존재로 취급받는다. 섬유질은 실처럼 보이는 셀룰로스(섬유소)와 같이 다당류(포도당이 아닌 탄수화물)로 구성되는데, 이것들은 전혀 소화가 되지 않는다. 물에도 녹지 않기 때문에 배변을 도와 주거나 음식물과 노폐물이 장을 통과할 수 있게 해 준다.

미국 소아내분비학회장을 역임한 로버트 러스티그는 섬유질의 5가지 효능에 대해 강조했다. [131]

첫째, 당의 흡수를 늦춘다. 섬유질은 음식과 장의 벽면 사이에 젤리 같은 방벽을 형성한다. 이 방벽은 장이 포도당과 과당, 지방을 흡수하는 시간을 지연시킨다.

둘째, 콜레스테롤 수치를 낮춘다. 콜레스테롤의 용도 중 하나는 장에서 지방 흡수를 돕는 담즙산의 생산을 지원하는 것이다. 섬유질은 담즙산에 엉겨 붙어 콜레스테롤 수치를 낮춘다.

셋째, 포만감 신호를 촉진한다. 섬유질은 끈적거리는 젤을 형성해

위가 비는 것을 지연시키고, 더 빨리 포만감을 느끼게 한다.

넷째, 지방 흡수를 줄인다. 섬유질이 있으면 일부 식이지방은 소장에서 흡수가 지연된다.

다섯째, 좋은 박테리아를 자라게 한다. 장에 자리 잡은 유익한 박테리아들은 섬유질을 에너지로 활용하여 성장, 유해균의 침투를 막아낸다.

여기에 하나를 더 추가한다면, 섬유질의 흡착력이다. 섬유질은 장내에 있는 유독 물질이나 발암 물질, 중금속 등을 흡착하여 변으로 배설시킨다.

그렇다면 섬유질을 충분히 섭취하려면 어떻게 해야 할까? 섬유질이 많은 음식물을 먹되, 온전한 형태의 전체 음식을 먹어야 한다는 점이 중요하다. 예를 들어 고구마를 먹을 때도 껍질을 벗기지 말고 전체 고구마를 먹는 것이 좋다. 대만의 자연치유가 진견진(陳堅眞)은 고구마 예찬론자이다. 그녀는 "고구마를 껍질째 먹게 되면 온전한 영양소를 섭취할 뿐 아니라 몸속의 독소를 배출하는 데도 도움이 된다"고 주창하고 있다.

고구마의 특징이 바로 풍부한 식물성 섬유질이다. 섬유질은 장의 운동을 도와 노폐물이 인체에 머무르는 시간을 단축시키고 용적을 크게 하여 빨리 배출되도록 한다. 또한 고구마를 자르면 흰 액체인 야라핀이 나오는데 이 야라핀은 변을 무르게 만들어 배변 효과를 좋게 한다.

미국공익과학센터(CSPI)는 '최고의 음식 10'에 고구마를 1순위에 올려 놓고 있다. 과학센터의 제인 박사는 "건강과 영양을 생각한다면 주저 없이 고구마를 선택하라"고 권고하고 있다. 일본 도쿄대 의과학

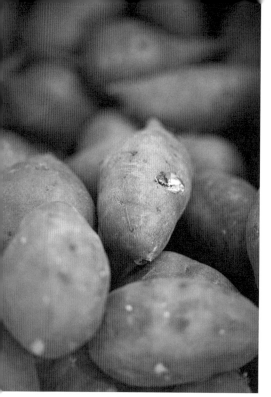
고구마는 풍부한 섬유질을 갖고 있어
독소를 배출하는 데 도움이 된다.

연구소의 실험 결과에 따르면 고구마의 발암 억제율은 최대 98.7%에 달했는데, 항암 효과가 있는 채소 82종 중 1위로 선정되었다.

고구마와 함께 추천하고 싶은 먹을거리는 미역이다. 미역은 중금속을 몰아내는 보약이라 할 수 있다. 미역에는 중요한 영양소인 단백질, 지질, 당질이 풍부하고 비타민 A, B1, B2, C, E 등도 많이 들어 있다. 미역의 섬유가 끈끈하고 진득진득해서 위장과 십이지장벽 등을 강하게 하는 약리 작용도 한다. 또한 녹색 성분의 클로로필과 비타민A가 풍부해서 피부와 점막의 세포를 강화시키는 역할도 한다.

미역의 가장 중요한 역할은 중금속, 화학 물질로부터 인체를 방어해 주는 데 있다. 미역의 섬유질은 물에 녹으면 작은 알갱이 형태로 되는데, 이들은 진득진득한 성질을 가지고 있기 때문에 중금속이나 화학 물질 하나하나에 달라붙어서 몸 밖으로 배출시켜버린다.

미역에는 칼슘, 철분 등 각종 미네랄이 풍부하게 들어 있다. 그 가운데 특히 요오드가 많아 피를 맑게 해 준다. 요오드는 인체에 약 25㎎이 있는데 갑상선 호르몬의 재료가 되는 물질이다. 요오드가 부족하면 성장과 신진대사가 둔화되기 때문에 쉽게 노화된다. 미역이나 고구마는 체내 독소를 제거하는 데 특별한 먹을거리들이다. 가능하다면

이 두 가지를 끼니 때마다 챙겨 먹을 수 있도록 식단을 짜 놓는 것이 좋다. 다시마, 김, 톳, 파래 등의 해초류도 미역과 비슷한 효과가 있으니 다양하게 활용하면 될 것이다. 칼로리도 거의 없으므로 많이 먹어도 살찔 걱정이 없다.

미역은 중금속이나 화학 물질을 배출하는 기능은 물론 칼슘, 철분 등 각종 미네랄이 풍부하게 들어 있어 최고의 디톡스 식품이다.

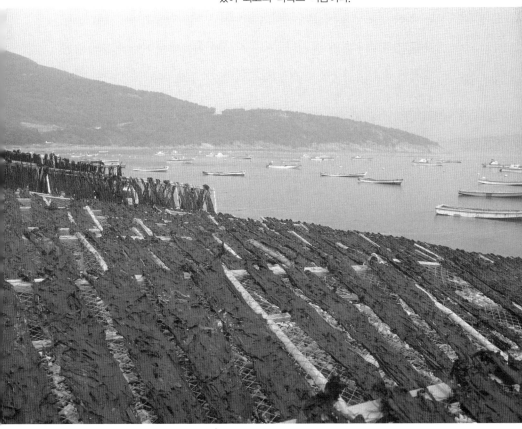

피부를 디톡스하라

남해안에 자그마한 섬이 하나 있다. 이 섬에는 신비로운 샘이 있는데, 해마다 여름철이면 수많은 사람들이 이곳을 찾았다. 지금도 간혹 이곳을 찾는 사람들을 볼 수 있다. 외딴 바닷가에 암벽이 낮은 성벽처럼 서 있고, 그 속에는 바닷물과 민물이 섞여 있었다. 이곳에서 목욕을 하면 불치의 피부병이 낫는다고 알려져 사람들이 끊이지 않았다. 피부병이 없었던 주민들이 이용하는 경우는 거의 없었지만, 신기해하기는 마찬가지였다.

외딴 섬에서 일어났던 기적의 원인은 무엇이었을까? 이제야 그 이유를 조금이나마 알 것 같다. 지난 2014년 여름에 아이들과 함께 찾은 그곳에서 의미심장한 물건을 발견했다. 숯 덩어리와 같은 나무 화석

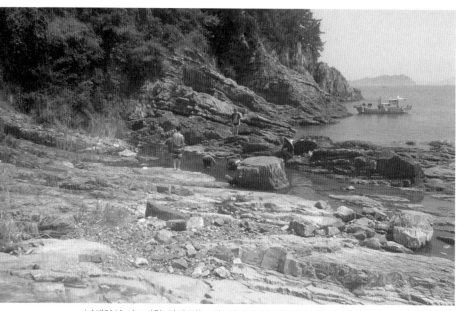

남해안의 자그마한 섬에 있는 샘. 해마다 여름철이면 피부병 환자들이 이곳을 찾곤했다.

들이 물속에 잔뜩 깔려 있는 것이었다. 물속에서 놀던 조카가 두 손 가득히 들고 나오는데, 물속에 이런 나무 화석들이 엄청 많다고 하였다. 근처를 둘러보니 나무 화석들이 바위 틈새에도 있었다.

"미네랄이다."

산에서 내려온 민물과 바닷물이 섞여 있는 곳. 그곳에 나무 화석이 지천으로 깔려 있어 천연 미네랄이 풍부한 물을 형성하고 있었던 것이다. 여기에 한여름의 태양이 작열하고 있었으니, 미네랄 부족과 체내 독소로 인해 발생한 만성 피부병에 최적의 장소인 셈이다. 현대인의 피부 질환 치유의 지혜가 바로 이곳에 있었다.

의학에 대한 조예가 탁월했던 청나라 강희제도 신하의 독창을 치료하는 데 바닷물을 이용했다고 전한다. 강희제는 대표적인 주자학자 이광지(李光地)가 피부병으로 고통스러워하자 그에게 좌탕(坐湯) 처방을 내렸다. 온천에 목욕함으로써 관절염, 피부병 등을 치료하는 것을 좌탕이라 했다. 이광지는 상당히 호전되었다고 느껴 좌탕을 중단했다. 하지만 오래지 않아 병세는 악화되었다. 이번에는 두 손이 부어오르고 피고름도 더 많아졌다. 몸 전체가 건조해지면서 가려웠고, 잠자는 것조차 힘든 지경이 되었다. 강희제는 좀 더 오랫동안 지속적으로 좌탕할 것을 당부하며, 바닷물 두 통을 하사하였다. 그는 바닷물을 6등분하여 매일 두 번 목욕하게 하였다. 이광지는 강희제의 당부에 따라 치료를 계속하자 부스럼이 노랗게 변하기 시작하고 딱지가 앉아 결국 독창을 이겨내게 되었다. 강희제는 약을 먹이는 것으로 이광지의 독창을 치료하지 않았다. 오히려 몸 속의 독소를 빼내는 방법으로 병세를 호전시킬 수 있었다.

피부에 뭔가를 집어넣음으로써 좋은 결과를 얻으려 해서는 안 된다. 피부는 흡수 기관이 아니다. 온갖 종류의 영양 성분, 약효 성분을 피부에 집어넣겠다고 하지만, 피부는 그것들을 받아들이지 않는다. 받아들이지 않겠다는 피부에 억지로 집어넣으려 하다 보면 뽀루지와 같은 거부 반응이 일어난다. 모공을 가득 채워 피부의 숨을 막는 찌꺼기들의 정체는 대부분 화장품이다.

'화장은 하는 것보다 지우는 것이 더 중요하다'는 말도 있다. 클렌징 용품을 판매하기 위한 업체의 주장이기도 하지만, 사실 맞는 말이다. 하지만 더 옳은 이야기는 지금과 같은 화장품이라면 '화장은 하는 것보다 하지 않는 것이 더 중요하다'고 해야 한다. 3장에서도 설명했듯이 클렌징 용품들은 주방세제와 동일한 계면활성제를 사용한다. 기름 때 묻은 접시를 닦을 수 있을 정도의 세정력을 가진 클렌징 용품들을 사용하며 '지우는 것이 더 중요'하다고 말해서는 안 된다.

그럼에도 불구하고 자칭 전문가라고 하는 사람들은 클렌징 오일이

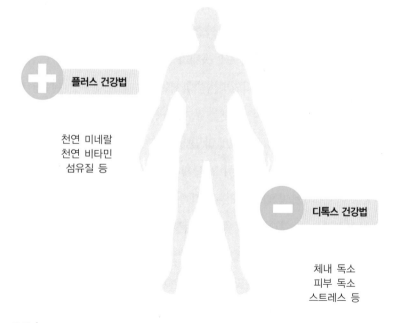

플러스 건강법

천연 미네랄
천연 비타민
섬유질 등

디톡스 건강법

체내 독소
피부 독소
스트레스 등

나 폼 클렌징의 위험성보다는 세안의 중요성을 더 강조한다. 철저한 세안으로 피부를 깨끗이 유지하는 것이 중요하다는 것이다. 각종 유해 물질에 피부가 장기간 노출되면 피부 노화가 촉진되며, 땀과 피지를 제대로 제거하기 위해서는 이중 세안이나 폼 클렌징 등으로 피부를 청결하게 해야 한다는 논리다.

그렇다면 아토피, 피부 질환 등 합성 계면활성제의 폐해를 감수하면서까지 피부 청결을 유지해야 할까? 선택은 언제나 개인의 몫이지만, 전문가의 말에 이의를 제기할 수 있는 소비자는 거의 없다. 물론 폼 클렌징이나 오일 외에 대안이 없다면 어쩔 수 없다고 인정할 수 있겠다. 하지만 이들 외에도 피부에 자극이 없으면서 청결을 유지하는 방법이 있다면 굳이 합성 계면활성제의 위험을 감수할 필요가 있을까?

이제 약이나 화장품에 대한 인식을 바꿔야 할 시점이다. 무엇인가를 집어넣겠다는 발상은 버려야 한다. 우리 몸에 영양 성분이 부족할 때 뭔가를 먹어 줘야 하는 것은 당연한 일이다. 하지만 지금은 상황이 달라졌다. 과거와 달리 지방, 탄수화물, 단백질 등의 특정 영양 성분은 과잉 상태인데 비해 비타민과 미네랄 등은 부족한 상태이다. 그런데도 많은 사람들은 지방, 단백질을 찾아 헤맨다. 체내에 과다하게 유입된 지방, 단백질 등은 암, 고지혈증, 고혈압, 당뇨 등의 원인이 되고 있다. 이들이 건강을 회복하기 위해서는 더 많은 영양 성분들을 먹어 줘야 할까, 아니면 빼 주어야 할까?

이제는 뭔가를 먹거나 넣어 주어서는 문제를 해결할 수 없다. 그동안 혹사당한 피부도 디톡스가 필요하다. 어떻게 하면 빼 줄 수 있을까? 가장 좋은 것은 피부 본연의 상태로 돌아가는 것이다. 그러기 위해서는 화장품을 사용하지 말아야 한다. 화장품을 끊고 피부 본연의 피지를 만들어야 한다. 그렇지만 하루아침에 화장품을 끊기는 현실적으로 어렵다. 피부는 어느 날 갑자기 망가지지 않았듯이 짧은 순간 되살아나지도 않는다.

피부를 본연의 건강한 상태로 되돌리기 위해서는 시간이 필요하다. 그리고 그간 축적된 독소를 제거해야 한다. 모공에 찌들어 있는 화장품 찌꺼기 등 유해 물질과 묵은 각질을 자연스럽게 녹여내면 된다. 피부가 스스로 재생할 수 있을 때까지 시간을 두고 회복시켜야 한다. 자미원(www.zamione.net)은 이런 원리에 착안해 만들어진 '피부 디톡스' 케어 시스템이다.

자미원은 게르마늄, 셀레늄 등 천연 미네랄 이온수에 약간의 보습 성분만을 추가한 것이다. 화장품의 본래 목적은 피부 보호막을 강화해서 피부의 기능을 정상으로 지키는 데 있다. 그것에서 벗어난 기초 화장품은 되도록 피하는 것이 좋다.

자미원은 이온화된 미네랄들이 피부에 침투, 모공에 찌든 유해 물질들을 자연스럽게 녹여냄과 동시에 세포를 활성화시키는 것이다. 더 이상의 개입은 피부에게 도움이 되지 않는다. 피부의 재생 시스템이 제대로 가동되기만 하면 화장품은 필요 없게 된다.

피부에 축적된 독소를 제거하면 아토피 피부염도 개선되는 효과를

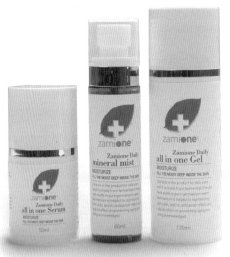

피부에 축적된 독소 제거를 목적으로 탄생한 자미원

얻을 수 있다. 미네랄 피부 디톡스를 통해 아토피 피부염이 완화되는 경험은 수없이 많지만, 이○○ 군의 경우처럼 태어날 때부터 평생을 고통 속에서 살아온 경우도 드물었다. 그의 경험담을 간단히 옮겨 보면 다음과 같다.

"저는 태어날 때부터 아토피 피부염이 매우 심했습니다. 병원 치료는 물론이고, 아로마, 소금물, 알로에, 한약, 광선 치료, 침, 뜸, 반신욕 등 안 해 본 것이 없을 정도입니다. 그렇지만 큰 효과는 없었습니다. 그러던 와중에 한국외대를 다니는 누나의 권유로 자미원을 접하게 되었습니다. 누나는 김성호 교수님을 통해 자미원을 알게 되었고, 제게 전해 주었던 것입니다. 자미원을 사용한 뒤로는 얼굴부터 시작해서 조금씩 깨끗해지는 것을 느꼈습니다. 아직 다리 부분은 너무 심해서 자주 바르지 못하고, 바를 때마다 조금 따가운 감이 있습니다. 팔 부분도 아직은 좀 따갑지만 전에 비해 많이 깨끗해졌습니다. 팔 부분도 다리와 같이 매우 심했었는데, 바르고 나서는 훨씬 깨끗해졌다는 것을 사진을 통해서도 보실 수 있을 겁니다. 바르기 시작한지 한두 달 정도 지났는데, 단기간에 이렇게 차도를 보인 적은 없었습니다."

직접 만나본 이○○ 군은 아토피 피부염이 한 사람의 인생을 얼마나 비참하게 만드는지를 조금이나마 알게 해 주었다. 어렸을 때부터 작은 동네병원을 거쳐, 피부과 전문병원, 대학병원을 순례하듯 다녔다고 한다. 스테로이드 연고는 20년 이상 발라왔고, 그만큼의 알약을 먹어 왔다고 한다. 심지어 과거에는 스테로이드 주사까지 맞았다고 한다. 거의 모든 아토피 피부염 환자들이 경험하는 '전형적인 코스'를 거쳐 온 셈이다. 물론 아토피 피부염은 시간이 갈수록 심해졌고, 육체적인 고통은 물론 정신적인 고통까지 가져왔다.

지금까지 이 군이 실행한 것은 간단하다. 자미원을 발라 주는 것만으로도 상당 부분 좋아졌다. 그리고 이 군에게 앞에서 언급한 방법들을 제안했다. 자미원은 피부에 축적된 독소를 제거하는 용도에 불과하며, 체내에 축적된 독소를 제거해 주어야만 아토피의 지옥에서

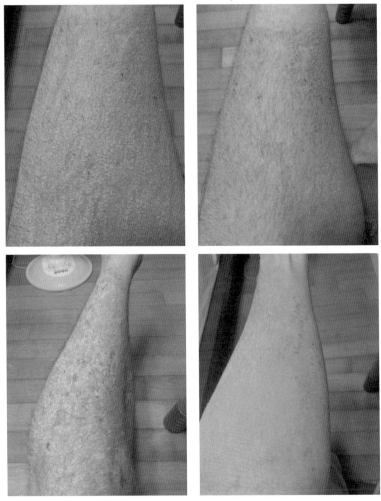

태어날 때부터 아토피를 앓아온 이○○ 군은 자미원을 통해 피부 디톡스를 시행한 지 불과 2주 만에 놀라운 결과를 얻을 수 있었다.

벗어날 수 있다는 것이었다.

핵심은 '독소 제거를 어떻게 할 것인가'에 있다. 수많은 방법들이 소개되고, 그런 방법들을 통해 건강을 되찾았다는 사람들이 있지만 실천이 쉽지 않다는 어려움이 있다.

아토피 피부염에 관련된 책자들을 봐도 마찬가지다.

'최선을 다해, 오로지 인내심을 가지고, 죽을 각오로 열심히 도전' 해야 가능한 방법들을 보면 엄두가 나지 않는다. 가장 단순한 방법이 면서도 손쉽게 실천할 수 있으며, 실천하는 데 있어 고통이 따르지 않 고 효과가 검증된 방식이면서, 재발 가능성이 없는 방법이라야 한다. 물론 비용도 가장 저렴해야 한다.

이 군에게 자미원과 함께 건네 준 것이 순수비누다. 이 군의 피부는 일반 비누는 사용할 수 없을 정도로 예민했던 피부였지만 순수비누는 아무런 문제가 없었다. 순수비누는 매우 단순한 비누다. 사실 단순한 것이 가장 좋은 것이다. '내 몸 신드롬'을 일으키며 미국 최고의 명의 로 선정된, 의학 분야의 세계적 권위자인 로이젠과 오즈 박사도 "가장 단순한 비누가 가장 좋은 비누"라고 강조한다.

성분이 복잡할수록 피부염의 위험성이 증가한다. 첨가된 향과 방 부제가 알레르기 반응을 일으키고, 눈이 붓거나 손이 빨개지는 증상 을 일으킬 수 있다는 것이다. 액체 비누보다는 고체 비누가 더 낫다. 고체 비누가 더 적은 원료로 만들어지기 때문이다. 액체 비누는 대부 분 화학 성분과 방부제를 포함하고 있다.[132] 고체로 만들어졌으며, 향 이나 방부제 등의 첨가물이 없는 것이 '좋은 비누'이다.

보통 세수를 할 때 비누로 때를 씻어내고, 물로 행군 후 수건으로 닦아낸다. 비누 성분이 피부에 남는다고 해도 극히 미량일 것이다. 피

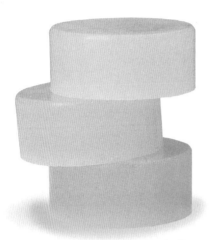

게르마늄과 셀레늄 등 18종이 넘는
미네랄이 함유되어 있는 순수비누

부에 비누 성분이 남아 있어도 문제가 되지 않는다. 피부 상재균이 분비하는 산성 물질이 몇 분이면 약산성으로 만들어버리기 때문이다. 여기다 세안 후 약산성 겔을 발라 주면 비누의 잔여물은 순식간에 중화되어 버린다.

비누는 pH 수치가 중요한 것은 아니다. 오히려 향료, 합성 계면활성제 등이 문제가 되는 것이다. 자미원의 순수비누는 합성 계면활성제, 방부제, 색소, 향료, 보존제, 경화제 등은 일체 사용하지 않은 말 그대로 순수한 비누다. 평소 건강한 피부를 가진 사람은 물론이고, 아토피나 여드름 등 피부 트러블이 있는 사람들에게는 더욱 좋은 비누라 할 수 있다.

이 비누에는 게르마늄과 셀레늄 등 18종이 넘는 미네랄이 함유되어 있다. 비누의 제조과정에는 20~30% 가량의 물이 들어가는데, 이를 미네랄 이온수로 사용한 것이다. 거품과 세정력은 코코넛이 가지고 있는 천연지방산(Lauric acid)과 버터산(Butter acid)에서 얻었으며, 자연에서 얻어지는 스테아린산(Stearic acid)을 적용했다.

스테아린산은 초콜릿의 원료가 되는 카카오에 들어 있는 포화지방산으로, 먹어도 되는 물질이다. 최근의 연구에서는 스테아린산이 일반인의 상식과는 달리 콜레스테롤 수치를 높이지 않고 오히려 몸에 나쁜 콜레스테롤을 청소해 주고 있다고 할 정도로 좋은 성분이다.

필자의 아내는 오랫동안 탈모로 고생하였다. 그런데 순수비누를 사용하기 시작하면서 아내의 탈모가 현저히 줄어들었다. 3개월이 지나면서 눈에 띄게 줄어들더니 6개월이 지나면서 확연히 좋아졌다. 탈모의 주요 원인이 샴푸에 있었음이 입증되는 사례였다. 탈모로 인해 고민하고 있다면 '탈모 샴푸'를 찾기보다는 비누에서 대안을 찾는 것이 현명할 것 같다.

최근 국내에서도 샴푸를 쓰지 않고 머리를 감는 이른바 '노푸(no poo)' 열풍이 불고 있다. '노푸'는 샴푸 등 세정제를 사용하지 않고 물로만 머리를 감는 방식으로, 헐리우드 스타 제시카 심슨과 기네스 펠트로, 아델 등이 언론에서 언급하면서 유명해졌다. '노푸'를 실천하고 있는 사람들은 샴푸를 사용하지 않은 이후 오히려 두피가 더욱 깨끗해지고 건강해졌다고 입을 모은다. 두피 보호, 환경 보호, 비용 절감이라는 3마리의 토끼를 동시에 잡는 방법이 바로 '노푸'이다.

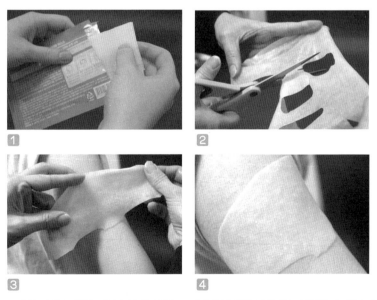

자미원 디톡스 팩은 피부 독소로 인해 트러블이 발생한 부위에도 사용할 수 있다.

노푸가 부담스럽다면 비누를 이용할 수도 있다. 비누만 사용할 경우 처음 몇 달 동안 머리카락이 뻑뻑할 수 있다. 이럴 때는 헹굼 물에 식초를 살짝 풀어 사용하면 부드러운 머리카락을 유지할 수 있다.

자미원 디톡스 시리즈는 '100% 순수한 게르마늄과 셀레늄 이온수'로 구성되었으며, 피부의 독소 해독을 목적으로 만들어진 '디톡스 워터(팩)'라 할 수 있다. 천연 미네랄 이온수가 피부의 독소를 해독했을 때, 피부에는 어떤 변화가 일어나는지 직접 체험해 볼 것을 권하고 싶다. 원인을 알 수 없는 피부 질환이나, 각종 피부 트러블로 고통받는 분들이 미네랄 이온수를 통해 독소를 해독, 좋은 결과를 얻을 수 있다면 이 책이 세상에 나온 보람이 있을 것 같다.

자연 치유 콘텐츠가 필요하다

자연에 답이 있다

사람의 몸은 6조 개에 달하는 세포로 구성돼 있다. 매 초마다 수천만 개의 세포가 파괴되고 새로운 세포로 교체된다. 이 사람은 입을 통해 음식물을 먹고, 코를 통해 산소를 들이마신다. 입을 통해 들어온 음식물은 위, 소장, 대장 등 소화기관을 거치면서 탄수화물, 단백질, 지질 등의 영양소로 분해되어 혈액에 흡수된다. 흡수된 영양소는 혈액을 통해 신체 각 부위의 세포로 전달된다. 세포가 에너지를 내기 위해서는 산소 공급이 필수적이다. 음식으로 섭취한 영양소와 호흡으로 공급된 산소가 세포에서 만나 연소되어 인체에 필요한 에너지를 만들어낸다.

그렇기 때문에 어떻게든 인간은 먹어야 산다. 먹는 문제만큼 중요한 것은 없다. 그런데 현대에 들어와 인류는 잘 먹고 잘 살기에 무척이나 어려운 환경에 부딪쳤다. 인류가 먹는 것이 심각하게 오염되고 있기 때문이다. 20세기 하나의 문명사적 자료로 평가되는 미국 상원 영양문제특별위원회의 보고서는 인류가 직면한 위기에 대해 잘 말해 주고 있다. 5,000여 페이지에 달하는 방대한 이 보고서는 '현대인의 식생활이 대단히 위험한 것'으로 결론 내리고 있다. 미국인의 10대 치명적인 질병 가운데 무려 6가지가 잘못된 식생활에 그 원인이 있다는 것이다.

이제 인류는 선택의 기로에 서 있다. 지금까지의 믿음처럼 과학이 모든 것을 해결해 줄 것인가? 아니면 새로운 대안을 모색해야 하는가? 만약 새로운 대안을 모색한다면 그것은 무엇인가?

원점에서 생각해 보면 해답은 의외로 가까운 곳에 있다. 바로 '자연'이다. 자연은 한자로 풀어 보면 '스스로(自) 그러하다(然)'는 의미를 갖고 있다. 스스로 그러한 것은 그 자체로 완전하다. 인간 역시 자연의 산물이자 자연 그 자체이다. 자연이 인간 속에 있고, 자연 속에 인간이 있다. 자연은 그 자체로 아름다우며, 자연의 리듬을 따르는 삶이 건강한 삶이다.

동양은 물론 유럽에서도 오래전부터 해양 치유나 숲 치유를 통해 각종 만성질환에 대응해 왔다. 신선한 공기와 햇볕을 공급하게 되면, 우리 몸은 자연의 리듬을 회복하게 되고, 나아가 자연의 치유력을 얻게 된다. 세계는 지금 자연 치유력을 주목하고 있다.

자연 치유에서는 인간의 몸과 마음을 분리된 것이 아닌, 온전한 하나로 인식한다. 우주 만물은 서로 간에 이어져 있고, 서로 간의 관계 속에 존재한다. 불교의 『화엄경(華嚴經)』에는 우주의 모든 존재가 일심동체(一心同體)라고 할 수 있을 만큼 상호 관계를 맺고 있다고 했다. 인드라의 거울에 전체가 다 비치듯이 모든 사건과 사물들은 무한히 복잡한 방식으로 서로 작용을 주고받는다고 하였다. 동양 사상에서는 세상의 모든 것은 상호 의존되어 있으며, 나아가 우주 전체가 통일성, 전일성을 이루고 있다고 인식하고 있다.

중국 『회남자(淮南子)』에는 "머리가 둥근 것은 하늘에서 본받은 것이고, 다리가 네모난 것은 땅에서 본받은 것이다. 하늘에 사시·오

행·360일이 있고, 인간에게는 사
지·오장·360마디가 있다"고 했다.
동중서의 『춘추번로(春秋繁露)』에도
"인간의 신체는 하늘과 같아서 수적
으로 서로 합치하고 있다"고 했다.

　대우주에 상응하는 소우주로 인간
의 몸을 바라본 이 같은 생각들은 의학
체계에도 고스란히 적용되었다. 『소
문(素門)』 이합진사론(離合眞邪論)에는
"뛰어난 의사는 치료를 할 때 반드시
인체와 자연계를 긴밀하게 연결시킨
다"고 지적하고, 공간적·시간적 요
인이 신체의 병리, 생리와 어떻게 연
결되는가를 자세하게 설명하고 있
다.[133]

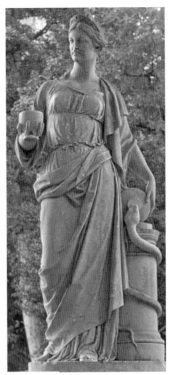

환자의 자연 치유력을 길러 주고 돌봐
주는 치유의 여신 히기에이아(Hygeia).

자연이 의사다

　고대 그리스에서는 의(醫)의 성격에 대해 신화로 설명하고 있다. 의
학의 신인 아스클레피오스(Asklepios)는 치료의 신으로, 그의 딸인 히
기에이아(Hygeia)는 치유의 여신으로 구분해 놓고 있다. 아스클레피
오스 추종자들은 치료(treatment)에 관심이 있는 반면, 히기에이아 추
종자들은 치유(healing)에 관심을 가졌다.

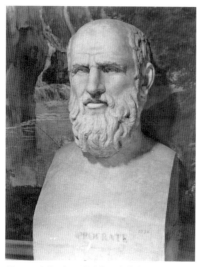
히포크라테스는 인간을 자연적 건강함으로
돌려 놓는 것을 최상의 치료라고 믿었다.

히기에이아는 환자의 자연 치유력을 길러 주고 돌봐 주는 여신이다. 치료는 외부로부터 비롯되는 것인 반면에 치유는 내면으로부터 온다. 치유라는 말은 '온전하게 만든다'는 의미이다. 완전성과 균형성을 회복시킨다는 것이다.[134]

건강의 여신 히기에이아 여신 숭배자들은 자연의 법칙을 발견하고, 그것을 따르는 것을 최상의 의료로 인식했다. 그들에게 건강이란 '사물의 자연적 질서'였으며, 의학의 가장 중요한 기능은 '인간으로 하여금 건강한 육체와 그 속에 깃든 건강한 정신을 갖게 해 줄 자연 법칙을 발견하고 가르치는 일'이었다.

가장 이상적인 의사로서 오늘날까지 그 명성이 지속되고 있는 히포크라테스도 자연 의학자라 할 수 있다. 그는 병의 원인을 자연에서 찾았다. 인간의 건강은 개인적인 삶의 방식과 그 개인을 둘러싼 자연적 요소에 지대한 영향을 받는다. 자연적 요소로는 거주지의 입지 조건, 풍향과 일출, 수질과 토질, 계절적 변화와 기후 분포 등이 있다. 히포크라테스는 이러한 다양하고 복잡하게 얽힌 건강에 대한 요소들에 대해 체계적인 지식을 얻어야 한다고 권고하고 있다. 히포크라테스에게 있어서 인간은 '자연적 존재'이며 건강한 존재였다. 병은 자연에서 벗어난 부자연적인 상태로, 의사는 환자를 다시금 자연적 건강함으로

돌려 놓는 것을 치료의 목적이라 생각했다. [135]

히포크라테스의 제자들은 '자연이 병을 치료하는 의사'라고 생각했고, 자연 치유 방법을 개발했다. 수술이나 약물 치료법 대신에 식이 요법이나 운동, 목욕, 수면 등 인간의 총체적인 생활 방식을 관리하여 환자 스스로 병에 대한 저항력을 높이면 치유는 저절로 된다고 인식했다.

이들이 믿었던 것처럼 치유 체계는 언제나 존재하고, 언제나 작동하며, 신체의 균형이 상실되었을 때는 언제나 균형을 회복하기 위해 일할 준비가 되어 있다. 분자생물학자인 앨런 카플러도 "자신을 치료하는 의사는 바로 자신이며, 사람은 자신을 치료할 수 있다. 그 비법은 자만심을 버리고, 자신의 관념을 버리고, 단지 우리 몸이 스스로를 치유하게 내버려 두는 것이다. 우리 몸은 그 방법을 알고 있다"고 했다.

치유 체계가 작동하기 어려운 상황도 있다. 자만심과 자신의 관념이 자연적 치유를 방해할 수 있다. 또한 잘못된 식생활로 인해 에너지가 부족하여 신진대사가 원활하지 못할 때도 치유 체계는 작동되기 어렵다. 단순히 칼로리의 문제가 아니라, 효과적인 신진대사에 필요한 영양소가 골고루 공급되어야 한다.

탄수화물, 지방, 단백질 등의 3가지 영양소는 에너지원이기는 하지만 스스로는 활성을 발휘하지 못한다. 미네랄과 비타민이 개입되어야만 이들은 비로소 활성을 발휘하게 되어 에너지원으로서의 역할을 수행하게 된다. 천연의 비타민, 미네랄, 섬유질 등이 부족한 영양 상태에서는 치유 체계가 정상적으로 작동하지 못한다. 하물며 유해 화학 물질 등으로 인체가 오염된 상황에서 자연 치유력이 작동되기를 기대할 수는 없다.

5장에서 언급했듯이 자연 치유력의 실체는 포르피린이라는 생체 방위 효소이며, 이는 미네랄에 의해 활성화한다. 자연 치유력을 높이기 위해서는 인간 본래의 자연적인 식성에 일치하고, 장 기능을 조절하며, 종합적인 미네랄 보급이 가능한 식사를 하는 것이 반드시 필요하다. 미네랄을 그토록 강조하는 이유가 여기에 있다.

자연 치유력은 영양소에 바탕을 두고 있다. 이런 영양을 무시한 의학은 절름발이에 불과하다. 신체를 구성하고 생명 활동을 영위하는 것은 매일 같이 먹고 있는 음식물에 함유된 영양소이다.

이 같은 자연의 순리에서 벗어나게 되면 자연 치유력은 작동되지 않는다. 자연의 순리와는 무관한 특성을 갖고 있는 현대 의학의 신뢰도는 점차 낮아지고 있다. 끊임없이 등장하는 새로운 질환에 맞서 고군분투하지만 그 결과는 신통치 않다. 눈앞의 증상만 억제하고자 하는 대증요법(對症療法)만으로는 근본적인 치유가 어려운 것이다. 부분적으로 나타나는 증상만 억누르면 당장은 치료가 된 것 같지만, 자연 치유 작용을 억제당한 몸의 병은 더욱 악화된다.

현대 의학은 하루가 다르게 발전하지만 발병률은 증가하고 병으로 인한 사망률은 좀처럼 줄어들지 않고 있다. 현대 의학은 눈부신 과학의 발전에 힘입어 인간의 꿈을 이뤄 줄 것으로 믿어져 왔으나, 과학에 대한 믿음이 서서히 무너지면서 의학에 대한 사람들의 신뢰도 점차 떨어져 왔다. 우주를 정복하고, 에너지 문제를 해결하고, 암을 정복하고, 빈곤이나 범죄 같은 사회문제도 해결할 것만 같았던 과학은 과거와 같은 믿음을 얻지 못하고 있다. 인류의 궁극 목표인 생명의 보존과 삶의 질 향상이 오직 과학의 발달만을 통해서 가능할 것이라는 생각을 포기한지 오래다.

자연 치유 콘텐츠의 경제성

국내의 의료법 체계도 문제다. 양방과 한방으로 구분, 서로의 장점을 전혀 활용할 수 없는 구조로 되어 있다. 부산지방법원 의료전담 재판관이었던 황종국 변호사는 "의사도 양의사와 한의사로 구분되어 서로 상대방의 의술은 전혀 사용하지 못하게 한다. 의료 주권은 국민에게 있음에도 불구하고, 국민들은 제약된 정보로 인해 주체적인 판단 능력을 체득할 수 없는 것이 현실"이라고 지적하고 있다.[136] 그에 따르면 세계 각국은 이미 치료 효과가 있는 의술은 무엇이든 받아들인다는 열린 자세를 취하고 있고, 동서양 의술을 변증법적으로 융합한 통합 의학으로 나아가고 있다고 한다.

그의 말처럼 지금 세계는 통합 의학으로 가고 있다. 현대에 발생하는 대부분의 질병은 과거와 달리 대단히 복잡한 양상을 띠고 있다. 한 분야의 이해나 관점만을 가지고는 해결하기 어려운 경우가 적지 않다. 문제가 점점 복잡해지고 정교해질수록 다양한 분야에서 활동하는 많은 전문가들의 참여와 노력이 필요하다.

학문의 세계에서도 융·복합의 바람은 거세다. 이화여대 최재천 교수는 "21세기 학문 중 그 어느 것도 다른 학문의 도움 없이 홀로 존재할 수 있는 것은 없다"고 주장하며 "다양한 문화와 학문을 아울러서 새로운 분야를 만드는 것, 즉 방대한 통섭의 시대가 도래했다"고 역설했다.

지금 세계는 서로 다른 학문, 산업, 기술 영역 간 융합에 대한 관심은 크게 늘고 있다. 과학기술과 인문학, 문화와 콘텐츠 산업의 융·복합은 이미 제도화 단계로 접어들고 있다. 의학도 과거 과학과 손잡음으로써 비약적 발전을 이뤄냈던 경험을 떠올릴 필요가 있다. 서로 다른 학문 영역이 급격하게 융·복합을 모색하는 것은 더 이상 개별적인 노력만으로는 발전을 이뤄내기 어렵다고 인식했기 때문이다.

과거에는 고혈압, 당뇨 등이 주로 성인에게서 나타난다고 하여 성인병이라 불렀으나, 지금은 남녀노소를 가리지 않고 있다. 미국 상원 영양문제특별위원회에서 테오도르 쿠퍼 박사는 "지금 문제가 되는 성인병은 현대 의학으로는 직접적으로 손을 쓸 수 있는 방법이 없는 것들뿐이다. 현대 의학은 세균성 질환에는 강력하게 대처하고 있지만, 성인병에는 속수무책이다"라고 털어놓는다. 세균성 질환은 세균만 퇴치하면 되지만, 성인병은 우리의 몸 자체가 변질되어 일어나는 병이다. 암, 동맥경화, 고혈압, 당뇨 등은 우리 몸의 한 부분의 부조화에서 일어나는 현상이다.

인류는 질병과의 전쟁을 통해 다양한 노하우를 습득해 왔다. 아토피를 극복하기 위해서는 양방, 한방, 자연치유, 민간요법까지 힘과 지혜를 모아야 한다. 현대 의학이 가진 탁월한 장점은 어느 누구도 부인하지 못한다. 한의학이 가진 장점 또한 무시할 수 없다. 마찬가지로 수천 년 동안 축적되어 온 전통 의술이나 자연 치유의 경험도 활용되어야 한다. 21세기 의학은 질병에 대한 인류의 지혜를 총체적으로 아우르는 방향으로 나아가야 하는 것이다.

인체는 하나의 생명체이면서, 다양한 생명체가 유기적으로 결합되어 형성하는 복합적 생명체라 할 수 있다. 부분과 전체가 상호 의존하고, 모든 것이 긴밀하게 이어져 결합되어 있으며, 하나는 다른 모든 것과 철저한 관계 속에서 유기적 결합을 이루고 있는 것이 인체이다.

우리 민족은 일찍이 우주와 인간이 둘이 아니라 하나임을 주창하는 사상적 체계를 가져왔다. 단군 때부터 전해 오는 민족 경전 『천부경(天符經)』은 '일시무시일(一始無始一)'로 시작해서 '일종무종일(一終無終一)'로 끝난다. 하나(일)에서 시작해서 하나(일)로 끝난다. 하나이면서 전부이며, 전부를 품고 있는 하나라는 진리를 담고 있다. 우주 전체는 하나의 거대한 홀로그램으로 연결되어 있으며, 인간과 자연이 서로 간에 완벽한 영향을 주고받는다는 것을 오래전부터 알고 있었다.

그래서인가? 이 땅에는 새롭고 경이로운 민중 의술들이 끊임없이 등장하고 있다. 인산 김일훈 선생을 비롯한 수많은 자연 치유가들이 위기에 처한 인류를 구할 의술을 내놓고 있다. 황종국 변호사의 말처럼 "세상에서 돈이 가장 적게 드는 방법으로, 가장 병을 잘 고치는 의술이 한국의 민중 의술"이다.

이제 열린 사고로 세상을 볼 필요가 있다. 전 세계는 하나의 경제권으로 통합되고 있다. 시간과 공간의 제약은 없어지고, 세계가 경쟁의 대상이 되었다. 법률, 교육 시장은 물론 의료 시장도 언젠가는 선진국의 그것들과 경쟁해야 할 것이다.

살아남기 위해서라도 경쟁력을 가져야 한다. 세계 시장에서 경쟁력을 갖기 위해서는 '우리만의 독특한 것'을 갖추어야 한다. 물론 새로운 것을 만드는 것보다 기존의 것을 모방하는 것이 쉽다. 하지만 그렇게 하면 언제나 아류 밖에 되지 않는다. 익숙한 것이 하나 더 늘어날 뿐이다. 한국의 서양 의술이 아무리 발달한들 최첨단 의료 장비로 무장한 미국의 그것보다 뛰어날 수는 없다.

창조라는 행위는 단 한 번이다. 그 한 번의 창조로 세상에는 신선한 무언가가 생겨난다. 뭔가 '새로운 것을 창조'하면 세상을 장악할 수 있다. 우리는 '새로운 것을 창조'할 수 있는 기반을 갖고 있다. 선조들로부터 물려받은 훌륭한 자연 치유 콘텐츠가 그것이다.

　자연 치유 콘텐츠는 자연에 대한 인식과 치유에 대한 선조들의 지혜가 담긴 모든 것이다. 병의 근본적인 원인과 해결 방법을 자연의 질서 속에서 찾아 온 지혜는 자연 치유 콘텐츠로 활용되어질 필요가 있다. 다양한 학문의 융·복합성을 바탕으로 한 자연 치유 콘텐츠는 기존의 과학 지식이 해결하지 못한 불치 질환들로부터 벗어날 수 있는 길을 제시할 것이다. 뿐만 아니라 21세기 한국의 새로운 먹을거리를 창출할 수 있는 산업으로 성장할 가능성도 충분하다고 믿는다.

참고자료

1 정승원·이희철·신미용·김병의·안강모·이상일, 「아토피 피부염 환아의 중증도 및 행동 특성과 어머니의 양육 스트레스, 우울감, 사회적 지지와의 관계」, 『대한천식 및 알레르기학회지』 제25호, 2005, pp.39-44.

2 흔히 백일을 전후하여 증상이 시작되며 피부 건조증과, 양 볼에 가려움증을 동반한 붉은 반점이 생기는 홍반, 각질에 하얀 부스러기가 생기는 인설(鱗屑) 등이 나타났다가 사라졌다가를 반복한다.

3 김규한, 「아토피 피부염의 우리나라 현황 및 특징」, 『대한의사협회지』 제57권 제3호, 대한의사협회, 2014, pp.208-209.

4 로버트 러스티그, 『단맛의 저주』, 한국경제신문사, 2014, p.8.

5 삼성서울병원 아토피 환경보건센터, 『아토피질환 예방·관리 총람』, 환경부, 2012, p.11.

6 니시하라 가츠나리, 『면역력을 높이는 생활』, 윤혜림 옮김, 전나무숲, 2008, pp.171-173.

7 이진아, 「아토피와 학력 저하」, 『녹색평론』 통권 제71호, 녹색평론사, 2003. p.35.

8 김태윤, 「아토피 피부염 치료의 최신 경향」, 『소아 알레르기 및 호흡기학회지』 제19호, 2009, pp.209-219.

9 삼성서울병원 아토피 환경보건센터, 『아토피 질환 예방·관리 총람』, 환경부, 2012, pp.11-14.

10 최응호·윤나영, 「아토피 피부염 병인」, 『대한의사협회지』 제57권 제3호, 대한의사협회, 2014, p.219

11 피부 장벽의 개념과 이에 대한 연구는 피부과 의사인 Elisa가 'Brick & Mortor 모델'을 제시하면서 시작되었다. 각질층은 평균 20층 정도의 각질 세포로 이뤄지는데, 각질 세포는 핵과 세포 내 기관이 소실되고 응축되고 납작해져서, 벽돌 역할을 담당한다. 각질 세포 간 지질은 마치 회반죽(mortar)처럼 각질 세포를 둘러싼다.

12 남분덕, 「청소년의 아토피 피부염과 혈중 중금속 농도의 연관성」, 가톨릭대학교 보건대학원, 석사 학위 논문, 2013, pp.17-18. 국내 아토피 피부염 환자들의 평균 혈중 수은 농도는 $2.57\pm0.17\mu g/l$로 미국의 $0.82\mu g/l$와 독일의 $0.58\mu g/l$에 비해 상대적으로 높은 것으로 나타났다.

13 박정훈, 『잘 먹고 잘 사는 법』, 김영사, 2002, p.76.

14 박다희 · 배현숙, 「초등학교 저학년 아동의 생활 습관과 아토피 피부염 발생 특성」, 『대한피부미용학회지』 통권 제33호, 2013, pp.21-24.

15 강종옥, 「셀레늄의 임상의학적 적용 분야 조사 및 고 기능성 화장품 개발 가능성에 관한 연구」, 호서대학교 대학원 석사학위 논문, 2012, pp.42-52.

16 최주봉 · 이영미 · 윤양숙 · 김정례 · 장병수 · 양용석 · 김동희 · 이규재, 「마그네슘 풍부 해양 미네랄 용액이 hairless 마우스의 아토피성 피부염에 미치는 영향」, 『한국현미경학회지』 제38권 제3호, 2008, p.171.

Part 1

17 연합뉴스, 「아이의 시각 발달, 임신 8개월째가 중요」, 2008년 6월 3일자.

18 임종한, 『아이 몸에 독이 쌓이고 있다』, 예담, 2013, p.223.

19 공단은 2005년부터 2011년 사이 태어난 갓난(0세) 아이의 선천 기형 현황을 알렸다. 그에 따르면 선천 기형 진단을 받은 신생아는 2005년 1만 3천786명에서 2011년 3만 2천601명으로 늘었다. 7년 새 2.4배나 증가한 것이다. 선천 기형은 2011년의 경우, 혀 · 식도 · 소장 등 소화계통이 가장 많았고(30.8%), 이어 심장을 비롯한 순환계통(23.5%), 근골격계통(16.6%), 눈 · 귀 · 얼굴 · 목(9.7%) 등의 순으로 나타났다.

20 일명 언청이로 알려져 있는 기형의 하나이다. 얼굴에서 가장 흔한 선천성 기형으로, 우리나라의 경우 약 650~1,000명당 한 명꼴로 나타나며, 자궁에서 태아의 얼굴이 형성되는 임신 4~7주 사이에 입술(구순) 및 입천장(구개)을 만드는 조직이 적절히 붙지 못하거나 붙었더라도 유지되지 않고 떨어져서 생기는 기형이다. 입술 또는 입천장이 갈라지는 것이 특징이다.

21 임종한, 『아이 몸에 독이 쌓이고 있다』, 예담, 2013, p.145. 분만 당시 산모의 집 주소지를 조사한 결과 고속도로와 가까울수록(≤309m) 자녀에게 자폐증이 발생할 위험도가 1.86배 높았으며, 임신 3분기(28주 이후부터 출산까지)에 임산부의 집이 고속도로와 가까울수록(≤309m) 자폐증 발생 위험도가 2.22배나 더 높았다.

22 랜덜 피츠제럴드, 『100년 동안의 거짓말』, 김양중 · 신현승 옮김, 시공사, 2007, p.60.

23 에릭 슐로서 · 찰스 윌슨, 『맛있는 햄버거의 무서운 이야기』, 노순옥 옮김, 모멘토, 2007, p.102.

24 김현원, 『생명의 물 기적의 물』, 동아일보사, 2009, pp.144-145.

25 신동화,『당신이 먹은 게 삼대를 간다』, 민음인, 2011, pp.22-33.

26 최삼섭 · 박찬국,『역주 태교신기』, 성보사, 1991, p.99.

27 경향신문,「임신 중 먹는 감자튀김, 담배만큼 해롭다」, 2012년 10월 25일자.

28 후나세 순스케,『의식주의 무서운 이야기』, 윤새라 옮김, 어젠다, 2014, pp. 226-227.

29 김종수,『따뜻하면 살고 차가워지면 죽는다』, 정신세계원, 2010, p.113.

30 콜럼 코츠,『살아있는 에너지』, 유상구 옮김, 양문, 1998, p.151.

31 아보 도루,『병 안 걸리는 사람의 3법칙』, 박인용 옮김, 한언, 2008, pp.71-72.

32 니시하라 가츠나리,『면역력을 높이는 생활』, 윤혜림 옮김, 전나무숲, 2008, p.50.

33 니시하라 가츠나리,『면역력을 높이는 생활』, 윤혜림 옮김, 전나무숲, 2008, p.44.

34 니시하라 가츠나리,『면역력을 높이는 생활』, 윤혜림 옮김, 전나무숲, 2008, p.163.

35 신동화,『당신이 먹은 게 삼대를 간다』, 민음인, 2011, p.221.

36 가와시마 아키라,『따뜻한 몸 만들기』, 전선영 옮김, 아주 좋은날, 2009, p.182.

37 안드레아스 모리츠,『의사들도 모르는 기적의 간청소』, 정진근 옮김, 에디터, 2015, p.54.

38 항생제 내성율을 보면, 종합병원은 37.9%에서 69.5%, 병원은 26.5%에서 59.3%, 의원은 6.6%에서 48.1%, 요양병원은 39.3%에서 68.4%로 크게 증가했다. 병원과 요양병원은 2배 가량, 의원은 7배 이상 증가한 것으로 분석됐다.

39 베르트 에가르트너,『질병예찬』, 홍이정 옮김, subook, 2008. pp.60-63.

40 연령별로 보면 0~9세 어린이 환자가 전체의 64%를 차지했고, 50대(6.8%), 30대 (5.9%), 40대(5.6%) 순으로 9세 이하 비중이 압도적으로 높았다.

41 국민일보,「동물에 먹이는 '항생제' 인체에도 영향 미친다」, 2014년 3월 4일자.

42 임종한,『아이 몸에 독이 쌓이고 있다』, 예담, 2013, p.70.

43 동아일보,「가축 항생제, 인체에 치명적 영향」, 2014년 1월 30일자.

44 후나세 순스케,『의식주의 무서운 이야기』, 윤새라 옮김, 어젠다, 2014, pp.44-48.

45 인구 10만 명당 2008년 38.9명꼴로 발생하던 국내 유방암은 2012년에는 52.1명 꼴로 크게 증가했다. 일본은 2012년 10만 명당 51.5명의 환자가 발생했다.

Part 2

46 프탈레이트 대사 물질인 MEHP(비교군 48.18µg/g, 대조군 25.3 µg/g), MEOP(비교군 43.99µg/g, 대조군 20.53µg/g), MBP(비교군 65.96µg/g, 대조군 50.86µg/g) 모두 비교군에서 더 높게 검출됐다.

47 경남도민일보,「대기업 즉석식품, 간편함 그 이상은 기대말아야」, 2014년 6월 25일자.

48 아베 쓰카사,『인간이 만든 위대한 속임수 식품 첨가물』, 안병수 옮김, 국일미디어, 2009, pp.19-39.

49 가공 전분은 국내에서는 변성 전분이라는 이름으로 표시되어 있다.

50 후나세 순스케,『의식주의 무서운 이야기』, 윤새라 옮김, 어젠다, 2014, pp. 57-62.

51 소시지에는 '산도조절제, L-글로타민산나트륨(향미촉진제), 복합스파이스엘 201-2, 폴리인산나트륨, 아질산나트륨, 피로인산나트륨, D-소르비톨(감미료)…' 등 10여 가지가 넘는 첨가물이 사용되었다.

52 세계보건기구(WHO) 등이 정하는 ADI는 통상 특정 숫자로 표현되지만 민감한 첨가물은 이렇게 일정 범위로 나타낸다.

53 안병수,『과자, 내 아이를 해치는 달콤한 유혹』, 국일미디어, 2010, p.57.

54 아베 쓰카사,『인간이 만든 위대한 속임수 식품 첨가물』, 국일미디어, 2009, pp.48-51.

55 세계일보,「피로 회복 드링크, 피로 더 쌓이게 하네」, 2005년 8월 11일자.

56 1970년대에 새로 탄생한 새로운 학문으로, 술을 마시면 사람의 행동이 달라지는 것처럼 유해 물질이 인체에 유입되었을 때 어떠한 행동의 변화가 있는지 등에 대해 연구하는 학문이다.

57 미국 상원 영양문제특별위원회,『잘못된 식생활이 성인병을 만든다』, 원태진 편역, 형성사, 2003, pp.51-54.

58 이승남,『내 가족을 위협하는 밥상의 유혹』, 경향미디어, 2010, p.46.

59 사용 금지된 품목은 황색 4호(E102 Tartrazine), 황색 5호(E110 Sunset yellow), 적색 102호(E124 Ponceau 4R), 적색 40호(E129 Allura Red), E104 Quinline yellow, E122 Carmoisine 등이다.

60 러셀 블레이록,『죽음을 부르는 맛의 유혹』, 강민재 옮김, 에코리브르, 2013, p.17.

61 과당을 하루 13.9g(대략 사과 반쪽에 든 과당의 양) 이상 섭취한 어린이의 평균 체질량지수(BMI)는 17.3으로 과당을 거의 먹지 않은 아이들의 17.9보다 평균

0.6 낮았다. 과당을 하루 13.9g 이상 먹은 어린이는 허리둘레가 평균 1.3cm 가 늘었고 혈중 콜레스테롤 수치는 평균 6.mg/dl 낮았다. 이에 반해 탄산음료를 주 2회 이상 마신 아이들의 평균 체질량지수는 21.5로, 주 1회 미만 섭취한 아이들(20.3)보다 1.2나 높았다. 허리둘레도 주 2회 이상 마신 아이들이 주 1회 미만 섭취한 아이들에 비해 평균 4.5cm나 더 굵었다.

62 Eric Schlosser, 『Fast Food Nation』, Perennial, 2002, pp.126-127. 안병수, 『과자, 내 아이를 해치는 달콤한 유혹』, 국일미디어, 2010, p.237. 재인용.

63 이승남, 『내 가족을 위협하는 밥상의 유혹』, 경향미디어, 2010, p.5.

64 미국 상원 영양문제특별위원회, 『잘못된 식생활이 성인병을 만든다』, 원태진 편역, 형성사, 2003, pp.29-35.

65 미국 상원 영양문제특별위원회, 『잘못된 식생활이 성인병을 만든다』, 원태진 편역, 형성사, 2003, p.34.

66 야마시다 데쓰모리, 『식용유가 뇌를 죽인다』, 김정환 옮김, 북퀘스트, 2014, pp.16-20.

67 안네테 자베르스키, 『건강의 적들』, 열대림, 2011, p.188.

68 안병수, 『과자, 내 아이를 해치는 달콤한 유혹』, 국일미디어, 2010, p.57.

69 계면활성제는 그 기능에 따라 세정제(피부나 모발의 세정을 위해 사용), 유화제(서로 섞이지 않는 액의 유화를 위해 사용), 가용화제(물에 녹지 않는 물질을 녹이기 위해 사용) 등으로 분류된다. 쉽게 말해 계면활성제란 물과 기름이 잘 섞이도록 만들어 주는 역할을 하는 성분이라 할 수 있다.

70 아베 쓰카사, 『인간이 만든 위대한 속임수 식품 첨가물』, 국일미디어, 2009, pp.93-96.

71 야마시다 데쓰모리, 『식용유가 뇌를 죽인다』, 김정환 옮김, 북퀘스트, 2014, p.61.

72 파울 트룸머, 『피자는 어떻게 세계를 정복했는가』, 김세나 옮김, 더난출판사, 2011, pp.183-184.

73 강순남, 『밥상이 썩었다 당신의 몸이 썩고 있다』, 소금나무, 2005, pp.118-119.

74 제이구달, 『희망의 밥상』, 김은영 옮김, 사이언스북스, 2007, p.373.

75 미국 상원 영양문제특별위원회, 『잘못된 식생활이 성인병을 만든다』, 원태진 편역, 형성사, 2003, p.42.

76 클라우스 오버바일, 『내 몸을 망치는 달콤한 중독, 설탕』, 김희상 옮김, 더북, 2005, pp.157-158.

77 환경호르몬은 생식 기능 이상으로 남성의 경우 정자 수 감소에 영향을 주는 것

으로 알려져 있다. 면역 기능을 떨어뜨려 질병에 감염될 확률을 높이고 유방암이나 전립선암의 발병 가능성도 높인다는 연구 결과가 있다.

78 AhR(Aryl hydrocarbon receptor)는 세포 표면에 존재하면서 세포 발생 및 성장, 생식에 관여하며 알레르기나 자가 면역 질환과 관련이 있는 것으로 알려져 있다.

79 매일경제, 「환경호르몬과 아토피·건선 서로 연관 있다」, 2014년 3월 3일자.

80 해외환경기술 정책보고서, 「내분비계 교란 화학 물질 연구 동향」, 한국환경산업기술원, 2014, pp.4-6.

81 스탠 콕스, 『녹색성장의 유혹: 글로벌 식품의약기업의 두 얼굴』, 추선영 옮김, 난장이, 2009, pp.238-239.

82 이 연구는 아이에게 모유를 수유하는 엄마가 포장된 피자를 얼마나 자주 먹는지에 대한 설문조사와 실제 이들에서 모유를 채집한 결과를 분석한 것이다. 자료에 따르면 종이 포장된 피자를 월 2~3회에서 주 1회 이하로 먹는 엄마의 경우 PFOS 평균값은 모유 1㎖당 0.0585ng(나노그램) 수준이었지만 주 2~4회 이상은 0.1112ng까지 올라갔다. 또 종이컵 라면을 월 1회 이하로 먹는 엄마의 경우 PFOS 평균값이 모유 1㎖당 0.0587ng이었지만 월 2~3회에서 주 1회 이하의 경우 0.0656ng, 주 2~4회 이상 섭취하는 경우 0.0906ng으로 올라갔다.

83 랩으로 보관한 음식을 월 1회 이하로 먹는 엄마의 경우 PFOA 평균값은 모유 1㎖당 0.0909ng이었지만, 주 2~4회 먹는 엄마의 경우 0.1424ng으로 올라갔다.

Part 3

84 마이클 심스, 『아담의 배꼽』, 곽영미 옮김, 이레, 2007, p.40.

85 말피기층의 두께 1/20mm, 각질층 두께 1/20mm를 합쳐 1/10mm를 불과하다.

86 정진호, 『늙지 않는 피부 젊어지는 피부』, 하누리, 2009, pp.36-38.

87 뤼시엥 보이아, 『영원한 젊음』, 신현승 옮김, 대원사, 2005, p.20.

88 아보 토오루·오니키 유타카, 『내 몸을 살리는 면역의 힘』, 이진원 옮김, 부광, 2007, p.108.

89 야자와 사이언스 오피스, 『약은 우리 몸에 어떤 작용을 하는가』 이동희 옮김, 전나무숲, 2008, p.59.

90 아보 토오루·오니키 유타카, 『내 몸을 살리는 면역의 힘』, 이진원 옮김, 부광, 2007, pp.108-109.

91 아보 토오루, 『의료가 병을 만든다』, 이균배 옮김, 문예출판사, 2005, pp.100-101.

92 우츠기 류이치, 『화장품이 피부를 망친다』, 윤지나 옮김, 청림라이프, 2014, pp.8-9.

93 크리스토퍼 완제크, 『불량 의학』, 박은영 옮김, 열대림, 2006, pp.101-103.

94 곤도 마코토, 『의사에게 살해당하지 않는 47가지 방법』, 이근아 옮김, 더난출판, 2013, p.187.

95 아모디메치콘, 세틸디메치콘, 시클로헥사실록산, 디소스테아로일트리메틸올프로페인실록시실리케이트, 디메치콘 코포리올, 디메치콘 크로스폴리머, 디메티코널, 페닐트리메타콘 등이 그것이다.

96 임종한, 『아이 몸에 독이 쌓이고 있다』, 예담, 2013, p.135.

97 리타 슈티엔스, 『깐깐한 화장품 사용설명서』, 신경완 옮김, 전나무숲, 2009, pp.182-183.

98 오자와 다카하루, 『화장품, 얼굴에 독을 발라라』, 홍성민 옮김, 미토스, 2006, p.153.

99 한겨레, 「포르말린·스티렌 등8종 미국, 발암물질로 등재」, 2011년 6월 13일자.

Part 4

100 프탈레이트에는 디니트로부틸프탈레이트(DnBP), 부틸벤질프탈레이트(BBzP), 디이소부틸프탈레이트(DiBP), 디에틸헥실프탈레이트(DEHP), 디에칠프탈레이트(DEP) 등 다양한 종류가 있다.

101 서울신문, 「임신 기간 '이런 것' 접하면 아이 IQ 떨어진다 -美 연구」, 2014년 12월 15일자.

102 에릭 슐로서·찰스 윌슨, 『맛있는 햄버거의 무서운 이야기』, 노순옥 옮김, 모멘토, 2007, p.111.

103 스테이시 맬컨, 『화장품 회사가 당신에게 알려 주지 않는 진실』, 유정현 옮김, 2008, pp.48-53.

104 이데일리, 『냄새는 없애지만 탈취·방향제에서 1급 발암물질 검출』, 2013년 2월 3일자.

105 MBC, 「뉴스플러스-밀폐된 부엌 '요리 초미세먼지' 스모그보다 위험」, 2014년 2월 18일자.

106 영·유아 연령별 이용률은 전체 26.4%가 3세, 23.6%가 1세였다. 4명 중 1명은 불과 1세 때부터 스마트폰을 만지고 있을 정도로 이용 연령대가 낮아진 것이다.

107 우리나라의 전자파 등급은 '전자파 인체흡수율'(SAR)을 기준으로 1등급(0.8W/kg 이하)과 2등급(0.8~1.6W/kg)으로 나누고 있다. 또 몸의 전신

(0.08W/kg)과 머리·몸통(1.6W/kg), 사지(4W/kg 이하)로 인체 보호 기준도 세분화해 놓았다. SAR이 1.6W/kg을 넘으면 시판도 금지한다. 이는 미국 연방 통신위원회와 비슷한 기준이다.

108 세계일보,「어린이, 휴대전화 전자파 흡수율이 어른보다 높아」, 2012년 5월 22일자.

Part 5

109 심장이 갑자기 멎는 것 같은 심한 부정맥(不整脈)인 경우·응급용·마그네슘 주사로 대응할 수 있다. 이 주사는 이미 실용화되고 있다.

110 모리시타 케이이치,『약 없이 몸 고치는 자연의식』, 그린헬스, 2013, p.131.

111 성재효,『미네랄이 해답이다』, 아이디어북스, 2009, pp.70-75.

112 미국 상원 영양문제특별위원회,『잘못된 식생활이 성인병을 만든다』, 원태진 편역, 형성사, 2003, p.49.

113 박다희·배현숙,「초등학교 저학년 아동의 생활 습관과 아토피 피부염 발생 특성」,『대한피부미용학회지』통권 제33호, 2013, p.22. 정상군에서는 초유 수유가 85.2%인데 반해 아토피군에서는 73.4%에 머물렀다. 초유 수유를 하지 않은 경우 정상군에서는 14.8%, 아토피군에서는 26.6%로 10% 이상 차이가 났다.

114 미국 상원 영양문제특별위원회,『잘못된 식생활이 성인병을 만든다』, 원태진 편역, 형성사, 2003, p.50.

115 김재춘,「게르마늄이 피부에 미치는 영향」, 건국대학교 산업대학원, 석사학위 논문, p.48.

Part 6

116 신도 요시하루,『만병을 고치는 냉기 제거 건강법』, 김수경 번역, 김영사, 2004, pp.74-77.

117 세조는 삼의(三醫) 외에 광의(狂醫: 극약을 함부로 쓰는 의사), 망의(妄醫: 자기가 치료하지 못할 환자까지도 치료하겠다고 덤비는 의사), 혼의(昏醫: 실력 없는 무능한 의사), 사의(詐醫: 사이비 의사), 살의(殺醫: 자신의 실력을 과신하여 사람을 죽일 수도 있는 의사)는 나쁜 의사로 꼽았다.

118 이원섭,『왕실양명술』, 초롱, 1993, p.187.

119 이시하라 유미,『먹기만 해도 만병통치, 생강의 힘』, 성백희 옮김, 전나무숲, 2013, pp.54-55.

120 리타 슈티엔스,『깐깐한 화장품 사용 설명서』, 신경완 옮김, 전나무숲, 2009,

pp. 203-217.

121 한겨레, 「한반도 오존층이 살아나고 있다」, 2014년 9월 18일자.

122 메디코파마뉴스, 「英, 30년새 피부암 증가율 3배」, 2010년 6월 1일자.

123 미국 상원 영양문제특별위원회, 『잘못된 식생활이 성인병을 만든다』, 원태진 편역, 형성사, 2003, p.39.

124 한스 울리히 그림 외, 『비타민 쇼크』, 도현정 옮김, 21세기북스, 2005, p.31.

125 박정은, 『아토피 전쟁 1000일의 기록』, 김영사, 2004, p.76.

126 정종희, 『생명의 소금』, 올리브나무, 2011, p.43.

127 강순남, 『밥상이 썩었다 당신의 몸이 썩고 있다』, 소금나무, 2005, p.82.

128 베르트 에가르트너, 『질병예찬』, 홍이정 옮김, subook, 2008, p.73.

129 오쿠무라 코우, 『장을 클린하라』, 김숙이 옮김, 스토리유, 2011, p.107.

130 정종희, 『생명의 소금』, 올리브나무, 2011, p.198.

131 로버트 러스티그, 『단맛의 저주』, 한국경제신문사, 2014, pp.184-188.

132 마이클 로이젠, 메멧 오즈, 『내 몸 아름답게 만들기』, 유태우 옮김, 김영사, 2010, p.

에필로그
133 가노우 요시미츠, 『몸으로 본 중국 사상』, 소나무, 1999, p.139.

134 앤드류 와일, 『자연 치유』, 정신세계사, 1996, pp.23-24.

135 이한규, 「히포크라테스 의학과 의료윤리」, 『동서철학연구』 제47호, 2008, pp.288-291.

136 황종국, 『의사가 못 고치는 환자는 어떻게 하나?』, 우리문화, 2005, pp.7-8.